董洪涛/著

选择

中医

XUANZE ZHONGYI

GUANGXI NORMAL UNIVERSITY PRESS
广西师范大学出版社
·桂林·

图书在版编目（CIP）数据

选择中医 / 董洪涛著. —桂林：广西师范大学出版社，2010.4（2019.2 重印）
ISBN 978-7-5633-9812-6

Ⅰ. 选… Ⅱ. 董… Ⅲ. 中国医药学—普及读物 Ⅳ. R2-49

中国版本图书馆 CIP 数据核字（2010）第 050853 号

广西师范大学出版社出版发行

（广西桂林市五里店路 9 号　邮政编码：541004）
（网址：http://www.bbtpress.com）
出版人：张艺兵
全国新华书店经销
衡阳顺地印务有限公司印刷
（湖南省衡阳市雁峰区园艺村 9 号　邮政编码：421008）
开本：710 mm × 980 mm　1/16
印张：23.5　　字数：280 千字
2010 年 4 月第 1 版　　2019 年 2 月第 17 次印刷
印数：67 001～71 000 册　定价：32.00 元

大病难病靠中医(序)

2009 年 4 月,与洪涛兄别于京城,院落里的樱花已是缤纷落英,而桃花却开得正好。时洪涛兄方新婚燕尔,携美眷共赴欧伦,一起去行走中医的天下。机场小聚,不过数小时而已,叙多年契阔,话平生志,洪涛兄从行囊中取出这本书稿《选择中医》,希望我能为本书写一个序言。我本中医后学,本是十分不适合为别人的书写序的,但洪涛兄有命,又忆起多年来与洪涛兄医文相契,觉得应该写一点文字,亦借此抒发一下我们这一代青年中医的情怀。

光阴真如刀,秋去春来间与洪涛兄相识竟 17 年了。17 年前,洪涛兄是高我两届的学长,同系,同专业。他那时是学校的明星,成绩好,学生会主席,运动场上的中长跑冠军,而且风神隽秀,为人快意爽朗。这是我对洪涛兄大学时代的印象。那时候大学还是一个象牙塔,学子们可以安静地读书,在自己和同学的身上练习针灸,摇头晃脑地背诵中医的经典。想来,那真是一段美好的时光,那时候的死功夫,是我们这一代中医人的幸运吧。

洪涛兄本科毕业的当年顺利地考取了南京中医药大学的研究生,我见到他也是在两年之后了。同样是同系、同专业的研究生。洪涛兄依然是学校的明星,研究生会主席,中长跑冠军,而且是电脑高手。那时候还不能上网,也没有这么多培训学校,洪涛兄硬是靠《电脑报》和计算机教程,将电脑的软硬件研究得很精通。洪涛兄就是这样一个人,不仅天资颖悟,而且肯下工夫,做什么事情总要做到第一流方休。

硕士毕业后洪涛兄在南京中医药大学执教,同时又考取了上海中医药大学的博士研究生,后来又到东南大学做博士后研究,其间,不时有高质量的学术论文见诸杂志,翻译了多本中医药专著。其时,洪涛兄已经在中医学术界渐露头角。在事业日隆的时候,记得是 2004 年,洪涛兄毅然报名参加了国家西部支持计划,离开南京,来到他认为更能够发挥自己才华的南宁市。洪涛兄就是这样一个人,他认为应该去做的,就义无反顾地去做。

之后与洪涛兄便远隔关山了。直到有一天,洪涛兄打电话来问我:"树剑,你上不上伤寒论坛呢?"伤寒论坛我是头一次听说,说实话,虽然自己挚爱中医,但当时并没有入得中医的门径,竟渐渐失去了临床的热情。洪涛兄的电话,现在想来,是我事业的一个转角,是我对中医重拾信心的开始。犹记得,洪涛兄电话里的声音很兴奋,说通过伤寒论坛,与诸多中医同道切磋,对中医、针灸的认识大大不同,真正对中医有了领悟。与此相应,在南宁的门诊量大增,来自全国各地慕名求治的病人很多。当地知名医院经常请洪涛兄会诊危重病人,而他往往不辱使命,能救病人性命。"救人性命"是每一位医学从业者的至高理想,我在羡慕的同时,也从心底里为洪涛兄高兴。洪涛兄那天说的一句话日后经常在耳边萦绕,也是促使我坚定地在中医的道路上前行的动力:大病难病靠中医!

后来我知道,洪涛兄放弃了令许多人羡慕的广西中医学院国教院副院长的职位，去了广西崇左市人民医院，专心致志地从事中医临床了。坚守是建立在放弃的基础上的精神，洪涛兄终于找到了一生坚守的目标，那就是坚守中医的临床，成为临床家。在读大学学中医十余年后，才坚定地走上中医临床之路，这一过程虽然有些漫长，但不失为一种化蝶之前的孵育的经历。宝剑饱经磨砺，方能闪耀出炫目光芒。

此后，我与洪涛兄的交流主要是中医本身，讨论病案、方药、针灸。我在南京，洪涛兄远在广西，有时候晚上电话里交流，问难之间，竟不知东方之既白。一聊六七个小时，直到手机的电池用完，听筒发烫，这是经常之事。"独学而无友，则孤陋而寡闻"，有志趣相投的良友，真是一件幸福的事，虽然对某些问题不免有异见，岂知对异见的争论亦是那样的酣畅。

中医就是这样的有魅力，如果你与之若即若离，她永远不肯除去那一层神秘的面纱，让你觉得中医的理论虚无空缈，不切实际，甚至会发出中医不科学的论调。然而，当你与她坦诚相待，全身心地投入到中医的理论研究与临床实践中去，你会发现，中医是那样的朴素真实，悠悠千年，与我们的生活息息相关，真实得无处不在。中医理论与中国人的社会风土、思维方式及生活态度互相交织，融为一体。甚至可以说，我们的生活其实就是中医的生活。我想，洪涛兄与我的感悟应当差相仿佛吧。我们心甘情愿地沉醉在中医这一张无边的网中，愈陷愈深，无法自拔。

去年，有机会与洪涛兄一起在奥地利的因斯布鲁克市工作了 4 个月。在这短短的 4 个月时间里，我们无暇欣赏阿尔卑斯山的美景与萨尔斯堡的音乐，诊余餐后，一同漫步在溪流潺潺的山林之间，讨论一些疑难的病例，偶尔也以诗词相和。夕阳的余晖披在那些彩色的小木屋的房顶，洪涛兄的眼中闪耀着坚定的光彩。

洪涛兄是一个执著的人，执著得甚至有些不近人情，但唯其执著才令其功力日益精纯。现在的洪涛兄算得上广西的一方名医了，其门诊一号难求，但洪涛兄从未以名医自处，每天的门诊时间都要延长很久，直到最后一名患者看完，尤其是对外地来的患者，无论再晚也要仔细地诊完，将注意事项反复交代才好。无论是高官还是农民，对洪涛兄而言都是一样的患者，诊病态度并无丝毫的不同，而且一律是按顺序排队就诊。一开始的时候，有些官员有些不习惯，但时间久了，也对洪涛兄肃然起敬。

这就是我认识的的洪涛兄，一位固执于中医的行者。《选择中医》这个书名也许有语带双关的意味吧，一方面是对病人朋友说的，天佑中华有中医，得病了有中医西医可以选择，是我们中华民族的幸运；另一方面是对自己说的吧，此生选择了中医，就固执于她，而且越是固执越能领略到她的魅力。

2009 年 4 月，与洪涛兄别于京城，院落里的樱花已是缤纷落英，而桃花却开得正好。时洪涛兄方新婚燕尔，携美眷共赴欧伦，一起去行走中医的天下。临行之际，无以相赠，作小词《一剪梅》以寄之，并与洪涛兄同勉：

烟雨行程万里途，云满江湖，水阔天舒。杯酒相送意踌躇，剑胆冰壶，慷慨如初。

鸳侣携飞沐稠濡，袖底香炉，窗上红烛。平生无志问沉浮，同品甘苦，共话诗书。

张树剑于南京扬子江畔

2009 年 8 月 4 日

目录

引言　了解一点中医

第一章　正确的健康观念

二三	第一节·健康与生病
三九	第二节·凡治病当重视阳气
四九	第三节·何为阳虚
五三	第四节·不可滥用补阳
五七	第五节·四季不同,病机有异,治法亦不同
六〇	第六节·生一个先天阳气充足的宝宝
六二	第七节·何为热气
六七	第八节·正气与邪气
七九	第九节·伤阳气的西药
八二	第十节·得了慢性病怎么办
九七	第十一节·滥用抗生素的危害
一〇〇	第十二节·"阳化气,阴成形"的思考

第二章　防病之道

一〇八　第一节·高血脂是怎么回事

一一三　第二节·小儿痢疾的中医治疗

一一六　第三节·青春痘不是热气

一一七　第四节·发热的正确认识

一二七　第五节·抑郁症是阳虚

一三〇　第六节·中医是如何治疗肿瘤的

一四四　第七节·中医是如何认识肝炎的

一五一　第八节·亚健康状态当顾护阳气

一五五　第九节·痿证是阳气不足

一五七　第十节·减肥就是扶阳

一五九　第十一节·高血压本在阳虚

一六二　第十二节·颈椎病就是太阳病

一六四　第十三节·孕妇的用药

第三章　养生之道

一七二　第一节·养生五宜

一七五　第二节·养心与养神的几个方法

一七九　第三节·醒脑的几个方法

一八二　第四节·从细节上养生

一八九　第五节·自然规律与养生之道

一九四　第六节·预防中风

一九八　第七节·节气养生

第四章　治疗之方

二〇八　第一节·咳嗽验方

二一二　第二节·感冒的治疗

二二三　第三节·中风偏瘫

二二八　第四节·肝郁脾虚是什么病

二二九　第五节·使你更聪明的方子

二三〇　第六节·便秘也有好方子

二三一　第七节·痛经的方子

二三二　第八节·不孕不育

二三五　第九节·排出毒素，一身轻松

二三七　第十节·保健长寿的方子

二三九　第十一节·杂谈补肾

二四七　第十二节·因天气变化而服保健方

第五章　针灸是最高明的医疗手段

二五四　第一节·理解针灸

二六三　第二节·针灸的优势

二六八　第三节·针药结合是治疗疾病的最佳组合

二七二　第四节·灸可补阳

二七三　第五节·按时用灸以养生

第六章　排病反应

二八〇　第一节·排邪反应

二八九　第二节·阳气自我修复反应

二九三　第三节·为什么会出现反应

二九五　第四节·如何看待排邪反应

二九九　第五节·什么是暝眩反应

三〇一　第六节·附子中毒反应

第七章　饮食禁忌

三〇六　第一节·现在吃什么健康

三〇八　第二节·改变阴寒体质的饮食

三一五　第三节·多食盐对健康不利

三一八　第四节·吃葱保健康

三二三　第五节·牛奶是好东西吗

三二六　第六节·食物的偏性

三三〇　第七节·老年人吃什么健康

三三一　第八节·不同中药的忌口

三三二　第九节·服药应忌辣椒

三三四　第十节·感冒的忌口

第八章　服药注意事项

三三八　第一节·煎药服药的学问与方法

三五〇　第二节·服补阳药生活禁忌

三五二　第三节·服中药饮食禁忌

三五五　**结语　学习中医的秘诀**

三六一　**后记**

引言
了解一点中医

中医是我们祖宗传下的宝贝。它作为一种自然疗法，随着时代的发展，越来越显示出其强大的生命力，并在世界上广为传播。

但自从西医在我国医疗事业中取得主导地位以后，中医越来越被医患两个方面轻视了。患者往往首先求治于西医，治疗无效后才抱着试试看的想法找中医碰碰运气。其实，对许多病的诊断治疗，中医的方法更准确有效。甚至许多被西医定为疑难大症绝症的疾病，中医如果能辨证准确、用药恰当，都会达到令人满意的疗效甚至治愈的目的。但中医真正的治病原理，却很难被现代社会中的人们所理解，甚至很多学中医的人也是停留于用西医理论理解中医的浅表层面。

中医的独特与高明之处在于：四诊八纲的辩证方法，六经六气的对应原则，阴阳升降的平衡观念，天人合一的整体认识，卫气营血的循行规律，经络脏腑的五行生克属性。这些共同构成了理法方药一以贯之的治疗体系。

中医认为人体的健康状况是辩证发展的。虽然有突发原因引起的疾病，如烧伤、跌打、虫兽咬伤，但主要的疾病是外界和自身的不良因素长期积累的结果。疾病在身体内的发展是由表及里，由轻到重，由一脏转至多脏的过程，治疗是其发展的逆过程，但不是机械的逆过程。

中医认为人体是积极地对应疾病的，人体有其自身的报警和修复能力。疾病进入人体，正常人体会发出警报并开始修复，这时是体内正邪两种势力在剧烈斗争，一定会产生不适感，比如发烧、困倦等。这时正确的做法是促进人体修复功能，而不是制止报警功能发挥作用。

中医认识到，人体与环境是相应并且共生的。人不能生活在真空的环境中，人身体的外部和内部存在大量的其他生物，有其相互的适应性，控制在某种范围内不会引发疾病。如果一味讲求纯洁，将是杀敌八百，自损一千，得不偿失。西医的抗生素产生抗药性，就说明了抗生素是异体物质，会在体内集聚。输血不如造血，直接干预体内微生物群的发展，不如调动体内积极因素抵抗。

但现在的中医们在用药过程中想到的往往是西医的检查结果，迷惑于各种生化指标，却忽略了对病人直观症状的观察，甚至只用西医的结论阐述相关的病情。其实，如果没有中医的辨证方法作依据和指导，即使用中药治病，也不能算是真正的中医了。

中医不被现代人了解，还表现在一些似是而非的认识上。比如说中药见效慢，其实高明的中医用药效如桴鼓，治疗难症有时一剂而愈，是西医难以想象的。比如说中药没有副作用吃不死人，其实如果辨正失误用药与病情相反，庸工杀人往往在反掌之间。比如说中药治本，其实如果认错了病情用反了药物，不但不能治本还会拔本。误解中医的直接后果是，中医失去了治疗急症重症危症的市场，导致一些本来中医可以治愈的疾病，至今仍被看成是绝症。

当然，我所说的中医指的是真正懂得理法方药的中医，而不是以西医诊断、中药治病的所谓中医，更不是那些动辄以所谓的祖传秘方欺世盗名的中医骗子。中医典籍浩如烟海，方药难以计数，真正的障碍在于不能正确理解，拨开迷雾。古人唯恐后人不解，反复说明，剖心示范，哪里还有什么秘密呢？正是那些浅见之徒才会故弄玄虚，怕人学去了他们所谓的秘方。试问，若论到药方，古往今来有能超过《伤寒论》的吗？仲景早就公诸天下了。舍此不学,一味在那些见不得人的秘方上用心,岂不是让人迷惑之极。见识已经差到这种地步,又怎么会真正治病呢?

中医治病的精髓在于具体问题具体分析,是对病症、病因以及病程综合分析的结果。因为就算两个人病的部位一样,也存在两个人体质是否一样,生活环境和习惯是否一样,病因是否一致,疾病的发展和转化是否一致等多种异质因素,所以会有千人千方。

客观地讲,近二十多年来,从癌症到高血压、糖尿病、风湿病、肾炎,等等,我们周围有几个人没有慢性病呢? 我们吃的肉,是工业激素加劣等抗生素生产出来的,菜是农药加化肥加保熟催熟剂弄出来的,治病用的也是一派寒凉的抗生素、激素、各种降压降脂降糖止痛药物。想要不生病,真的太难了。

近代以来,中医越来越失去市场,越来越不受人欢迎了。为什么呢?人们重视西医、轻视中医是一个方面,其根本的问题还在于中医疗效下降。当前中医为什么治病效果这么差? 滥用清热寒凉药是导致中医疗效下降的重要原因之一。其表现的治疗思路与西医殊途同归,西医消炎,中药就清热。什么病都清热,什么病都要滋阴,什么病都用苦寒中药,如此等等,都不是真正的中医。中医走了偏路了,结果中医没有效果了,也就没有人相信中医了。

我为什么力挺中医,并向广大病患推荐中医呢? 因为中医有其独特之处。

1. 中医是自然疗法。

中医治疗主张顺应人体的阳气,主张按自然规律治病。中医治病是增进机体的生机活力,让机体以自身的能力去消灭疾病。比如更年期综合症出现明显的症状时,西方现代医学主张用西药停止月经,月经一停,不适的症状自然就消失了。但这样一来,病人的生机也丧失了。因为妇女有月经说明肾气足,人为地毁灭月经,也就是毁灭肾气,是一种愚蠢的治疗行为。

2. 中医重视人体的正气。

中医治病为什么效果非常好,因为中医是治疗病的人,而现代医学在治疗人的病。正因为如此,中医更重视病人的身体状况,也就是重视正气的状况。不管是什么病,如果此时人体自身的正气仍旧充足,只要把邪气赶出去,病就痊愈了。但大多数情况下,病人正气不足,也就是虚证(基本上每种慢性病都是虚证),说明这个疾病已经有些时日,人体的正气已经不是那么强大了,只有先扶助人体的正气,然后才能驱除邪气,或者扶正祛邪同时实施并以扶正为主。什么时候正气扶起来了,什么时候邪气才能赶出去,因此,有时需要调养很长的一段时间,慢性病才能治。所以病人一定要有耐心,心态要好。

3. 中医治病不慢。

不少人不理解中医,认为中医治病慢,西方现代医学治病快。我们来看看事实如何。不少感冒、咳嗽、发烧的病人,因误用了抗生素,结果感冒没有了,也不咳嗽了,发烧也退了,但出现了急性心肌炎、急性肾炎。这是快吗?我们常见的大量的慢性病患者,如高血压、心脏病、慢性胃炎、关节炎、糖尿病,等等,一治就治了十年、二十年,结果也还在吃西药。血糖血压并没有降下来,反而越来越高了,关节越来越肿胀了。这是快吗?肿瘤、尿毒症、肌肉萎缩等等,越治越重,越治越没有希望,是快吗?小病不快,大病也不快,何来的西药治病快的说法呢?其实高明的中医治病效如桴鼓,治疗难症有时一剂而愈,是西方现代医学难以想象的。

4. 中医认为治病不能完全依赖医疗。

有些病人有种错误的认识,认为病只要靠药物就能完全治愈。有这个错误认识的人会对药物形成依赖。其实药物只能帮助人体来战胜疾病,而不是药物本身可以杀死疾病。真正治好你的病的是你自己的正气！所谓三分治、七分养也是这个道理。药物治疗仅仅是从物质上治病，病人更要有开朗、乐观、积极的心态与之配合。所以，治疗疾病，一半在药物，一半在人事。

明代名医龚廷贤有此《病家十要》，其旨精而其意显，颇合于临床。凡诸病患，皆要认真研读再三，并信受奉行，方不致自误也。

一择明医，于病有裨，不可不慎，生死相随。

二肯服药，诸病可却，有等愚人，自家耽搁。

三宜早治，始则容易，履霜不谨，坚冰即至。

四绝空房，自然无疾，倘若犯之，神医无术。

五戒恼怒，必须省悟，怒则火起，难以救护。

六息妄想，须当静养，念虑一除，精神自爽。

七节饮食，调理有则，过则伤神，太饱难克。

八慎起居，交际当怯，稍苦劳役，元气愈虚。

九莫信邪，信之则差，异端诳诱，惑乱人家。

十勿惜费，惜之何谓，请问君家，命财孰贵？

当前社会，疾病横行，病家无奈，一心求医。岂不知求医何如求己，试看病家十要之四、五、六、七、八条，即是求己之法。若能以此十要为法，我相信即使是大病重病亦能得愈。若病家不能执此十法，即使是轻疾微恙，亦可能加重。

病家十要，是不得已而为之。若知道养生保健之法，并遵照四、五、六、七、八条，久久行之，则天下必无生病之人了。如此方是苍生之福，亦是医者之福。

5. 中医不完全相信各种化验指标。

西方现代医学大量地应用了机器诊断，病人迷惑于各种检验指标，却忽略了对自己症状的观察，不少人甚至相信机器不相信自己的身体。其实，机器提供的指标会误导疾病的诊断与治疗。

但凡找中医治病，就不要太理会那些所谓的西方现代医学指标。治疗大病的当务之急，就是听医生的话，及时反馈信息，不要错过治病时机。治疗过程中，只要能吃能睡，两便正常，身体总体感觉趋向好转，就是好事。不要被那些机器提供的指标所迷惑，执著于西方现代医学的指标，会影响中医治疗的方案，也影响病人的信心。比如，治疗肾炎的过程中，短时的尿蛋白增加是阳气从内鼓动、驱邪于外的反应，也就是病情出现了吉兆。当然，治疗过程中主要看症状，但也不是不看西方现代医学指标，指标最后再看，不同阶段的指标变化性质不同，不可一概而论。

6. 中医不建议大量地应用手术疗法。

中医不太主张手术治疗，因为盲目的手术非但不能解决病人的痛苦，反而增加新的痛苦。很多时候中医的保守治疗比西方现代医学手术治疗要有价值得多。所以，病人即使选择西方现代医学疗法，也要谨慎选择手术治疗。并不是每种病都只有手术才能解决的，也并不是手术都有利于康复的。本来没病的器官千万不要盲目切除。比如慢性扁桃体炎，西方现代医学经常喜欢切除扁桃体，理由是从此不会再得扁桃体炎了。其实，扁桃体炎根本就不是扁桃体的病，是机体的阳气不足，阴火向上，顺肾经循经咽部，发为炎症。这是一种虚火，扶阳即能治愈，何劳手术之苦。再如，当前妇女乳腺囊肿、子宫肌瘤等病的发病率非常高，不少人听西方现代医学的话，一刀切除囊肿、肌瘤，但几个月或者数年后，囊肿、肌瘤又出现了，只得再次手术。大家应该想一想为什么瘤子会又长出来，而不是总想着切除。其实，病人体内产生瘤子，这是阳气不足，气血瘀滞的表现，其病变并非只是乳腺、子宫，而是整体脏腑功能失调。一刀下去虽然切除了瘤子，但病人机体产生瘤子的体质并没有改变。盲目的手术不但切除了你的正常器官，更重要的是破坏了机体的完整，会对未来的健康带来不利的影响。

7. 对肿瘤主张不用或者少用放疗化疗。

原发肿瘤如果不是影响了生命，一般不需要手术，因为手术会导致继发肿瘤增长，而且会严重影响中医的疗效。中医临床上越是原发肿瘤越容易治愈，越是继发肿瘤越不容易康复。再如，当前治疗肿瘤，放疗化疗是现代西方医学的主要治疗手段之一，但事实是，放化疗不仅没有治好肿瘤，反而会导致肿瘤复发，或者，病人身体极虚。临床可以见到，经过放化疗的病人大伤元气，面色苍白，身体乏力，体重下降，精神压力增大。其结果是杀敌八千，自损一万。虽然病人的正气被放化疗损伤到非常虚的程度，但中医仍可以帮助提高正气。当然最好是不要放化疗，采用天然的中医治疗手段，也照样可以治好肿瘤。

笔者并不勉强每个人都一定要相信中医，但不妨给中医一个机会，也算是给自己一个机会，一分希望。因此，作为病人，先要学会选择对自己生命有益的治疗手段。

那么，中医治病为什么有效？中医是如何让草根树皮这类中药产生治疗效果的？

我们知道，世界上有成千上万种生物，这些生物构成了一个生命圈子，相生相克，维持着生命的平衡发展。各种生物都有其生命的循环，人类也属于生物之一种，也有与其他生物一样的生命循环规律。所以说，地球上的生物圈其实就是互生互克的一个大循环，因为凡物皆有其偏性，有其偏，就有其有余不足，于是造就了生命圈的稳定发展。而中医就是这个生物圈中维护人的生命的最自然的医学体系。中医凭什么治病？就凭着生物圈的多样性，凭凡物皆有其偏性。

人生病了，就是体内的阴阳气血经络平衡被打破，产生了偏颇。所谓生病，其实就是出偏，而治病就是纠偏。大偏产生大病，要大纠，小偏产生小病，要小纠。用什么来纠偏？用中药，尤其是草根树皮等，因为它们有各自的偏性。以中药之偏来纠正人生命之偏，就是治病之道。现在的问题是，如何知道生病之偏是偏在何处呢？这就需要中医的辨证了。

中医讲辨证论治。什么意思？就是根据疾病表现出来的症状与体征来分析综合，从而总结出一个症候出来，而这个症候就是疾病的本质。然后，根据其生病的本质用药处方。如果能精确地辨证论治，临床效果会特别好，往往是一剂知，二剂已。医圣张仲景就有这样的本事，你看他写的《伤寒杂病论》，就知道治疗效果是如何神奇了。

辨证，就需要四诊合参，要望闻问切。

望诊，就是看病人的形态以及身体各个部分的特异性变化。古人称："望而知之谓之神。"极言望诊的重要性。临床所验，的确如此。一般不管何种病，都可以在问诊之前通过望诊得到一切信息。我非常重视面部以及手部的望诊，而且每个病人都能望出点东西来。比如病人来诊腰痛，看病人的下巴尖细而苍白，不用说，素体肾阳不充，必是腰部肾阳虚不能运化气血所致，再诊脉以帮助确诊，十有八九已经找到了正确的治疗方案。再如头晕，望其面略灰暗，诊其手，见十个指头肚红而略暗，即是气血瘀滞所致，病人需要很好地休息，并要扶正气，活血化瘀。不孕症见其掌根低陷，小指偏短，环唇苍白，就知道先天肾气不充，后天肾精失养。高血压见大鱼际青暗无华，山根（两眼睛中间部位）处有一横纹，就可以明确是由于心血瘀滞所引起的。胖人拇指根粗壮有力，必是消化功能太强所致，减肥效果一般不够理想。风湿性关节炎患者手指部位偏暗，即是阳虚，尽可扶阳为先。如此等等，皆在望而知之。

扁鹊望蔡桓公而知病变部位，张仲景望同事而知二十年后将眉落而死，这种记载很多，说明古代的不少名医已经切实地掌握了望诊的技巧，并且应用得出神入化。现在需要我们努力地继承，千万不要认为只要有CT、MRI，血液化验等等现代化的检查检验手段，就不需要中医的望诊了。

现在中医界流行一句话，叫"西医诊断，中医治疗"，意思是说，诊断上要依赖西医，但中医的临床效果也还不错。中医真的不能诊断吗？我认为，中医的诊断极其精确，其意义远远地超过了仪器设备的检查结果。中医的诊断是对于生命阴阳气血的整体把握，而且可以提前预测到将要发生的器质性病变，而机器只能在已经发生了器质性疾病时才能发现。而且中医的诊断是整体的，是关于人体经络气血阴阳的一整套的变化规律，远非西医所能理解。那些妄自菲薄，只认机器设备而不认中医的临床中医大夫，不知道离开了西医还能不能生存？

闻诊与问诊，比较简单，有明确的原则与规程可以参考。

再说说切诊。有人会问，切脉，切出的是什么东西呀？我认为，切脉得出的是人体左右气血阴阳的升降浮沉情况，是五脏六腑的虚实变化。其中精义，非临证有经验且深入摸索数年者，不能体会。举个例子来说，病人剧烈腰痛，如果不切脉当然会按经络辨证，取太阳膀胱经、小肠经的穴位一般都有效果，用中药一般是开太阳，扶少阴，健脾运之类的方子。但如果治疗无效或者反复发作呢？那就需要凭脉来找到腰痛的本质。如果脉弦紧，那是肝气郁结，攻撑作痛了，要取太冲、阴包才会有更好的效果，用药也要加疏肝理气之品。不管什么病，都需要凭脉来找到疾病的本质，同时也可以找到体质情况，再对症治疗，往往效若桴鼓了。

中医为什么能两千多年来长盛不衰？为什么欧洲、印度、中亚、非洲等地的传统医药学在现代正逐渐消失？是什么原因让中医中药充满生命活力呢？

是中医理论。中医不但有治疗疾病的中药，同时还有一套符合自然规律的医学理论，这套理论以阴阳五行为基础，以脏腑经络气血为中心，形象生动，既贴切中国传统文化与哲学，又不失其实用性。可以说，中医是理论与实践的完美结合，是中国传统文化与生命以及自然的完美结合。我们说中医非常美，美在什么地方呢？就美在它是自然的、文化的，而且是充满生命力的。

在中医理论的指导下应用中药,于是中医临床有了理论的指导,它为什么有效以及如何有效的问题自然迎刃而解。中医的临床基础就是中药。中药之所以能治疗疾病,关键是要把中药之偏与人体生命之偏结合起来。因此,通过辨证,我们了解了人体疾病就是阴阳气血的不平衡状态,然后用具体相反偏性的中药来纠正其不平衡即可。

中药是什么?什么东西才能当中药?可能很多人都不理解中药,认为只有在药房里摆着的、透着奇怪味道的那些草根树皮等才是中药。其实,世界上的万事万物都有其偏性,也都能因其自身的偏性而纠正人体疾病之偏性。因此,大自然中的任何东西都是药。不但各种生物是药,甚至各种矿物也都是药。世界上没有哪一种东西不能作药来用。重复一遍,大自然的生物多样性让我们的疾病有了康复的保证。

每种生物都是一个生命体,因其生长地域和环境的不同而产生不同的偏性。如黄芪性温而补气利水,芍药性寒而收敛元气,即是植物各自的偏性。石膏甘寒清热,灶心土辛温止血,也是矿物各自的偏性。麝香辛温开窍启闭,五灵脂甘温活血祛瘀,是动物中药的偏性。如此等等,皆可以其偏而治疗人体疾病之偏。

从这个意义上来说,所谓中药,就是自然界的万物。中医永远离不开自然界,所以说中医是最自然的(其治疗原理符合自然的变化规律),并且最贴近大自然的(中药离不开自然界)一门医学。中医中药能治病,这是大自然恩赐给我们人类的一份宝贵的财富,它完全不同于西医西药。如果任意破坏大自然,世界上每消失一个物种,也就意味着人类可能会永远失去治疗某种疾病的一种特效药物。等自然界的生物消灭得差不多了,人类也就活不了多长了。人类要想永远生存在这个世界上,就离不开大自然,离不开中医中药。

要接受中医，当然首先就要了解中医的基本术语以及中医治病的道理。

先说说中医的生理。人体有五脏六腑，根据其在躯干部分的位置可分为三个层次：上面的是心与肺，还包括心包，都在膈膜以上，这是上焦；中间的部分，在膈与肚脐之间的是中焦，包括脾胃胰胆等；肚脐以下的部分属下焦，包括肾、膀胱、大肠、小肠、子宫、卵巢等，肝虽然位居中焦，但仍归属于下焦。

人体能活着，因为有正气，正气就是元气，它包括肾中的精气，脾胃的中气，还有肺中的宗气。精气是父母给我们的，决定着我们的寿命长短，也就是说精气越足，命活得越长，它就像是树根一样。肾中有真火，是肾中的真阳，是先天父母所给，这个火慢慢地蒸腾气化，维持着脏腑的正常功能。所以，这个精气可不能随便地耗伤。如果肾精不足了，就是树根伤了，还会引起各种大病、重病、危病。因此治病千万要重视肾，要顾护肾中的精气。因为这个缘故，中医把肾叫做先天之本。往往肾气足了，重病才可能恢复。否则，是完全没有可能的。

中气是由中焦脾胃消化吸收饮食而化生的，经络脉管中的气血即来源于中气。中气是后天我们生存的根本，因此也叫后天之本。人能活着，气血津液要完成正常的生理，则离不开中焦的气化功能。中气需要阳气来鼓动，阳气充足是中气充足的先决条件。今人喜欢饮冷，先耗伤了中阳，以致百病丛生。因此，治疗大病，勿忘扶助中阳。

宗气是由肺所呼吸的天气与脾胃所运化的中气合而化生的。

宗气位置居高，司呼吸以及全身的气血运行。宗气把人体与天联系起来，而中气把人体与地联系起来。人居天地间，得天地之气而生存。天气变动产生节气，易导致疾病发生，宗气顺应自然，可保人体顺利地度过节气变化。

再者，中医把人体由内向外分为三阴三阳共六个层次，称为六经。

外面的是阳经,包括太阳、阳明、少阳三个层次,里面的是阴经,包括太阴、少阴、厥阴三个层次。按照六经去辨证论治是非常高明的学问,它不仅可治疗外感病,还能治疗瘟疫病,更能治疗各种杂病。六经就像生病的六个层次,理解了六经,也就理解了病所在的层次。医生要明白病在何经,病人也要明白这个道理。

1. 太阳病证。

太阳代表手足太阳经,包括肺、膀胱、小肠等脏腑,为一身之藩篱,它是人体表的第一个层次,也是邪气进入身体的第一道大门。这个门是由阳气所控制的,阳气足了,门才能正常地开关。比如感冒,其实就是外来的邪气进入了太阳这道大门。任何邪气(最常见的邪气是风寒)在侵入机体之前,必须经过太阳这个层次。邪气想继续深入,但被太阳这个大门卡住了,正邪要斗争,就出现了感冒的症状,如头痛、流鼻涕、发烧等。此时正是驱邪外出的最佳时机,因为病在表层,邪气尚不盛。治疗太阳病,发汗是最重要的方法。毛孔一开,汗泻了出去,邪气也跟着出去了。但发汗需要机体的阳气鼓动。因此,治太阳病,不外乎扶阳与解表发汗。明白了这个道理,治疗外感病非常容易,也不会导致邪气内入而酿成大病。一般像感冒、咳嗽、发烧、急性肾炎、颈腰椎病、腰痛等都可能是太阳病。

2. 阳明病证。

阳明代表手足阳明经,包括胃与大肠。太阳病没有治好,邪气继续向内,则会传入阳明经,这个层次属于阳经的里层。此时外感之风寒邪气会化成热邪,邪热内盛则导致高烧、面红、口渴、心烦,大量喝凉水,甚至大便干结等症状。此时的治法就是清热、通大便。一般像脑炎、脑膜炎、大叶性肺炎、脑溢血急性期等都可能是阳明病。

3. 少阳病证。

少阳代表手足少阳经,包括三焦、胆。这是一个枢纽,居于半表半里，邪气侵入到少阳，就会影响这个枢纽的正常作用，出现口苦、咽干、眼花、心烦、喜呕、胸胁苦满、寒热往来等症状。这个层次是关键，往往一枢转，邪气就出来了，病也就减轻了。否则，邪气容易进入三阴经的层次。一般像肝炎、胃炎、疟疾、感冒后期等都可能是少阳病。

4. 太阴病证。

太阴代表足太阴经，主要指脾。邪气经过三阳经后继续深入，此时必然是因为机体阳气非常虚弱，三阳经阳气不足以祛邪，邪乃得进入阴经。进入太阴经的多为寒湿邪气，会损伤脾阳，导致太阴病证，出现腹满、全身沉重、腹泻、腹痛、不欲饮食、喜温喜按等虚寒症状。这个层次邪在三阴，其治疗的关键是要扶助中焦阳气。中阳足了，邪气才能转出到三阳。一般像慢性胃炎、结肠炎、肠炎等都可能是太阴病。

5. 少阴病证。

少阴代表手足少阴经，包括心、肾。邪气继续深入，则会进入少阴层次，此时机体阳气严重不足。出现畏寒、蜷卧、四肢冰凉、嗜睡等症状，同时因为阳虚引起虚火上炎，出现扁桃体炎、低烧不退、头昏、头胀、口腔溃疡等症状。病在这个层次时主要是阳虚，其治疗的关键是扶助肾阳。当前不少人贪凉饮冷、夜半不休息、耗神太过，更兼滥用抗生素等，日久导致阳气愈虚，不能制约虚火，出现不少阳虚以及虚热之症。一般像各种关节炎、高血压、中风、咽喉炎、肾炎、尿素症、肿瘤、各种肿块、囊肿等病都可能会是少阴病。可以说，少阴病囊括了目前的大多数慢性病症。

6. 厥阴病证。

厥阴代表手足厥阴，包括心包、肝。如果阳气太虚，不能抗邪，邪气一直进入厥阴经，则属于比较危险的情况。此时不仅仅是阳虚，还包括厥热往来的病症。厥是手脚均冷。凡厥热往来，就要注意观察阳气的盛衰消长。凡冷时多，则病情恶化；若温时久，则病情开始好转。常见的症状包括消渴、气上冲心、缩阴症、饥不欲食、久痢等症状，甚至于神志昏迷等大病重病也多属于厥阴阶段。临床多见少阴经阳气严重不足,邪气才得深入而成。一般像糖尿病、各种危症、慢性痢疾等都可能是厥阴病。

理论如此,但临床上经常见到邪气直接从表入里的情况。比如说,病人得了感冒,本来应该发汗治疗,但庸医滥用寒凉药以及抗生素等,导致邪气入里,或者进入阳明经变成高烧,或者直接进入少阴经变成急性心肌炎、急性肾炎等大病。再如,中风病人应该扶助阳气以治本,但庸医过用寒凉药、挂水等,导致病情加重,邪入厥阴,而成死症。

总之,六经辨证不外乎"阴阳"二字,三阳经病症多属热证,但其本还是阳气与阴邪相争的表现,邪气尚在表层,一般病较浅、较轻、较易治。而三阴经病症多属寒证,少有真正的热证,其本是阳气已虚,阴邪深入潜伏于三阴所引起的,一般病较深、较重、较难治。

了解了六经辨证,还要了解一下六经体质。人类的体质是先天禀赋和后天环境影响而表现出来的个体特性。中医把人分成不同的体质类型,依据却各有不同。《黄帝内经》是从五行的道理来分的,五行各五种。但我更倾向于按照三阳三阴六经的层次来区分不同的体质。

什么是六经体质呢?所谓六经体质,就是把人群分为三阴三阳六种类型,每一种类型对于邪气的抵抗程度不同,其所产生的病理变化以及预后也有所不同。这样便于医生针对不同的体质类型进行治疗,以便取得更为明显的效果。特别是对于外感杂病以及各种慢性病的治疗,有着积极的优势。并且这种体质分类方式,可以更精确地预测疾病的转归,对于挽救垂危病人的生命也有重要的指导意义。

先看看邪气侵入人体的过程。一般来说,只要是有生命,就会有防病的能力。简单来说,当邪气侵入人体时,体内正气势必起来抗争,而这个抵抗能力是由体内的元气所产生的。根据邪势和正气的盛衰变化,必然会出现各种复杂多变的证候。由于元气的状态不同,其抵抗邪气的过程与方式也不同,由此产生了不同的抵抗特点。

伤寒六经，就是从整体出发，根据所产生的各种证候特点，正气强弱，受邪轻重，病位深浅，以及病情的缓急，进行分析归纳，组成六个不同的证候类型。而这六种抵抗类型是由不同体质所决定的，这些不同体质就是六经体质。

正气是一身之气相对邪气时的称谓。正气的旺盛取决于人体气、血、精、津、液的充沛和脏腑生理功能的正常与相互协调。脏腑、经络、气、血、精、津、液是六经体质的生理基础，而六经体质的实质是由于脏腑、经络、气、血、精、津、液的盛衰而形成的个体特征。所以说，六经体质的本质反映了正气的盛衰，也决定于正气的盛衰。由于个体的差异，对各种病邪有不同的反应性和易感性，其发病倾向也不相同。这关系到受邪后是否发病，以及生病之后的发病倾向与证候。

先简单地介绍一下六经体质的不同抵抗能力。

六经体质是对应于六经病而言的。一般来说，三阳体质的人正气比较充实，抗病能力较强；三阴体质的人正气已衰，抗病机能减退。所以三阳体质的人感受外邪生病后，病位多在表层，病证多为实证、热证；而三阴体质的人感受外邪生病后，病证多为虚证、寒证。另外，从发热的程度也可以判断出体质类型。三阴体质的人也会发热，但一般只能是低热不退，很难发成高热。因为三阴体质的人的元气没有足够的能力抵抗邪气了。而三阳体质的人如果发热，往往是高热。

1. 太阳体质。

太阳体质表现为元气充足，抵抗力足够强。邪气侵犯到太阳经的层面时，即遇到太阳经元气的正面强烈抵抗，邪气很难继续深入。这种体质的病人，一般如果感受了邪气，多患太阳病。

一般太阳病的症状包括感冒、发烧（而且是高烧）、恶寒、头痛、身痛、有汗或者无汗、咳嗽、喘、干呕等。脉一般是浮缓或者浮紧的，舌苔是正常的薄白苔。

太阳病的治疗方式是解表法。包括发汗解表、调和营卫、解肌发表等。太阳体质的人如果患病，就是麻黄汤、桂枝汤、大小青龙汤之类的方子，效果明显。中医最喜欢治的就是这种体质的病人，因为太阳体质的病人非常容易康复，而且不容易变生其他病症。

太阳体质的人一般健康程度相当不错，往往感冒后很快即会痊愈，不太容易导致心肌炎、肾炎、哮喘等。

甚至于邪气稍强一些，太阳体质的人也能充分发挥抵抗力，而且抵抗力会恰到好处，这叫适度抵抗。按中医的说法，叫太阳伤寒证。

一般来说，从未看过西医的孩子以及从不吃西药的部分成年人，属于太阳体质。但这种体质在现实中是越来越少了。一般来说，治疗外感病，即使是偏向于太阳体质的病人，也最好在麻黄汤中加党参以护住正气。这样开表而不伤正，且能加强祛邪力度。

太阳体质的人也不可能患的全是太阳病，如果邪气太强，人体元气能力不足以完全排邪外出，就会出现抵抗的断断续续，未能完成其任务，这就叫太阳少阳证。至于太阳经的抵抗超越正常自卫的目的，邪气机转而激化，正气为之扰乱，这时就叫太阳阳明证。也就是说，太阳体质的人也可能会有三阳经兼证的发生。但不管如何，外邪一般进不了三阴层次。

太阳的底面是少阴。太阳体质的人如果不知持养，阳气消耗太过，可能会直接转为少阴体质。有些人感冒了本来一下子就好了，但年纪大了之后，或者经西药或寒凉中药治疗之后，出现心肾炎症，这就是太阳的阳气消耗过巨，邪气直入少阴层面了。这时就要既扶少阴阳气，又开太阳之表。麻黄附子细辛汤正好是治疗此类病症的一个实用而有效的方子。

2. 少阳体质。

少阳体质表现为元气略显不足，抵抗力不如太阳体质强。这时，邪气入侵后,由于太阳经的抵抗不能完全把邪气驱除,外邪可能会经过太阳经后,进一步深入到少阳经的层次上。这种体质的人如果感受了邪气,多患少阳病,包括常见的口苦、咽干、眼睛发花、寒热往来、胸胁苦满、食欲减退、心烦、呕吐、恶心等。另外,妇女在经期感受外邪后,也多产生少阳病,再有疟疾、黄疸以及一些内伤杂病也多是少阳体质易生的疾病。少阳病其脉多是弦的,舌苔是薄白的。因为邪气尚没有深入到脾胃的层次,因此,舌苔不受影响。

产生少阳病有两种情况:一种是少阳体质的人受邪后发病,其人体本身元气不是非常充足,正气不能及时发挥作用;另一种可能是太阳体质的人,受庸医不该用清法而妄清之的影响,正气受损,抵抗不济,产生少阳病。这是外来因素影响了人体的抵抗能力。所以有句话说:太阳偏清,则为少阳。反过来,如果太阳偏温,不该补而补,就可能导致抵抗太过,可能会转为阳明病。到了阳明病,就可以用清法了,但太阳病却不可以清。

少阳病的治疗方法是用和解法。因为是少阳经的层次,用开表法只能把太阳经的层次打开,用清热法又会深入到阳明层次上,因此,只有和解法才是少阳经层次的正确治疗大法。和者,和协之气;解者,解除其障碍。一般用柴胡类的方子,包括大小柴胡汤、正柴胡汤、四逆散、蒿芩清胆汤、柴胡枳桔汤、柴胡达原饮、柴胡疏肝散,等等。

柴胡宣畅气血,散结调经,是少阳经驱除阻滞、和解正气的专药。再结合其他各药,辨证治疗,以纠正人体正气的偏用。比如少阳伤寒,正气未能充分协调,应该和解少阳,直接用小柴胡汤。如果太阳表层正气应充而不充,汗出不畅,就要用麻黄、桂枝、柴胡、葛根等诱导气血充实体表。如果溏泻、口渴、尿多,这是少阳正气的抵抗力偏下,要配合葛根升提气血上行。

少阳病是邪气进入机体的第二个层次。在这个层次上治疗起来也非常容易,如果辨证准确,用方得方,往往也是一两服药就可以取得明显效果,再几服药就能完全治愈。

这个层次的体质虽然正气略显不足,但至少是把邪气抵抗在三阳的层次上。也就是说,仍然可以阻止邪气向三阴经的层次深入。少阳体质经过一段时间的调理,可以慢慢地变成太阳体质,这是体质增强的过程。

一般来说,如果女性感冒时正逢月经,少阳体质的人往往会形成"热入血室",以后每逢月经即感冒发作。这样的病人需要用小柴胡汤治疗。如果病邪继续深入,可能会直接进入少阳的底面,即厥阴层次,发为厥阴病。即使是厥阴病,其邪气仍然是要从少阳而解,因此,总离不开柴胡这味药。

3. 阳明体质。

阳明体质一般是体实气盛之人。声高气粗,脸色红,肌肉健壮而结实,气血旺盛,这是标准的阳明体质。农村的劳动人民往往有这种体质。

一般来说,气盛血旺的阳明体质的人如果感受热邪,其正气反应过猛,往往会产生抵抗过度,造成邪机益亢。但阳明病产生的原因不仅仅是由于阳明体质引起的,也有医生失治造成。比如有的是太阳体质的人感受寒邪,但郁而发热,产生阳明病。再有一些太阳或者少阳之人突然发生的急暴病,气壅血乱,庸医误用补法,造成邪机益亢。或者太阳病本应该用发汗解表的方法,却用了寒凉药物,造成汗出不畅,邪气内闭,气机闭遏,里热不宣,形成阳明病。甚至于还有大便秘结,应该用泻下的方法,却被误用补法,造成大便积滞于肠道,郁蒸大肠,也会形成阳明病。所以说,不仅仅是阳明体质的人会生阳明病,太阳、少阳体质的人都有可能因为误治而成阳明病。

阳明病一般有太阳阳明、少阳阳明、正阳阳明之分。

正阳阳明是标准的阳明体质。一阳为明,如果两阳合明,是阳气过于充盛了,就容易产生抵抗过度,产生两阳合病。阳用太过,不能自制,亢则为害。这时,病人往往表现为高热,非常口渴,大汗出,脉洪大而实。用白虎汤清之即愈。

太阳阳明,是邪气刚刚侵入人体,但抵抗有余。比如太阳伤寒,正气比较充实,邪从火化,机能兴奋,抵抗力太过,出现高热,非常口渴,脉洪大滑数。因为是太阳证,如果不能开表,热证更是亢越。如果平时就有些精神异常,这时就会出现精神亢奋、谵语、妄言,甚至于脱了衣服满大街跑。这就要抑制其兴奋,并且宣通其壅塞。太阳证表闭用辛,比如生姜、桂枝、麻黄等,气盛用凉,像菊花、薄荷、淡竹叶等。表亢用甘,比如大枣、炙甘草、粳米等,气亢用寒,比如生石膏、知母等。辛甘理表,寒凉制亢。但是这些药都有所偏性,不可久服,中病即止。

少阳阳明,元气有所不足,但抵抗太过。不足的原因是元气的阻滞,原因不一,在阳明者多为腑实。腑实就是胃肠道有积滞。但这与"阳明之为病,胃家实是也"有所不同,不同之处在于以元气的阻滞为少阳,元气的有余为阳明。《伤寒论》有许多寒凉攻下的方子,比如白虎汤、人参白虎汤、犀角地黄汤、大柴胡汤、大小承气以及调胃承气汤,等等,都是为元气充足但运行有阻滞而抵抗太过设计的。这些方子稍用,气通邪退即可,过度就会伤害正气。治病要在了解其体质,不能知病不知人,知邪不知正,人与病,不可偏废。

阳明体质的人需要两味常用的中药。一是大黄,这是通下的药,可以把瘀滞的浊气泻下来。另一味是生石膏,这是清解的药,可以把郁住的热邪清解掉。能用好这两味药,就算是完全理解了阳明体质的特点。但如果滥用这两味药,就可能伤害元气,导致疾病加重。但事实上,当前的中医好像对这两种中药情有独钟,滥用不休。所以,病人的元气慢慢地也就不多了。

阳明体质目前也不太多见了。现在的人,一般多显示为明显的三阴体质。能产生阳明体质的抵抗,需要很强的元气,但目前由于不知节制地消耗以及西药、寒凉中药的斫伐，人们的元气都变虚了，也很难产生抵抗过度了。即使是长期便秘的人，也少有是真正的阳明体质，多是阳虚便秘，是属于三阴体质了。

阳明的底面是太阴。一般来说，阳明体质的人与太阴体质有着根本的不同。但阳明体质如果阳气消耗太多了，对邪气的抵抗越来越不足，也会慢慢地转为太阴体质。反之，太阴体质的人如果感受自阳明进入太阴的邪气后，经过正确的治疗，也可能再从阳明排出来，表现的就是高热与便秘。阳明与太阴用药完全不同，阳明是用凉药、泻药，而太阴要用温药、补药。石膏、大黄这类的药最伤阳气，如果应用不当，极易导致病人的阳气耗损，形成太阴病，这时就要用党参、干姜类的方子来温补中阳了。

4．太阴体质。

太阴体质的人元气已经明显的不如三阳体质的人了，其对邪气的抵抗也不足。但至少还能把邪气抵抗在太阴的层次上，也就是说，由于元气在太阴层次上的抵抗，邪气尚不能深入到少阴层面。

太阴体质的人一般容易腹泻，或者长期慢性腹泻。太阴体质的人是绝对不敢吃任何冷凉食物的，一吃即会腹泻，甚至于坐在稍凉的凳子上也会引起腹泻。其面色苍白无华，略显浮肿，气力也不太足，不能耐受久劳。这种人一般皮肤颜色略白，似乎长期见阳光不足。一般科技工作者多是太阴体质。

太阴体质的人，正气已显懦怯，在全体或局部部位的抵抗已经不足。太阴体质主要有两个类型，一种是素来形体虚弱，另一种是伤于寒凉药物。形体虚弱的人是标准的太阴体质，这种体质的人从邪气刚刚侵入机体时就有明显的抵抗不足，那时的病证当属太阳太阴全病，应该用麻黄理中汤。

如果是形体阳气尚足，但久服寒凉、滥用攻下，或发汗太过、生冷无节等造成元气大伤,也会导致正气抵抗不足,形成太阴证。如果是外邪刚刚侵入,就要一边开表,一边加温壮之品以扶助太阴层次的阳气。

所以说,太阴体质的伤寒证,本质就在于正气的不足。其治疗之法,始终宜温宜养,千万不可滥用寒凉。如果太阴脾阴不足,可佐以滋养之品,比如山药、大枣、白术等;如果是在表的正气不足,就要温补卫气,如黄芪、桂枝、甘草等;如果是太阴本身的阳气不足,那就直接温养太阴之阳了,理中丸或者附子理中丸是正合适的方子。如果病人乏力,明显的是正气不足,要用温养元气的方法,如保元汤之类的方子;如果是精血的不足,要用血肉有情之品来补充精血,比如当归生姜羊肉汤等。所谓温法,就是用温性的中药以加强元气的方法,非用温法不足以振奋元气的衰惫,非用温法不足以加强元气的气化功能。所以《黄帝内经》说:"劳者温之,怯者温之。"就是这个意思。

这种体质的人要经常服用理中丸,或者附子理中丸,而且要服大蜜丸的那种。慢慢地可以改变体质。这种体质目前非常常见,与当前人们普遍的阳气不足有关,更与不知节制地消耗以及滥用西药、寒凉中药等有着直接的关系。

太阴体质的人如果出现排毒反应,一般是通过大便排出的。而且其大便多是又黑又臭的,次数极多。但即使如此,病人反而会越来越精神,面色也会慢慢地红润起来。这就表示病邪排出,正气渐复,而病人向三阳体质转化了。

5. 少阴体质。

少阴体质的元气也与太阴体质一样,是不足的,其所产生的抵抗邪气的能力也是不足的。但这种体质比太阴体质的元气更显不足,所以邪气得以深入到少阴的层面上。这个层面的抵抗几乎是在为生命而抵抗了。

少阴体质的病人在初感外邪时,从太阳层面的开始抵抗时就有不足,这是太阳少阴合病。治法是一边按太阳伤寒之法开太阳,一边加温补强壮之品,麻黄附子细辛汤是比较合适的一个方子。另外,像麻黄汤配合四逆汤也可以应用,总是要兼顾到少阴阳虚以及太阳开表两个方面。这样的病例特别多,不少少阴体质的人如果感冒了,都要如此治疗,否则其治疗就会不彻底,也会导致邪气内陷少阴。

少阴不足,重在扶阳。这句话是治疗少阴病的总纲,也是改变少阴体质的总纲。少阴体质,最最明显的表现就是阳虚,表现出各种阳虚的症状,本书《何为阳虚》一节,其中大部分表现都可归纳为少阴证,也多是少阴体质的常规表现。

临床上,少阴体质的人最容易出现感冒后猝死。古人有句话,说"伤寒偏死下虚人",这种下虚人就是少阴体质的人。经常见到有人感冒后挂水出现急性心肌炎、急性肾炎,甚至于猝死,这都是少阴体质所特有的状况。因为太阳与少阴互为表里,二者一个管表层,一个管里层。而如果少阴阳虚,就会导致太阳的邪气不按六经的顺序深入,而是直接陷入少阴。而手少阴是心经,足少阴是肾经。邪气内陷于少阴,或是心病,或是肾病,都是因为少阴层面的阳气不足所造成的。

少阴体质的人,平时就要常服四逆汤,或者附子汤,或者真武汤这一类的方子。这些方子可以把少阴层面的阳气补充起来,这样遇到外邪入侵时,就可产生有力的抵抗。否则,外邪深入少阴,疾病往往比较重,如果光是治标,也难以完全治愈。

临床上常见的中风、高血压、糖尿病、心血管病、肾病、肿瘤等多属于少阴病,这些病人也多是少阴体质。也只有少阴体质的人才会得大量的慢性病、难治病。比如,低热不退,西医说是免疫系统低下,按中医理论就是明显的少阴病,要用扶少阴的方法才可能治愈。再如脊髓炎、格林－巴利综合症、类风湿性关节炎、红斑狼疮、尿毒症、脑炎等,这些都是少阴病。一般来说,大凡西医久治不愈的病人,或者久服寒凉中药的人,多数都成了少阴体质,其所患的疾病也多是少阴病。

　　理解起来就是这么简单,但治疗却不容易。因为机体在少阴层面的阳气非常虚弱,如果不能补足阳气,就不可能把少阴病治好。如果要补少阴阳气,就非要用到附子不可。可以说,附子是少阴病的主药。如果能用好这味中药,往往可以救治不少大病、重病、垂危病、疑难病症。临床上附子可以用数克,数十克,也常常需要用到数百克。我就曾经用到过 500 克,这是每天的用量,但病人效果明显,并持续用了近两个月。甚至于有时要用到生附子,虽然其毒性更大,但回阳救逆,救人性命的效果也更好。不会用附子的医生,就不可能治疗少阴病。

　　少阴体质是可以改变的。经过医生的正确治疗,这类体质的病人往往可以向太阴体质转变。最明显的症状是从明显的少阴症状转变为腹泻等太阴层面的排毒反应。这是少阴阳气足了,把邪气向外赶到了太阴的层面上。这里医生要有定见,病人也要相信医生,配合医生的治疗,慢慢地就可能把一个大病重病治好。

　　少阴多死证。如果病人死亡了,那么大多数都是死于少阴病。邪气到了少阴层次,如果继续用错误的治疗伤害少阴阳气,则病情往往恶化,恶化就可能死亡。其他五经都不太有死证,独是少阴,死证最多。而死亡的最关键原因就是少阴阳气虚脱。所以说,如果少阴阳气足了,就可以极大地预防死证,回阳救逆也多是在这个层面上展开的。好的中医擅长挽救垂危的病人,就是掌握了少阴病的阳衰欲脱这个根本。

　　少阴的表面是太阳,如果能把少阴体质的人的阳气扶起来,把病邪从少阴层次向外透发太阳层次而去,则病人会逐渐向太阴以及三阳体质转化。一般来说,少阴体质的人如果得到了正确的治疗,邪气会向外透出。若是直接透出太阳,多伴有发热、咳嗽或者皮疹等反应。如果少阴之邪逐渐向外透发,则可能先出现腹泻臭稠,那是向太阴病转化了,以后慢慢地还会一层一层地透出三阳层次。持续扶助阳气,注意饮食、生活习惯,病人的体质也将慢慢地向健康的方向转化。

6. 厥阴体质。

厥阴体质的人元气已经非常虚弱,当外邪侵入时,存亡危急关头,正邪相搏,是人体正气的最后反抗。在厥阴这个层次的抵抗会有两个结果,一个是正复邪退,病情机转;一个是正虚邪盛,病重而亡。

产生最后抵抗的原因有三个。

其一是因为元气得到药助。所谓药助,即医生用兴奋回苏之药,比如激素、强心剂、中药附子等扶阳剂等应用于病势危急之时,这会帮助病人元气进行最后的抵抗,这个层次就是厥阴。此时,病人命在旦夕,元气接续不力,非要扶危救急不可。这可给病人带来一丝生机,于病人有利。

其二是因于药误。所谓药误,是病在少阴层面时,医生误用了清法伤了元气,导致邪气内陷,转入厥阴。如生命之火,日益浇漓,以至湮没而不彰。

其三是病人元气的自复。所谓自复,是病人久患少阴病,元气得不到补充,迁延日久,阴极出阳,转为厥阴。这不是正气自己的恢复,是邪气自己退出,是邪退而正复。

所以说,厥阴伤寒病也不全是死证,应该说是生死各半。厥阴的逆转即是阳面,从阴出阳,可能会是三阳病变。而且临床上厥阴会逆转到三阳的每一个层面。

三阳的第一个就是太阳。如果能逆转太阳,往往可以不药而自愈,这就叫正气来复。此时病人会突然出现太阳伤寒的症状,像感冒一样,头痛、恶寒、发热、咳嗽、汗出或不汗出等,但病人会说,最近没有感冒呀。这是邪气从厥阴透发到了太阳层面,此时就当成太阳病来治即可,甚至不治也行。只有太阳体质的人才可能出现这种转机。其原因大多是由于阳气暂时被药物所损,邪气陷入厥阴而成厥阴病。但过一段时间阳气恢复了,就会奋起抗邪,直接把邪气从厥阴赶到太阳层面上。

如果逆转阳明，病人出现高热惊厥，就需要用清法，清去邪热而病人自安。如果温补就会误事。因为病人本来是阳明体质，元气素强。如果误药伤正而使阳气虚弱，邪气得以进入厥阴层次。此时病人体力未伤，只被药物郁住。郁久必扬，药误越久，暴动越是强烈。此时由于邪气的激发，元气暴厉，不转则已，转则气亢而势张，如虎下山，如马脱缰，要赶紧用清热之品，如水牛角、生石膏等寒凉药，如冷水灌顶，顿时清凉，可以恢复原来理智，从事正常抵抗，则病可愈。

如果逆转少阳，那一定是元气的运行有所阻滞，原来的阻滞因素没有完全除掉。阻滞的因素一般包括血瘀和痰浊。比如胸中有痰饮，血络中有凝滞的血瘀，都可能导致元气调节功能失畅，出现烦乱不解，四肢厥逆，或者低热不退。这时就要分析原因，去除其阻滞因素，则病向愈。所以说，逆转到少阳这个层面时，病能不能痊愈全在于阻滞的血瘀、痰浊能否清除出去。

厥阴体质的人，其元气不足之极。因此，其患病极容易出现厥阴证。如果元气尚足，则或能转出生机；如果元气暴脱，就可能是死证。关键还在于能不能出现逆转。一般来说，厥阴病逆转之后，出现阳症的多，能好转，比如高烧、四肢暖和、面色红润等。而如果出现的是阴症，比如四肢冰冷、昏迷不醒，而面色转白，此时容易出现死证。

因为厥阴病有寒热两种可能，因此治疗厥阴病的主方就要寒热错杂。最合适的莫过于乌梅丸。通过大量的乌梅，把寒和热的两种力量引入厥阴，扶助元气，清除郁热。

厥阴体质的人，多易生肝病。而且其面色略青，面颊不华，鼻梁高耸，身体细瘦而高长。人群中也每每可见。相学里说的阴损小人多是此类体质。这种体质平时需要常扶元气，可以用治疗少阴病的四逆汤、附子汤、真武汤等方子。平时厥阴体质的人也可以服一些带乌梅的方子，比如乌梅冰糖汤，用乌梅15克，冰糖30克，黄豆30克，以机转厥阴升发功能,收藏元气下归丹田,会有不错的效果。乌梅是治疗厥阴体质的人的主药。这是味极酸之品,酸属木,木入肝。而厥阴正是肝与心包的层次。

厥阴的表面是少阳。所以,厥阴体质的人如果得到正确的治疗,可能会出现少阳证,那是邪气从厥阴直接透发到少阳层面了。或者,邪气会一层层地向外透发,从少阴到太阴,再到三阳。或者,邪气转而透出太阳。因此,厥阴病如果治疗得当,会出现三条排邪途径。

疾病是会变化的。根据元气与邪气的强弱盛衰,疾病会变好或者变坏。而疾病的转化还决定于体质的不同。

比如三阴体质,多易寒化,这类体质的人如果生病了,容易变成虚寒证。而三阳体质的人,多易热化,变成实热证。但事实上,由于三阴体质占大多数,临床上真正的热化病人不多见了,见到的多是寒化,也就是说,虚寒性病症特别多。

具体到六经体质,其可能的疾病转化也不相同。比如阳明体质的人如果感冒了,就容易出现大汗淋漓、气喘等症状,这是从太阳伤寒病转化为阳明病的邪气壅肺了,要用麻杏甘石汤来清肺热。

再如少阴体质人素体必然阳气不足,如果感冒或风寒后误用大量抗生素或者寒凉中药,极容易变成急性心肌炎、急性肾炎。这是外邪直中少阴了,就要用麻黄附子细辛汤来治疗。

再如太阴体质的人往往正气不足,外感风寒后如果误伤正气,则会转变为腹泻、腹胀。这是外邪因其太阴体质的脾虚气弱而内陷了。

由于病人体质不同,阴阳所偏有别,误治后的结果也就不一样,足见体质偏颇直接影响着病理的机转、变证的形成。

一般来说,三阳体质者,抗病祛邪、修复能力强;三阴体质者,御邪抗病修复能力差。疾病预后的善恶,虽与感邪轻重、治疗及时得当与否有关,但相当程度上由体质因素所决定。

比如，三阳体质者感冒或风寒后，多可数日未见加重，且痊愈很快。而三阴体质者因为抵抗不足，外邪容易内陷，所以往往变化多端，不易康复。

所以说，三阳体质者正气充足，病邪难于侵入，病情简单易于恢复。反之，三阴体质者正气不足，邪易侵入，病情多变。

医生如果能掌握六经体质，则治病自然心中有数。而病人如果能晓得自己的体质类型，也就方便随时保健，并可以慢慢地把自己的三阴体质转变过来。是否生病，生什么病，如何尽快康复，寻找什么样的医生，这些都由病人选择。而了解了六经体质一定可以帮助病人更快地康复。

不同体质之间也是可以互相转化的。三阴体质可以变成三阳体质，这是体质增强了。相反，三阳体质变成三阴体质，这是体质下降了。

一般来说，随着年龄的增长，人体的元气逐渐衰退，原来的三阳体质会慢慢地转化为三阴体质。因此，我们可以看到，不少人年轻时身体比较健康，老了就会生出不少慢性病，像肿瘤、高血压、糖尿病、中风等，都是三阴体质可能生的疾病。

但现在，不少年轻人也会患上各种慢性病，那是由于过度地消耗或者滥用西药以及寒凉中药，把人体的元气过早地伤害了，结果人还没有完全衰老，体质已经下降了。这样的病人就要开始警醒了，再不注意健康，疾病会越来越重，以致永远也治不好了。具体的表现如下：下肢开始变冷了，甚至于整个晚上都是冷的；手指甲的小太阳慢慢地减少了，或者一个也没有了；面色开始苍白了，人也变得怕冷怕风了；精力慢慢地下降了，体力往往也不如前了。

药物能伤害元气，也能补充元气。如果人体的元气得到休息和补充，就可能产生积极的抗病力。这时，原来的三阴体质也可能转化为三阳体质。这是体质向好的方向转化了。表现为：面色红润起来，手指甲的小太阳也一个一个地出来了，手脚变得不冷了，也不怕风寒了，精神大振,精力也更加充沛了。这些都是元气恢复的反应。伴随着元气的充足,原来的各种疾病也就慢慢地不见了。

体质也是可以改变的。按照以上的分析,元气越是充足,越能对邪气产生积极的抵抗,其体质越是偏于三阳。相反,如果元气不足了,对邪气的抵抗能力也下降了,其体质则偏于三阴。因此,如果想改变三阴体质,唯一的方法就是补充身体的元气。

根据体质的不同以及不同的证候,用中药可以扶足元气,祛除邪气。在治疗的过程中,体质也将慢慢地改变。吃中药是改变体质的一个非常重要的途径之一。但需要有经验的医生来开方子,而且需要病人的配合。因为在三阴体质向三阳体质的转变过程中,会出现不少反应,这些反应大多是元气修复反应,也可能是排邪反应,这时就需要病人对医生的信任以及医生的经验与定见。

我给个小方子,各位三阴体质的病人可以常服,必有一定的效果。

制附片 10 克,炙甘草 10 克,干姜 10 克,肉桂 10 克。

水煎服,日一剂。

这个方子叫回阳饮,是可以让三阴体质恢复阳气的有效方子。千万不要因为它太简单而忽视了。

除了服中药之外,病人自己也要注意减少无谓的消耗元气的错误行为与习惯。比如,晚睡是消耗元气的坏习惯之一,一定要改正。尽量少吃或不吃寒凉性食物,适度性生活,少用或不用西药以及寒凉中药,平时注意锻炼身体,等等。这些行为习惯的改变都可以帮助补充元气,从而慢慢地改变体质。

气功、体操也是有效的提高元气的途径。特别是对于三阴体质的人来说，如果能经常地刺激足三阴经，可以增加三阴层次的元气的抵抗力。这里推荐两个动作。一是经常地压腿，两大腿尽量地分开，像舞蹈演员那样大劈叉。这个动作可以拉伸足三阴经，反复的拉伸可以让足三阴经气血通畅，对于三阴病的恢复极有好处。二是踢键子。踢键子时小腿与脚向内收，可以刺激小腿部位的足三阴经，其道理与压腿一样，可以让足三阴经的气血旺盛起来。踢时如果能让脚高过膝盖，更有效果。这个动作不仅可以增加三阴层次的阳气，还可以促使督脉气血通畅，治疗痔疮效果极为明显。有这种病的朋友不妨一试，一周就可以见效。

对于小儿来说，推拿是个不错的选择。如果父母愿意辛苦一下，坚持每天给自己的孩子做做捏脊，一年两年的时间就可以完全地改变孩子的体质，并且对孩子的各种疾病也有非常好的效果。方法是从屁股根部开始，大人用双手的拇、食二指捏住皮肤，边搓边提，逐渐上移，一直到脖子根部的大椎穴。第一遍只是直接搓上去，第二遍与第三遍可以搓三次，向上提一下，这样可以产生更大的刺激。如果每天能做三次捏脊，每次三遍，日久自然见成效。

第一章 正确的健康观念

中医是一门自然医学，是最符合天地自然规津的一门学问，从中医里一定可以找到正确的健康观念。

第一节
健康与生病

世界卫生组织关于健康的定义："健康乃是一种在身体上、精神上的完满状态，以及良好的适应力，而不仅仅是没有疾病和衰弱的状态。"这就是人们所指的身心健康，也就是说，一个人在躯体健康、心理健康、社会适应良好和道德健康四方面都健全，才是完全健康的人。

何为健康

我们每个人都曾经拥有过健康，但什么才是真正的健康呢？不少人所理解的健康就是：能吃能睡，每天有使不完的力气，周身不痛不痒，精力充沛，等等。这是不是正确的答案呢？我们还是来看看世界卫生组织给健康下的权威的定义吧。这个定义有十条标准。

（1）精力充沛，能从容不迫地应付日常生活和工作的压力而不感到过分紧张。

（2）处事乐观，态度积极，乐于承担责任，事无巨细不挑剔。

（3）善于休息，睡眠良好。

（4）应变能力强，能适应环境的各种变化。

（5）能够抵抗一般性感冒和传染病。

（6）体重得当，身材均匀，站立时头、肩、臂位置协调。

（7）眼睛明亮，反应敏锐，眼睑不发炎。

（8）牙齿清洁，无空洞，无痛感；齿龈颜色正常，不出血。

（9）头发有光泽，无头屑。

（10）肌肉、皮肤富有弹性，走路轻松有力。

健康能不能自己掌握？应该如何把握住健康？需要怎么样的生活方式才算是健康？在开始讨论中医的健康观之前，我们先不妨参照一下西方的研究成果。布莱斯诺博士研究出了一套简明的、有助于健康的生活方式。

（1）每日保持 7—8 小时睡眠。

（2）有规律的早餐。

（3）少吃多餐（每日可吃 4—6 餐）。

（4）不吸烟。

（5）不饮或饮少量低度酒。

（6）控制体重（不低于标准体重 10％，不高于 20％）。

（7）规律的锻炼（运动量适合本人的身体情况）。

此外，每年至少检查一次身体。布莱斯诺博士指出，它适用于各种年龄的人，特别适用于身体功能处于下降阶段的人。若能遵循上述 7 种习惯去生活，你将会终身受益。一般来说，年龄超过 55 岁的人如果能按上述的 6 种至 7 种习惯去生活，将比仅仅遵循 3 种或更少的习惯生活的人长寿 7—10 年。

判断自己是否健康的八大标准

中医对于健康有非常明确且详细的判断准则，但对于大众来说，更有必要提供一些实际且方便的观察项目。因此，我们可以参考美国名中医倪海厦的观点，列出八大标准，这些标准多是生活原则，可供大家自己判断健康状态，以便防微杜渐，及早治疗。

第一，一觉到天亮。这是心气平衡的表现。心主神，白天要工作，神当精神则精神，夜里要睡觉，神当潜藏则潜藏。但神的表现正常还要求五脏六腑都协调才行。那些睡觉有问题的人，都是神病了。或是心肾不交，或是胃中不和，或是肝火上炎，或是病痛折磨，或者邪气内扰，都关乎神。因此，安神的方法很多，不仅仅是吃安神片。一般不管什么病，到了重症阶段都有失眠，这其实是说明心神伤了。也不管什么病，如果越治越睡得香，不用说，这个治病方法是对症的；如果越治越睡不着觉了，那就不妨停止这种治疗。

第二，胃口正常。所谓正常的胃口不是暴饮暴食，是很正常的量吃下去很满，不是吃了很多，自觉不饱，还要再吃。这表现为脾胃的中焦后天之本的功能正常，也与肝胆、大小肠相关。俗话说：人是铁，饭是钢，一顿不吃饿得慌。为什么有些病人不想吃饭呢？因为脾胃伤了。脾胃是什么？是后天之本，是我们赖以活在这个世界上的根本。不能吃饭了，生命的过程也就出现麻烦了。不管任何治疗措施，都应该让病人胃口越来越好才对。否则，就是逆生命而行，是错误的。

第三，每天早上起床第一件事情就是上厕所，上完厕所才吃早餐。睡了一觉，人休息了，但身体可没有休息。干什么呢？排毒。毒从小便、大便及毛孔排出。因此，早晨起床后上厕所可以把一夜储积的毒气排空，自然身体健康。注意，这里说的时间是早晨起床，不是半夜。有些人每天半夜要起床上厕所小便，而且还不止一次。这是什么？是肾气不足，不能气化水液了，也就是俗称的肾虚，是先天之本亏虚了。而先天之本管着我们的寿命，是父母精气所化。不管任何病，如果你原来半夜不用起床小便，但在治疗过程中出现了夜里要起床小便，那就表示你的肾气伤了。你敢继续接受这种伤肾气折寿命的治疗吗？反之亦然，如果越治夜里起床小便的次数越少，那就要恭喜你了，因为你找到了正确的医生,使用了正确的治疗方法。

第四,一天三到七次小便,小便的量大,颜色要淡黄。这里我说的前提是正常饮水,每天要保证至少1升的饮水量。而且,每天睡前睡后都要饮一大杯水。小便排出了,表示肾的功能正常。如果你不停地小便,那就是肾病人。最常见的是肾阳不足,气化不利,水液不能得到气化,当然就只好排出了。导致的结果是喝水不少,但全排出去,没有得到应有的利用。所以,表现上看病人是阴虚(水液不足),其实是阳的气化不足,要扶阳才行。

第五,一年四季,不管春夏秋冬,不管你在哪里,永远都是头面身体冷,手脚温热。这表现为阳气的充足。但现在社会上不少人永远都是手脚冰凉的,夏天凉,冬天更凉,习惯了,反而不以为病,照样拼命喝凉茶、喝冰饮料,却不知这是机体内部阳气不足的一个信号,告诉你需要顾护阳气,不能再伤害它。另一方面,体会四肢温凉变化,可以帮助认识身体的状态。比如,你生病了,不管是肿瘤,是心脏病,还是肺病,是什么病都没有关系,你肯定要去接受治疗,或者是化疗,或者是西药,或者是开刀,或吃中药,或针灸,任何治疗方法,如果越治手脚越冷,就代表你选择了错误的治疗方案,要赶紧停下来,否则疾病只会越来越重。如果吃了药以后,本来脚是冷的,后来变成温的暖的了,代表治疗方法是正确的,那就抓住这位医生好好地相信他吧。

第六,男人女人都有,叫做早上的阳反应。女人早上起来的时候,乳房很敏感,男人阴茎会勃起,也叫晨勃反应。一般男人到了十几二十岁都会有正常反应,到了五六十岁就没有了。因为它表示着你体内的阳气充足。如果你在吃降血压、降血糖的药,或是降胆固醇、降甘油三脂的药,反正举凡任何属于降什么什么的西药,你只要开始吃,那就一定会导致早晨的阳事不举。再如,不管什么病找医生治疗、吃药,如果越来越阳萎了,晨勃反应也没有了,这样的药,就千万不要再继续服用了。

第七，健康的甲印，要求双手十指指甲根处要有八个月牙，俗称小太阳。从拇指到无名指，月牙从大到小排列，小指可以没有。甲印大小从甲根向甲缘量起应在 2mm 左右（大拇指可到 2—3mm，其余依次减少到 2mm 左右）。甲印边缘整齐、清晰，中部凸出显得饱满。此种甲印多见于身体健康者，说明气血冲和、脏腑阴阳相对平衡。与正常甲印相比增大或缩小，或甲印的指数增多或减少，十指全有或全无等，都称为异常甲印。

如果月牙很少，甚至只有大拇指有，其他四指都没有，或者比较小，属于寒型甲印。这表示身体处于阳虚状态，阳气虚衰而阴寒内盛，是阳气不能通达到四肢末端的表现。此种病人脏腑功能低下，导致寒邪入侵或自生。寒能使气血运行缓慢，多生肿瘤、肿块或者囊肿、肌瘤等病。有人通过对得过肿瘤病人（主要是恶性肿瘤病人）临床调查发现，寒型甲印占了 80%，说明恶性肿瘤病人中体质虚寒的是大多数。当然体质虚寒的人不一定都得病，体质强盛的人也不一定永远不得病。一要看邪气的性质，二要看正气（即体内产生对抗这种邪气）力量的大小。但需要清楚的是，虚寒体质的人得肿瘤的机会远大于其他类型体质的人。明白了这一点，虚寒体质者通过用药或自身锻炼，改善体质，就可以减少恶性肿瘤的发病机会，即使发病，也可减轻症状，这对于未病先防，有病早治都是很有意义的。我在大量的临床中发现，现在的人寒性甲印占了大多数，几乎有七八成多。这也是我注重阳气在治疗中的重要作用，强调"扶阳"的依据之一。

如果月牙变大或有甲印的指数增多，均属热型甲印。热型甲印是体内阳气旺盛，脏腑功能强壮的表现。正常人甲印越大，说明身体素质越好（还当与身体其他情况相参）。在疾病情况下，则表示阳气偏盛，阴液相对不足，此为实证，或病久阳盛而致阴虚，证属虚实夹杂，与寒型甲印相比治疗容易见效。

第八，看牙龈部位，观察牙根是不是被牙龈包好了，牙龈的颜色是不是红润。越是大病，越是阳虚，牙根部分越是暴露得越多，牙龈的颜色越是灰暗。你看健康的小孩子，牙龈红润，且紧紧地包住牙根。病人可以自己观察，当疾病减轻或者痊愈时，牙龈部位就好转一些。如果牙龈处牙根过多地暴露，不用说，肾气一定不足。

知道了上面的道理，再自己观察一下，就知道了自己的身体状况。需要明白的是，中药的确能改变体质，临床发现部分肿瘤病人经治疗好转后，其甲印也朝好的方向变化。但仍有部分病人症状减轻了，但甲印没有出现改变。我认为，一方面甲印的变化需要一定的时间，少则数月，多至一年甚至几年。另一方面有些病人经治疗后虽然不适症状消失，但仅是临床治愈，体内癌毒并未尽除，阴阳的失调和阴阳两方物质基础的缺损都未恢复到正常状态，因此甲印就不可能向正常变化。在这种情况下应坚持治疗，不可因为治疗效果满意、痛苦减轻就轻易中断。临床上因盲目乐观中断治疗而导致复发死亡的例子是很多的，应当引以为训。

关于健康的八个生活标准，大家看着领会。但大凡病人在看病前，不妨先自己对照一下，你缺少了哪个标准。然后找医生服了中药后，看这些标准是否有改善，以此来作为自己判断疗效的方法，也作为选取医生的标准。如果服药后，八个标准都正常了，那就说明你的病完全好了。去感谢帮你的医生吧，别忘了多向他讨教保持健康的方法。

如何看待生病与治病

我们知道，肿瘤不是一天生出来的，高血压也不是上一周才得的。疾病的发生到出现症状往往有个过程，一般认为，一个慢性病的形成要5－9年的漫长积累。"冰冻三尺非一日之寒"，日积月累才会形成病，反而我们人体一点感觉都没有，甚至觉得自己"很健康、很平衡"。不然为什么有人某一天到医院突然检查出癌呢？我们经常会听说，某某人从检查出病到死亡只有几天的时间，但在没有查出病前，他一直说自己"很健康"。这是怎么一回事呢？

疾病到底是什么

我认为，疾病就是我们错误的生活、工作、饮食行为。只要你存在着不正确的行为，疾病就潜伏在你的身边，它等待着机会，慢慢地侵蚀着你的机体。而如果找到好的中医，用正确的治疗方法，对五脏六腑进行全面调理，过去那种所谓的假象的平衡遭到猛烈的破坏，反而会不舒服起来。这种不舒服就是排邪反应，是一种好兆头，应当感到安慰，不必惊怕，这和抗生素等西药的毒副作用是两回事。

曾经有病人来抱怨："我原来没有这个病，吃了你的中药后反而生出来了。"好象是中医帮他造了一个病出来。

因此，对于生病与治病，我们有些观点需要调整一下。病本来就在身边，它伴随着我们从小长大，从大变老。关键是我们如何才能赶走它。我有两个看待疾病的观点，希望能让生病的朋友乐观起来。

第一个观点：生病是在日常生活，如饮食等环境中发生的，因此在日常生活中都可以把疾病的问题解决。几千年来，中国的先人们就是根据对于自然界的观察而形成了天人合一的医学观点。中医强调"道法自然"，其实就是凭着生活中的常识与知识就把疾病解决了，使顽疾痊愈而恢复健康。随着高科技的不断发展，我们离自然越来越远了，疾病却越来越多了。越是在这个时候，我们越是需要自然的医学。中医毫无疑问是当前可以信赖的医学之一。

第二个观点：病是可以治好的。病本来不属于我们肌体，当然也不应该停留在我们肌体里面。想想我们出生时，活泼泼的，健康得很。后来因为各种原因，我们不知道如何保持健康了，因此得了病。但它既然不属于我们，我们当然可以把它赶走。《黄帝内经》有句话说得很好："言不可治者，未得其术也。"也就是说，如果谁说这个病治不好了，那不是真的治不好，只是他不会治而已。好医生是一定会有的，就看你的缘分了。

了解了上面两个观点，你所要担心的不是疾病，而是去找到能治好你的病的中医。如此而已。

第二节
凡治病当重视阳气

我看病，看舌摸脉，出发点即在于人体五脏六腑的阳气盛衰，也就是重视阳气的作用。这是我的主要学术观点，临床上以此理看病，取得了相当不错的效果。

阳气是什么

当代著名老中医李可先生认为，人身的气化全在"阴阳"二字。一切阴（四肢百骸、五官脏腑、津精水液）皆是静止的，古人谓之死阴。唯独阳才是灵动活泼的，有生命活力。阳为统帅，阴生于阳而统于阳。《黄帝内经》认为"阳气者，若天与日，失其所则折寿而不彰"。下焦一点命门真火发动，十二经循行不息，五脏六腑气化周行，生命欣欣向荣。此火一衰，诸病丛生；此火一灭，生命终结。肾为先天之本，是生命之本原，所凭者，此火;脾胃为后天之本,气血生化之源,所凭者也是这个下焦真火。养生若损此火则折寿,治病若损此火则殒命。因此,阴为死阴,阳才是活阳。离开了活阳,要死阴何用?可惜,目前临床上一派滋阴用事,阳药不用,何以救危扶厄?

我重视肾阳的作用,在六经辨证里,即指的是少阴的作用。少阴与少阳同为人体的枢机,其重要作用自不必说,但这个枢机,是什么样的枢机?既然为枢,必有开合之两面,这个枢才有作用。这要从临床上去理解它。临床上大家都知道少阳为枢的道理,那是枢转太阳与阳明的,也就是说,是阳的开与合的枢。这个意思比较容易理解。但少阴如何理解?如何应用少阴这个枢?这就不容易了。

我认为目前社会上的病种,不少的治疗关键在少阴这个枢机上,也就是四逆汤这个应用上。如何深入地应用四逆汤,如何把正气与邪气借少阴这个阴之枢调整好,这就是大学问了。少阴为枢,这是一个转机。用得好,虽邪盛亦可枢转,病退了,转为生机;用不好,邪日进,进到厥阴,那就不容易再出来了。临床治疗,不仅仅是用这个少阴之枢,还要掌握好用少阴枢机的时间,这也是个关键。仲景用了四逆法,这个法是个窍门。另外,还有个麻附细法,也是个了不起的窍门。我觉得如果能从这个法上入手,也许能悟出治病的大法来。

总之,阳气是人的生命根本。有阳之气化,才能有阴的成形。不管是什么病,如果邪气入侵了人体,那么一定是肌体的阳气先虚了,所以才失去了正常的防御功能。《黄帝内经》说的"正气存内,邪不可干。邪之所凑,其气必虚",就是这个意思。临床上出现的不管是功能性的还是器质性的疾病,都存在着阳气不足的病因。因此,从阳气的角度去审视大病、重病,往往会轻易地找到突破口;重视扶阳补阳去治疗大病、重病,往往能取得惊人的效果;当然,如能养阳气之生长化收藏,预防疾病、健康长寿也不是什么难事。

当代名医李可有段话论述阳气的作用，非常清楚。他说："正邪交争的焦点，全看阳气的消长进退，阳虚则病，阳衰则危，阳复则生，阳去则死。阳气易伤难复，故阳常不足。老人涕泪自流，小便失禁，乃真阳衰，不能统束诸阴。老人无疾而终，形在神去，便是一具死的躯壳。一部《伤寒论》113方，使用附子、桂枝、干姜者即达90方，可见医圣对阳的重视，曰温阳，曰养阳，曰助阳，曰救阳，对生命之本的阳气，是何等的曲意呵护，关怀备至！滋阴学派在中医史上建有丰功伟绩，但丹溪翁为救时弊，矫枉过正，混淆五脏之火与六淫外邪之火的区别，竟把肝肾虚火视为'元气之贼'，更加苦寒攻伐，所创'阳常有余'说，更违《内经》本义。以丹溪法治虚劳，百难救一，遗害尤烈。"

为了说明什么是阳气，举个重用扶阳法治疗脑病昏迷的病案。从此案可见，阳气的虚衰会影响到病人的生死。且病人生死攸关的时刻，重用扶阳就是救命。

2005年7月，某民族医院一患者，一个多月前因咳嗽，伴呼吸急促，入院。经西医治疗，症状不见好转，反而出现神昏，渐至昏迷不醒。西医没有确诊，只是认为可能是脑炎或者脑膜炎。因此邀我会诊。病人神昏不识人，面色胱白。眼睛紧闭，舌不能伸出，脉象浮大无根，又显芤象。四肢冰凉，未见汗出。瞳孔对光反射消失。这是阳气欲脱的急证，急当以回阳为法。因思李可老中医有破格救心汤一法。其法重用附子至200克。因书该方小量，嘱急煎半小时，边煎边喂服。其方：

制附片35克，干姜45克，炙甘草50克，磁石30克，生龙牡30克，红参30克，山茱萸60克，龟板30克。

两服，水煎服，日一剂。

两天后再诊，病人病情稳定，脉沉细，右尺尤沉，面色仍是㿠白，但神识已经略见恢复，可对医生打招呼。眼睛仍不能睁开，也不能识人，瞳孔对光反射依然消失。此方回阳有功，病人生命已经无碍。上方加麝香0.5克，并加重制附片至50克，并嘱两天后加为75克。

三日后再诊，病人已经可与医生握手打招呼。眼睛略见睁开，能视清一米之内家人。舌略可伸出，见舌尖淡。家属说病人不想吃任何西药，只想服我开的中药。诊其脉仍沉细，但略起，此阳气渐复之佳象。嘱加制附片为100克。

三日再诊，右侧瞳孔对光反射略可，左侧仍然消失。病人神色渐充。但面色依然㿠白，脉沉细，略见弦象，此脉之神气恢复之兆。上方加制附片为125克，再服数剂。以上各方均要求先煎附子及先煎之品半小时，再合诸药，前后共煎足两个小时。数日后，病人基本康复，正常出院。

什么是阳气？阳气就是生命。上例的神昏不醒，即是阳气不足。而神志清醒，就是阳气的恢复。

阳虚有时也有假象

现在有不少的病人就诊时一开口就对医生说，"火气太大"、"肝火很旺"、"很怕热"，并告知医者平时吃不得一点热物，如油条啊、胡椒粉啊、红酒啊等，患者想当然地认为自己体内的热太重了，如果医生诊断失误也随之和之，处以大量的寒凉药，结果此病未消，他病又起，病人越治火气越大，面色越暗，体质越差。结果经常发烧，动不动就感冒，一来月经就出现痛经等症状。

不少中医在临床上喜用寒凉处方治疗杂病，动不动就大青叶、板兰根、银花、连翘等，当然一时的疗效也不错，也正是这一时的疗效或是西医理化检测的暂时改善，才使得其不重视更深层的医理，导致阳气因此而受损。事实上不少病症得到暂时的改善，仅是因为病邪得到压制，症状暂时消退而已，但病根并没有彻底消除，甚至体质还在往不好的方向发展，或是此处症消，他处症起了。

而患者因为不明医理，或是他症又起是在数月或者多年以后，并不会把他症的出现归罪于前医的用药。如失眠的患者，表现为热象，用了清热药物，失眠是可以暂时控制或好转，但服用一段时间的清热药后病人变得昏昏欲睡，且出现了闭经，双眼下出现了黑眼袋。接着患者去找妇科医生就诊了，前医不能持续诊治，自然少有机会明白其中的缘由，后医不去细问之前的用药，或是问了也不明其中的因果关系，仅局限在自己妇科的认识里处方用药。在目前医院分科日益明细的情况下，这种情况实在太多了。即使是有经验的医生也难免因一时有效而忽略细节，更不必说出现排病反应时的认识和处理了。还有如果有连续就诊，也少有医者能作前后的联系，如儿童感冒发热，医者和患儿之母都急于退热，所以高级的抗菌素或是兼用激素，烧是退了，反复几次后，患儿出现了遗尿、肾炎、心肌炎，又有谁能将这些病同用了抗菌素或是激素联系在一起呢？

当今医生多喜欢用滋阴药，效果不明显，且伤阳。且更有西医，拼命用抗生素，更是创伤人体阳气。观察病人，每多见脸色灰暗不华，眼周灰暗之征，且脉多见沉细。此皆是阳虚证。

下面举个因为庸医不识阳虚假象，结果滥用寒凉中药，导致关节肿痛久治不愈的例子。

2005年，一位经病友介绍来我门诊的病患，女，60岁余，右腿膝关节以下至脚趾皆红肿热痛，摸上去发热，病人自述热痛不止，已经一年余，百般求治，不得其效。西医诊为血小板减少性紫癜。诊其脉沉细，右尺尤甚。舌淡。观其面色，环唇一周皆苍白，与其面色不相配。余即诊为肾阳虚，以四逆汤合当归四逆汤原方。其中：

附片 25 克,干姜 35 克,炙甘草 45 克,当归 30 克,桂枝 30 克,白芍 30 克,大枣 12 克,细辛 15 克,通草 15 克。

一剂后症状即大减,红肿热痛均减。三剂后,红肿处自膝下退至小腿一半的位置,且从脚趾向上皮肤红肿开始上退至踝关节处。

此方再服数剂后,症状未见明显改善。观察小腿处有一巴掌大的硬核,皮肤触觉非常硬。脉仍沉细。环唇苍白色不褪。知阳虚未改。当继续补阳。上方加制附片为 35 克,干姜 45 克,炙甘草 55 克,继服。症状继减,再加为制附片 45 克,干姜 55 克,炙甘草 60 克。服数剂,皮肤红肿继褪。服数剂后,病人即自述腿特别轻松,走路飞快,女儿几乎跟不上,且上下楼梯轻松异常。注:制附片先煎 30 分钟,再合诸药再煎 90 分钟。我用附子皆同此。

此症我先是思考了前医的处方。首诊病人没有带来他医的处方,但根据病状,病人一年治疗没有效果,我猜想到,他医肯定是用了大量的清热解毒之剂。因为病人表现为明显的红肿热痛,而时医也多从热毒考虑,此为一。其二,病人脉沉细,右尺特别沉。典型的阳虚之脉。且环唇区乃肾区,其色苍白,肾阳虚可知。其三,服补阳药有效后,再服症状不减。此时,我曾细细思考,是否补阳已足。但观其脉,其环唇色泽,知病情仍为阳虚,于是加足四逆汤用量,以恢复病人的真阳。病人病情稳定,已逐渐好转。

此例病人还算是幸运的,还有大量的病人正在遭受着寒凉药物的折磨,虽然其表现为热象,但阳虚的根本却没有人重视。这样的病人多是三阴体质,其病象也必是真阳虚于下而假热炎于上之症,比如糖尿病、高血压、中风等症多是此类。每见医生治疗急症危症时,不知阳气欲脱时的假热之象,误用大量清热寒凉药,如此而导致病人衰危而致不救者大有人在。滥用苦寒药之危害非常巨大,实在是罄竹难书。比如,糖尿病、高血压,临床表现好象是阴虚火旺,于是滋阴降火,与西药一起降压压糖,扼杀生机,由此而产生的大量慢性病、疑难病目前已经在社会上非常普及了。此时仍不思救危扶困,更待何时呢?

扶阳的道理

我先分析一下当前偏用寒凉药的原因。受近两三百年温病学的影响,大家治病都在滋阴上作文章,六味地黄汤成了万能的安慰剂,误人太多。而且温病思想主张多用寒凉药物,这直接导致了当前中医的现状是什么病都考虑是热,都用寒凉药。如此怎么能取得疗效呢?

另外,病人自己不知节制地消耗阳气以及滥用抗生素等西药,也大大损伤了人体的阳气。当前医疗界,群阴乱舞,寒凉流行,我们人体的一点真阳在一派阴寒中苦苦地挣扎。

所谓治病,就是通过针药的方法扶正祛邪。其中第一步是扶正。阳气就是人的生命,先要把阳气扶起来,积累一些生命的能力,然后再考虑祛除邪气。而所谓的祛邪,其本质也是靠人体自身的阳气来完成的。单纯的针刺、药物都不能祛邪,比如在死人身上针刺用药,能把邪气祛除吗?完全不能,因为没有机体阳气的支持。因此,阳气才是治病康复的根本。《黄帝内经》有"神不使"的说法。所谓神不使,也就是说,治病时所用的针刺与药是用来攻逐邪气的,但真正运行药物的是人本身的阳气,也就是"神"。因此,针灸也罢,吃药也罢,从外面治疗,阳气在肌体内做内应。这样药气可升可降,可内可外。这都是阳气的功能,与药物无关。如果吃了药,但脏腑的阳气不从内回应;针了穴位,但肌体的经气不从内通畅,那么这就是阳气已经耗尽了,病人肌体对治疗方法也失去反应,故病人不能治愈。

我从阳气立论,凡病先判断阳证阴证,次按五行之理分析东西南北中之阳气状态,总之皆以生长化收藏之阳气盛衰立论。以此诊病治病,判断预后,取到了非常不错的效果。比如热气的患者,容易上火,口腔溃疡。我就用扶阳潜阳的方法,结果不少患者回来告诉我现在吃油条不会口腔溃疡了,也不会咽喉疼痛了,现在喝点红酒大便反而更通畅了,痔疮也不发作了,现在吃面条放点胡椒粉鼻腔也不似以前冒火干燥了,等等,这无非就是阳气足了,阴火自然下降的现象而已。

但并不是说就没有真正的热,没有真正的火邪,没有热病。有,但不能把所有的病都说成是热,也不能把所有的病说成是寒,该是什么就是什么。但是从真实情况统计结果来看,阳虚者十有八九,阳盛者百无二三,真正盛的人有几个? 因为阳虚,导致了大量慢性病、疑难杂病的出现,因此,重视补阳有现实的社会意义。

其实,病人自己就可以判断扶阳中药的疗效,可以吃点油条或是喝点红酒等试试,如果反而不上火了,就说明这个扶阳的方法有效。再比较一下用凉茶、用寒凉中药的治法,服一段时间以后也可以试一试热气的食物,这样病人的信心因此就充足起来。

补阳药并不会导致温燥之弊端。一方面,附子温,并不燥,不伤阴。且附子可温阳,阳能化气,气化则水湿自能通行全身。阴虚之证,附子可化水而润之。再者,目前不少病症,确是多为阳虚。抗菌素影响了脏腑功能,激素过分开发了真阳,表现上,或者说短时间内是治了病,但持久来说,耗伤阳气是本。并且,临床说明问题。我可以举出一大堆的病例来,从脊髓炎、脑干脑炎到各种关节炎,到血小板减少性紫癜,到脱发,到肾炎,再到小儿脑瘫,到亚健康等,多是阳虚。重用补阳之剂的确解决了病人的痛苦。

但是,凡事都是辩证关系的。我重视阳气的盛衰,不代表我就不重视阴精!我的观点可能会受到不少中医的诽谤。其实,每个中医学者都会有自己的思考,有自己的经验。这些经验多是从自己对病人的治疗实践中获得的。你看的病人与别人看的病人不同,大家都在思考,得出的经验可能不同,也可能相同,这就是对中医的发展。我重视阳气,这是我的特点,也是我的经验。提出来与大家分享,但不希望因此而误导了中医的发展。如果能从病人思想上重视扶阳法,也许就能帮助医生改变一下中医的主流。这种主流目前看来影响了中医的前途。

最后要说明的一点,病变种类不同,也不致于万病皆需补阳,必要的时候也一定要用滋阴法,或者滋阴药。我重视阳气,但不致于胶柱鼓瑟,只会扶阳。该用附子,就用。偏有阴虚了,当用滋阴中药,为什么不用呢?病有六经,附子偏于三阴。哪个医生会天天只看三阴病?外感风热,难道也一定要用上附子来逞能吗?我想没有人这么无知。

我临床多喜用制附片,即黑附片,一般药店都有,且会另包,提醒先煎。如果处方量小于15克,可不先煎,与其他药混在一起煎半个小时即可。有人说,你用附子,但书云大热大毒。其实大家不必问附子有毒与否,量大如何。是药三分毒,治病就是以毒攻毒的过程。有是病者,几百克不多,反而神效如验。无是病,三克也多。没病就不要乱吃药,即使人参无毒,没事吃100克也照样会出事的。

世上的医生都想治好病人的病,但就是因为温热药如附子等有毒,明知可用而不敢用。这是什么医生?要这样的医生何用?张仲景可以用生附子70多克。我临床上也经常用到生附子。为什么?病人需要,效果明显呀。如今不少的中医不敢用重药,恐伤害病人。按照中医的观点,病症如此,用药则当重则重,当轻则轻,又何需虑哉。真正要虑的,反而应该是诊断的水平。

为什么我倡导补阳,因为病人有这样的证。什么证?阳虚证。

我遇到过不少大病,不用扶阳药,效果不算满意。后来,思考了阳的功用:"阳气者,若天与日,失其所则折寿而不彰。"明白了阳气才是我们生命存在的唯一原动力。没有太阳,地球上的生命也就结束了。没有了真阳,我们人也一样不能生存。因此,我开始重视人体真阳的作用,临床上重视补阳法,发现效果也上来了,特别是治疗一些顽固性疾病,效果非常明显。如果医生懂得了扶阳药是好药,而且对症,但知而不用,就是庸医。

从扶阳法来治疗各种疑难病症,确有实效。余数年所治,历历在目。其实,扶阳就是抑阴,特别是对于重症疼痛,扶阳法效果明显,往往药到痛除。

时医碌碌,终未能参透扶阳之意,结果往往用寒凉中药,伤害病人的阳气。结果把小病治成大病,把轻病治成重病,把不死的病治死了。

这样的例子很多。2008年夏天我在威海时诊治一病人,数年前因为感冒引起肾炎,被西医误治后,导致慢性肾小球肾炎。这还好,结果又找中医吃了四五年的中药。正好病人带来了医生的处方,我一看,全是寒凉性的中药,好像炎症一定是热症一样。结果,病人从初期的肾炎吃到现在的尿蛋白、尿血以及糖尿病!

这个病人特别有毅力,坚持吃中药不松懈。就是从济南来的中医专家,来给当地的市政府领导看病的,病人也可以请到这位专家为她开方,因为病人的丈夫与领导有所交往。开了近四十味中药,而且全是寒凉清火的。我估计,那位专家在给病人开方时,想的一定是明天去哪儿吃饭。我问病人,专家给你看舌,摸脉没有?病人说有呀。但明显的淡白而大,齿印明显的舌头,明显的右尺沉而不足的脉象,专家好像都没有注意。倒是在肾小球肾炎的"炎"字上下工夫。写着是两个"火"叠在一起,但这个火可不能清呀。这是要养的呀。(各位如果有兴趣可以细细地读一下我关于感冒的论述,自然就会明白应该如何治疗。)岂不知这四五年来,病人的阳气逐渐地被庸医蚕食，病情逐渐加重。如此治疗，不知是病人之错，还是庸医之错。

扶阳，是因为病人出现了阳虚证，不扶阳不能把病治好。但这个治好是完全的、彻底的，而且是不留后遗症的治好。如果滥用了寒凉中药来清热解毒泻火攻下，那就把病人的一团大好阳气给糟蹋了。病情不加重才怪呢。

当前的人多属少阴阳虚体质，这可以看看我写的关于体质的那篇东西。信我的，就好好地保住自己的阳气，别被那些庸医给破坏了。不信我的，且去清热解毒吧。

但病情加重了，你不觉得吃亏吗？赶紧醒过来吧，别再去找这些滥用寒凉的中医了。努力找找自己的健康，也给好的中医一个救你的机会。治病，选择权在病人的手中。可要谨慎了！

第三节
何为阳虚

现在一说生病，就要抗生素清热。好像万病皆有火。如此也成了滥用寒凉药的依据了。当然，也不能把所有的病说成是寒，该是什么就是什么。但是从我自己近年来的临床实际情况来看（本人在南宁工作，地处西南，冬日无雪，夏天温度经常三十度以上），阳虚者颇多，阳盛者少之又少。

脉软而无力是阳虚，这个道理大家都知道，也都会用点扶阳药。但还有另外一种阳虚证,其标象比较重,也就是说阴寒的症状比较重,表现为脉沉紧,其本质即阳虚,因为阳虚,所以寒邪内客,出现寒气很盛的脉,这时也需要扶阳以破阴寒。

也许有人会问,到底有什么样的症状才算是阳虚呢?

简单地说,凡是生活起居、活动、言语、面色,一切无神的、退的、弱的、差的、虚的、下的、缓的、暗的、低的,等等,都是阳虚。下面我列出一些常见的阳虚的症状,大家对照着自己体会。

精神差,或者打不起精神。什么事都不想做,总想闲着、休息着。

喜欢躺着,懒得说话,四肢困乏无力。

不耐劳烦,稍有劳累就容易汗出,甚至平时经常大汗淋漓。

痰色清稀,或呕吐清冷痰涎、清水,或清涕自流。

平时说话声音低弱。

唇色青淡或青黑或紫暗,或环唇苍白色。

痛喜揉按,喜热敷。

满口津液,不思茶水。偶尔有口渴,但只喜欢热饮。

妇女白带多,且清淡而冷,不臭不黏。

饮食减少,喜欢吃辛辣、煎、炒、炸、烧烤等很热的食物,对冷物一点儿不感兴趣。

小便清长,大便通利。

面色淡白或苍白,舌淡胖而润滑多水,或有齿印,苔色淡,或白。

脉微或浮大而空,或沉软,或沉紧,或沉细无力。

平时总想闭着眼睛,好像不愿意睁开眼睛。总想睡觉,一天睡觉超过十个小时。不愿思考问题,注意力不集中。

缩着身体睡觉,很怕冷。或者平时两脚冰凉,甚至还有两手也冰凉。

手指比手掌颜色暗黑。

两手指甲月牙少于 8 个,阳虚重症者甚至总共只有两个月牙。

容易感冒。天气一冷就感冒，一有流感就感冒，甚至妇女每月都随月经而感冒一次。

不明原因的脱发严重。白发出现较早，较多。

手指大鱼际或者小鱼际颜色较手掌青暗。手掌中央暗淡无华。或者小鱼际松软无力。

皮肤颜色暗、紫、萎黄、苍白，或者皮肤感觉麻木、钝、凉感。

前额两头角发际处暗淡，生白发。

常年慢性腹泻。或吃生冷瓜果即泻，或略食不干净或油腻食物即泻，或坐卧湿地、凉地即泻，甚至于坐椅子时没有椅垫也会腹泻。

晚上要起床小便，甚至于不止一次。偶尔多喝了点水起床小便不算。小便无力，滴滴答答，淋漓不尽。

总觉背后怕冷，腰酸背痛，腰背强直，弯曲困难。

两脚冷，或者膝下冷，甚至于睡一晚上也不觉得热。

四肢冰冷，夏天稍好，冬天尤甚。

只有上半身出汗，而下半身不容易出汗。

上半身不怕热，而下半身特别怕冷。

性欲减退，与年龄不成比例。

牙齿容易软，或者无力。稍吃酸则牙齿易倒而无力。未至老年即掉牙。

儿童、年轻人肥胖症。这样的肥胖多属脾阳或肾阳不足。

容易上火生气，容易热气，容易口腔溃疡，容易生痘痘。

早晨起床眼睑肿胀。

人中沟短、平、浅。

下肢慢性浮肿。

容易生各种肿块，如乳腺增生、卵巢囊肿、子宫肌瘤等。

徒步走到三楼就两腿发软，气喘，无力。

坐一会儿就觉腰酸腰累。站立一会儿就感到两腿发软。

总感到有困意，却睡不着，好不容易睡着了，又睡睡醒醒。

各种骨质增生以及骨退行性变，如颈腰椎增生等；各种关节变形，如风湿、类风湿。

各种内脏下垂症，如胃、肝、子宫等。

因寒而痛经，月经迟，经量少，色淡。

妇女提前进入更年期，或者提前绝经。

各种慢性软组织损伤，如各种软组织粘连性病变，蜂窝织炎、腱鞘囊肿等。

下焦包括下肢无力，发冷，小腹畏寒，或头顶畏风明显。

久病体弱，畏寒不退。

小便没有力气，甚至于点滴而出。或者小便分叉。

脘腹冷痛，且持久难愈。

长期呕吐清冷涎沫。

泄泻如水一样，且一天数次至十数次。

中年后阳痿。

头顶冷痛，怕风明显，甚至于夏天也要戴帽子，略受风则觉冷气自头顶透入身体。

眩晕，天旋地转。

关节酸麻沉重，且畏寒明显。

症状随天气变化而变化，特别是每遇刮风下雨天而病情加重的病人。

各种剧烈疼痛，遇寒即明显加重。

脉弦紧或沉紧。

面上汗出如油状，非常黏腻。

如此等等，基本上属于本在阳虚。或在上，或在中，或在下。或在太阴,或在少阴,或在厥阴,总之皆关乎阳的亏虚。凡见上症,取类比象,自能旁通之,都需要扶阳才能治其本。

阳虚证的形成,不仅仅是天生的体质禀赋,更多的与饮食生冷、劳倦内伤、房事不节、滥用西药、过用寒凉中药等有关。其中特别是不少医生不识阴阳,不分体质,肆意滥用、误用、多用、久用寒凉滋腻,导致社会上出现过半数的阳气虚衰之人。更有一些错误的观念,如热气、多喝凉茶,广告商推波助澜地销售寒凉排毒药品,等等,更伤其虚衰之阳。疾病本当阴阳病症各半,但经过以上种种折腾,导致了阳虚类的病症较多的状况。

阳虚证当"益火之源,以消阴翳",也就是扶阳抑阴。其方法颇多,或甘温扶阳,或破阴返阳,或温阳通络,或降火潜阳,或阴中求阳,或小火养阳,等等,医圣张仲景有四逆、白通、理中、当归四逆、桂附诸方,自然顺理成章地成为临床上的习用之方了。我在南宁所见的大部分病人,也都是如此见症,即使在炎热的夏天也如此。因此夏天也照样用附子。一切因证而用药。也就是说,并不是我喜欢用附子等温阳药,只因为病当如此。这才是医生的本分,"知犯何逆,随证治之"之道。

第四节
不可滥用补阳

不少人喜用补药,一些病人也喜吃补药。虽然人人均知补阴,补气,但也有人喜欢补阳。应用补阳法是有一定讲究的,不可滥补。而且,滥补阳气并不能祛病保健,延年益寿。不当补而补,反会导致阴阳失调,使正常脏腑功能受到干扰而发生疾病或加重病情。如阴虚火旺者即不要滥用人参、鹿茸,用后会口干舌燥,咽痛便秘,烦躁失眠,甚至口鼻出血。

用补阳药是要有适应证的,不可见病就用。阳虚的指征很多,可以参考"何为阳虚"一节。另外,我有个法门,对于是不是阳虚的患者,如果不明确,可以先试用他法,如果有效,就不必补阳。如果无效,甚至加重,往往是真阳不足。这时,可以试用一下补阳之品。且剂量宜小,宜轻,宜久煎。

一般补阳药一服,效果是非常明显的。如果重用了补阳药而且没有效果,或是量不够重,这就需要经验了,再就是服错了药。这也需要详细地审证。千万不可轻易停药,或者换药。一般有时真的需要重用扶阳之品,甚至于一直用到每天 500 克制附子,都有可能的。试看李可老中医的医案,附子重用,但效果明显。

对于大部分阳虚患者,常服补阳药作为保健品的问题基本上可以接受。对于素体阳气不足,或者因病阳虚,或者久耗真阳之体,均可以小剂量四逆汤常服。既可保健,又可治疗,还可长寿。量以小为好,而且要注意很多日常生活中的饮食禁忌。

辨证应用补阳法

即使是阳虚的病人在需要服用补阳药时,也要在有经验的医生指导下,根据其体质和病情,辨明气血阴阳、三阴三阳以及五脏六腑之或虚或实,辨证进补。如果不加选择盲目服用补阳药,就会产生副作用。再者,即使是明显的阳虚,也应辨明何经何脏,有选择地用药,不可滥用四逆汤,免生后患。

对于阴虚患者,绝不滥用补阳药,以免滋补留邪。若邪未净而正气已虚,可在祛邪药中加入适量的扶阳药以扶正祛邪。对于阴虚之用附子,我的经验是一定要配合熟地。这样有两大好:一则助阳不伤阴;二则以附子之阳,气化熟地之阴,使阴为机体所用,从而真正实现补阴的目的。附子有湿可化,则湿邪自运而阴虚可复。如果没有滋阴药,附子温阳气化功能增加,只能耗伤真阴。那是真的伤了阴了。其他配合,如配麦冬、配生地、配白芍等,都可以随证而为。但要以补阳药为主,滋阴药为辅。具体比例如何,可以根据病情来定。如果没有特别的征候可以判断,我个人认为,阳药六分,阴药四分,是滋阴最佳配伍。阳药稍重,既可气化阴精,又可运转阴液循行经络脏腑。

要注意用药配伍。比如,磁石、生龙牡虽然不是滋阴药,但可以潜阳入阴,这可以制约浮阳,其实就是防止补阳药产生了过多的上升的阳气。阳升易扰心神,致失眠,烦躁,神志异常。一定要在配伍上预防。从这个道理上讲,就像是针灸百会穴,我在临床上一定要配合足三里,或者昆仑。为什么?就是引亢阳下降入阴,这样可以让阴和阳在上与下的层面上形成平衡状态。

要注意脾胃功能。补阳药虽可益脾,但过用会耗伤胃阴,导致慢性病加重。因此,即使是阳虚重症,也要考虑到脾胃虚弱,运化无力的问题,应适当配伍少量行气健脾药等,以促进脾胃中焦气机运化。

注意煎服方法

煎煮补阳药,时间可以稍长,务使药味尽出。一般我的用法是,先煎附子等先煎之品,如磁石、生龙骨、生牡蛎、生海蛤壳等,先煎半个小时,然后加其他药再煎一个半小时。服药时间饭后为佳。急症不在此例。另外,根据六经不同病变部位,还有不同时间的服药讲究,需要与医生联系。比如肾阳不足,在上午 11 点和下午 5 点效果最好(比如广西南宁要比北京时间要推后 40 分钟）。

虽然临床每每用扶阳药量较大，但也需要谨慎。现在人的体质已经与数十年前不同：一是体质普遍增强；二是大量受用西药，其所导致的阳虚体质尤为人们所缺识。而所使用的中药也早已不是古代的药，它已由野生而改为人工栽培；药材明显不道地：不讲究产地、生长周期、采摘季节，炮制不规范，导致药力明显逊于古代。这些因素再加上中药用量偏小，那疗效低下则自在情理之中了。我处方用药，该大则大，应小则小；需增则进，宜减则退，皆以病情的必需和进退为前提。不少人说我治病胆子大，其实一切胆大的行为是以精确的辨证作为基础和前提的。没有艺高的胆大是鲁莽，如此则必肇祸端。

治疗大病，有时不需要重剂大方。只需关注一下病人的阳气状况，用小小的药方，小小的剂量，帮助病人扶起机体的阳气，即是最高明的治法。《黄帝内经》有"少火生气、壮火食气"的道理，也就是说用小火来促使阳气生发，而过用大火补阳反而可能导致伤气。因此，需用小方时但用小方，当用大方时则用大方，一切不离乎扶正祛邪。

俗话说，"冬天进补，春天打虎"。因此，在三九冬季应用扶阳膏方是一个非常有效的调整阳虚体质的方法。冬季阳气下潜，此时以膏方之滋润以扶肾中真阳，可保证来年身体健康不病，即使慢性病患也非常有益于康复。但用药不单纯是扶阳滋阴，要注意随证变化处方。

第五节
四季不同，病机有异，治法亦不同

　　我重视阳气，但并不表示每一个疾病我都去扶阳。病人找我看病，我从六经来辨证，找出正气与邪气斗争的层次，然后针对这个六经的不同层次来处方用药。如果是三阳病，往往病人的元气比较充足，那就不需要扶阳，但是按证处方即可。如果是三阴病，病人的元气已显不足，则有必要扶助阳气，并祛除邪气。作为医生，千万不可孟浪扶阳，这个道理一定要先想清楚。

　　这里我只想重点地谈一下在不同的季节里如何分析其病机，如何施用不同治法。

　　治病的方法很多，扶阳只是其中之一。但对于一年之中的不同季节，阳气在天地之间的盛衰与位置也不同，其处方用药也颇有季节规律可言。数年来，不少网友对我大量用附子颇有微词，似乎我在滥用扶阳，在此也正好申述一下我的两个重要的从医观点。

　　若见阳虚则必需扶阳，不扶阳则邪气不能祛除。一般三阴体质才有扶阳的必要，三阳体质不需扶阳。

　　人体是阴与阳的平衡体。治病时，或者从阳引阴，或者从阴引阳，要在恢复其阴阳平衡。单纯扶阳不是治病的唯一手段。

　　这几年来，我一直在南方行医。通过大量的临床，我观察到夏季是需要用附子以扶阳的高峰期，至秋渐减，至冬则几乎用不起来了。这是我临床记录所观察的结果，说明季节不同，人体阳气的盛衰与位置也有所不同，因此，用药也必然会跟着疾病的变化而随证变化。

以下分析一下四季的用药体会。

春气属木，得水而生。水温即可生木。水不可过热，过热则水干而不能生木。木气不畅则一年之计不得调。木顺则弦中带根，不紧不滑，木郁于左则左升不畅而左关弦；木郁于右则横克脾土而右关弦；木陷于下则左尺必大且弦。随证治之，要在弦意减方效。凡治杂病时有辨证不得其法，我常自木气调之，要之在顺左升之气。用桂枝法合佛手散之属，其效尚佳。

夏气属火，得春之木气自然升发而旺。木易盛而伸展不得，则上化为相火，下陷于肾水。火当旺则顺其夏时之机，火不足则必生机不盛而长势不足。上则为虚火，左寸略大且浮；火升灼肺则右寸略大而浮。火亏于下则为虚寒，其脉必左右尺沉软无力，或细而无力，此为火虚之正局。另外，还有正虚邪恋之证，其左右尺紧而有力。治此当扶真阳，用药不厌温热，但有少火壮火之别，临证当随意审之。四逆法、潜阳丹、封髓丹等均为常法。

秋气属金，当收当敛。秋气得长夏湿土之气而成其收气。金畏火，易辛凉甘味之剂以收之。金气不收，则右尺必浮大无根，且急以麦味收之。金气应秋而降。当今之世，木之左升者多旺而肺之右降者多不及。此与脾胃升降又自不同，宜细审之。收金之法，有清燥救肺汤，有麦味法，有承气法，更有李可引火之法等。但当以证审之，以意和之。

冬气属水，以藏为用，冬气能把肺金收敛之气藏之于下。冬气旺则藏机盛而内蕴左升之机。土克水而水旺土弱则能反侮之。故治水病多培土为法。水含离中之阴，而内又藏真阳之机。故水病必在离坎，不能舍离而求坎。亦不可舍坎而求离。今之世多见藏意不足而左升不旺，故右尺易大易浮。此为阳气藏之不固，久则必至左尺浮大，则下一循环之升机必显不足。其治之在以小火温之，甘寒收之，重着敛之。其法多用桂附、地黄之辈。

四时之气，应时而动。医之为病，必宜审时而变，随节而化，则病可应手而医可中意。苟不知时节之变而以一法以胶柱之，则为含灵之残贼。为医者，不宜慎之乎。

行文至此，引用一个案例，也正好说明我的观点。

我医院一年轻同事，男，20多岁，数年来经常鼻侧有疔疮发作，每用抗生素治疗，随用随愈，但反复发作，一直未能治愈。2006年底正逢我在门诊，遂过来求治。

查其面色略红，鼻旁有两处暗红色疔疮，体温略高。诊其脉洪大有力，舌苔黄厚，口臭明显。此为明显的阳明体质，胃阳过盛而胃火循经而上炎为患。当清解阳明之热邪。

即为处黄连解毒汤配合五味消毒饮加减，用量各在30克左右。当时我同事都表示惊奇，问我为什么这个病例不用附子，反而是如此大量的寒凉药。我笑着说，见证用药才行。这样的阳明实热症凭什么要扶阳？诸人无语。

结果，一付即大效，三付而症全消，未用二诊而病已愈。随访一年，未曾发作。

第六节
生一个先天阳气充足的宝宝

　　谁都想生一个健康的宝宝。所谓健康,就是先天的阳气充足。也许有人会说,什么样的宝宝是先天不足呢?一般如发育缓慢、头发焦黄、智力障碍、某些脏器发育不全等都是。其实,这还仅仅是比较严重的,还有更隐蔽且影响宝宝一生的另一种先天阳气不足。比如容易感冒、畏寒怕冷、面色青黄晦暗、指甲月牙不足等,这都是先天不足的症状。所有这些,全关乎肾之阳气不足,也就是与父母精气相关。对照一下这些常见的症状,再看看我们当前的社会,有多少宝宝是真正先天阳气充足的呢?

　　也许有人会说,这没有什么了不起。好,我们再来看看遗传的问题。现代医学认为,父母有一些病,是可能会遗传给后代。比如当前比较常见的高血压、脑梗塞、糖尿病、心脏病等,都存在着或多或少的遗传倾向。也就是说,父母为宝宝提供的先天精气有所不足,结果导致了宝宝容易生相关的疾病。

　　为什么宝宝会或多或少地都存在着阳气不足的表现?这就要从父母身上说起。也就是说,从男女媾精的那一刻起,宝宝就开始了他先天精气的发育。凡是爸爸妈妈在媾精时阳气不足的,生的宝宝一定先天阳气不足。也许对于不少父母来说,自己的身体不需要特别护理,但怎知你后天的身体正决定了宝宝的先天!当前社会,人人唯名利是务,但务快其身,暗耗其神,不知持养阳气的父母,又怎么可能让生出的宝宝先天阳气充足呢？

　　我们来看，临床上有遗传倾向的各种大病的本源都是一样的，即都存在着肾中阳气的不足。是不是可以这样理解，如果父母能提供给宝宝更充足的先天精气，也许就不会出现这些大病了。排除宝宝后天的因素，对于父母来说，如何让宝宝的先天阳气格外充足就显得非常有必要了。现代医学有许多相关的经验和教训，在此只从中医理论方面谈几个问题。

　　1. 父母尽量不要滥用西药，特别是伤肾阳的西药。（可以参考《几类伤肾阳的西药》一章节）这里特别要强调，妈妈在怀孕期间，尽量不用激素和抗生素。真要有病了，不妨看看中医，做做针灸，或者吃点中药。这才是治病之法。不要相信西医的说法，说某类西药不伤胎。事实上，没有哪个西药是不伤胎的。维生素听起来是个好东西，但同样不可滥用。国外有大量服用复合维生素保健长寿的做法，是非常愚蠢的。

　　2. 西药伤阳，中药使用不当，也照样伤阳。因此，不要滥用寒凉类中药。目前滥用寒凉中药的现象举国皆是，已经到了泛滥成灾的程度了。几乎人人都知道有了热症，要清热，但事实上清热也有正确与错误的做法。盲目地清热，滥用寒凉类的中药，常常是清了阳气。普通人还好，只是自己受了，孕妇影响的却是下一代的健康。

　　3. 生育是件大事，往往男女都要调整一段时间。这个调整其实就是把地调得肥沃一些，然后庄稼才能长得好一些。贫瘠的土地是长不出好苗的，同样，阳气不足的身体也不能生出健康的宝宝。常见有些妇女面颊偏暗，或者有黄褐癍，或者眼下暗黑，或者环唇苍白，这样的情况都显示了不同程度的少阴肾气、厥阴肝气的不足，其实是很不适合要小孩的。需要一段时间的调整，把这些情况改善好才可以。另外，如果出现了如《何为阳虚》一节中所描述的症状，也需要先治病再怀孕。

　　4. 怀孕期间，减少房事。只要欲火一起，就会惹动相火，紧接着就会启动肾精。肾精是干什么用的？是给胎儿提供先天元气的。要生育宝宝，肾精越足越好，就怕肾精不足。如果肾精耗损，则会直接影响到胎儿先天的元气。这样生育的宝宝也许表面上看不出问题来，但相火妄动的体质既然形成，则直接影响其一生的体质，使其易生病。再如宝宝如果皮肤多见色素沉着，那是肾脏本色，为黑，肯定是父母提供的先天精气不足所造成的。其中暗耗肾精即为其重要的原因之一。

第七节
何为热气

现在不少年轻的女孩子、男孩子脸上都长青春痘，为了美观，不少人不小心接受了错误的治疗。

两广人有种关于"热气"的说法，认为吃点热性食物（如烧烤、油炸、葡萄酒、芒果、荔枝、龙眼等等）后出现口腔溃疡、咽喉肿痛、脸上痤疮等，都是热气的表现。因此人人都认为自己热气太多了，要清热。这种说法好像已经有数百年的历史了。

目前电视等媒体大肆宣传寒凉药物，从排毒养颜类药物到各种清火中成药，仿佛当前天下全是一派火气，一定要清火。上火、热气，几乎成了现代人的口头禅。而且，一提起上火，几乎第一个想法就是吃抗生素消炎。每次有病人问我上火、热气、口舌生疮是怎么回事，我就从阳虚于内、火炎于上来解释。这里把我关于热气的理解写在这里，希望因此能帮助病人知道如何治疗热气，从而少些病痛，也不至于产生其他疾病。

热气的真正原因

什么是热气？热就是火之热。首先我们来看看到底有什么火在烧我们。我们常听中医讲过有实火，有虚火，有阴火，有心火，等等。但其实，哪里来的这么多的火呀？因为"火"之一词，意义多有不同，让人糊涂。我认为，真正的火，是实火，或者说是实热。这样的火热，尽管清好了。葛根芩连汤、白虎汤都是清这样的火的。而且，一清就降，效果神速。但如果清后，还是反复发作的话，那就要考虑是不是实火了。

临床上常见阴火，是阳虚之火热。这种火表现出来也是热象，比如现在常见的咽喉肿痛病人，多是从这个火来理解的。这样的火，就不要清也不要降了。因为清火只会让火更旺。今天清好了，明天又发出来了。而且越治越顽固，好像永远清不完。两广的很多人都在努力地清火，凉茶非常普及即是明证。事实是，人人都在清火，永远在清火。这就很难让人理解了。既然是实火，一用苦寒，当清干净了。为什么这个火清不干净呢？它到底是个什么火呢？其实，它根本不是实火，是虚火。那是不是相火呢？那要让这个火归位。归哪里？肝，或者三焦吧。那你试试让它归位，好像无位可归。其实，它也不是相火。这个火是因为阳虚，阳不制浮阳，浮阳上升，发为虚火，也叫阴火。这个火的唯一治法，就是补充阳气。阳气足了，火自然降了下来。因此，这样的虚火，是用潜阳丹、四逆之类来扶阳治疗的。

所以说，下焦丹田里的阳火旺盛则不易起阴火，即使吃点上火的东西也不会上火。看当前门诊医生，听患者说吃点上火的东西，就长口疮，长痘痘，便断为火热，即建议病人大吃特吃凉茶或清火诸药。不知病本属阳虚，以此法治火，越治越旺，直至大病生成。

因此，热气其实是阳虚于下，阴火上炎为患。阳气如果在下焦充足了,热气也就不存在了。

凉茶真的能治热气吗

两广人在夏天多喜欢喝凉茶,说是可以清火,清热气。那么,凉茶真的对热气有效吗?请看我详细地为大家分析。

人身全凭一点阳气为生,一分阳气,即一分生机。两广人一觉得热了,就使劲地喝凉茶,这就会直接损伤中阳,这是中焦脾胃之阳。中阳是什么?是我们的后天之本呀。父母给了我们肾精,那是决定我们一生长短的东西,即我们的寿命,我们不能控制它。但后天之本是我们自己的,我们来控制它。如果我们肆意地糟蹋中阳,则百病丛生之日不远了。

也许有人会说,两广地处南方,本属火热之地,你为什么还重视补火呢?其实,治病有地域之分,更有人之体质之别,天地人三才之中,人在中,治人者必参天地而用。但的确需要更重视人之本质,若然其人是一派寒凉,用上过百克之附子不为过,若然其人一派炎热,用半克附子亦为误。南方地域热,温热病人多,但时下空调、冷饮满天下,加之时人娱乐无度,阳虚病人亦不少。现实生活中我仔细地观察了广西人,特别是广西的年轻人,多是身体偏瘦小,而且很多女孩子脸色偏暗。这是什么意思?体形的瘦小我们还可以解释成遗传,但为什么不想一想阳气的道理?南方多湿热,且近赤道,那是阳气旺盛的地方,按说自然的阳气旺了,是不是机体的阳气也跟着旺盛呢?正好相反,机体为了适应阳旺的特点,自动地调整了机体的阳气运化水平,使之处于一个低水平的状态。这样机体依赖了自然的阳气,我们依然能够得到正常的生命功能。这个道理,就是内经的"春夏养阳"。

那么,脸色晦暗如何解释呢?自然界已经调整了我们的阳气运化状态,使我们处于一个相对的内部阳气稍微减弱的状态,也就是身体自动地关小了阳气的阀门,这是自然选择的结果。但如果我们还以为自己阳气多,拼命地喝凉茶,那就正好损伤了我们机体相对低弱的阳气,使阳气更弱。阳气一边在变弱,你一边在拼命认为自己热气,如此养生,能有效果吗?治疗这样的病,用针灸,用中药,效果都很好,甚至可以把病人的晦暗的面容以及黄褐斑恢复到光亮润泽的程度。临床上经常有女孩子来要求针灸美容,其治疗的本质就在这里。

另外,再谈个阳气亏虚的症状表现。大家可以观察一下自己的唇色。正常的唇色是红而鲜润的,可是生活中倒是见到不少唇色暗黑,或环唇暗黑的病人。中医认为这多属心阳虚,阳虚血瘀所致。用温阳理气活血为治疗大法,效果不错。再者,有环唇苍白者,不在少数。西医认为大概是没有病吧,中医多认为是肾阳不足之征。按面部全息观,环唇属下焦。下焦阳气不足,则此区苍白。其治也多从少阴扶阳诸法,临证多有显效。以上这两种唇象,并不执著于唇病。依靠中医整体观,从阳气诊治即可。

治疗热气的正确方法

为什么在临床上我多用温阳类药物,如附子、干姜、肉桂等?其实正是结合了阳虚证的这个特点。临床上的大量病例的治愈也证明了这种做法是有实际效果的,而且很神奇。比如,一位慢性咽喉炎 20 年的病人,用温阳潜阳的方法,吃了八服药,咽喉不适的症状就消失了,这就是药适应了其阳虚证的特点。医圣张仲景有句话:"知犯何逆,随证治之。"知道了病人的病证所犯在哪儿,为什么不随证用药呢?病有阴阳,证有阴阳。用阳药是因为阴证,反之,用阴药是因为阳症。所谓"随证治之"就是这个意思。现在用附子多,其实是因为阴证多。有些人不愿意承认目前阴证多见的事实,因为近代温病学的观点就认为阳证多而阴证少。

这样的观点统治了数百年,现在还非常盛行。我认为,随着五运六气的变化,天地的气机在不停地变化。因此在不同的时期,出现了不同的病症,医生当然应随机而改变思路。我重视阳气,并非什么病都要温阳,只是强调千万不要忽视阳气的状态而已。用阴用阳,随证处方,如此而已。

2005年9月,我曾经治疗了一位13岁的欧洲女孩,她以前经常有口腔内腮腺的炎症,苦恼不已。听西医的话,就切除了腮腺。两周后即出现耳鸣,腰膝痛。来诊治时已经大半年。如此不负责任地切除器官之笨法,害人不少。而早服补阳药也不至于误事至此。也许有人会说,扁桃腺并不重要,切除了就不生炎症了。大家都知道扁桃腺是空气进入我们身体中的肺时,站在门口的两个卫兵,以防空气中不适合身体的病毒进入肺以造成身体的伤害。因此,从中医理论上,我们应该想想扁桃腺为什么会发炎?为什么会肿大?如果不问青红皂白将肺门口的两个卫兵动手术摘除,岂不愚蠢?其实病的根本就是在下焦,在肾中的阳气不足。表现为扁桃腺炎症,你不去补充肾阳,反而切除扁桃腺,岂不是对病人不负责任。因此,如果我们治疗的病人以后出现了这样的问题,千万先别急着切除器官,先想想阳气的状态与位置,也许几服药就好了,根本就不需要手术治疗。

也许有人会说,中医还有黄连泻火,生地滋阴降火,黄柏引火下行,大黄清火,这都是火,你为什么只谈一个阳气呢?

其实,什么是上火?就是火在上,寒在下。因此,这样的上火,就是阳气不足于下,而虚火上炎于头面,出现头面耳眼口鼻喉的各种火热症状,如痤疮、咽喉肿痛、扁桃体炎、面红、眼红、耳中生疮、牙龈炎、口腔溃疡以及头晕、头痛等。明白了这个道理,扶阳即可治疗此类病症,根本不需要用苦寒的消炎药,其结果是闭门留寇,反生大病。实际上有没有真正的上火呢?当然有,真正的上火小便灼热,口渴饮冷,稍微用点苦寒药就好了,何需治疗数月数年。

明白了热气的道理，生活中是扶阳还是泻阳，是温补还是凉泻，还不明白吗？阳虚证当"益火之源，以消阴翳"，也就是扶阳抑阴。其方法颇多，或甘温扶阳，或破阴返阳，或温阳通络，或降火潜阳，或阴中求阳，或小火养阳，等等。医圣张仲景有四逆、白通、理中、当归四逆、桂附诸方，自然顺理成章地成为临床上的习用之方了。我在南宁所见的大部分病人，也都是如此见症，即使在炎热的夏天也如此。因此夏天也照样用附子。一切因证而用药，也就是说，并非是我喜欢用附子等温阳药，只因为病当如此。所谓"知犯何逆，随证治之"。

第八节
正气与邪气

中医治病，其原则主要有三个：调和阴阳，扶正祛邪，疏通经络。这里专门谈一下正与邪的关系。

我们能活在这个世界上，就要有生命力，相对于人体生理功能来说，这个生命力就是元气，如果相对于病邪来说，元气就是正气。我们体内的正气与邪气不两立，两者永远都不能和平共处。

何为正气

中医治疗，非常重视正气。凡是疾病的得失轻重，都根据人体正气的有无强弱为转移。所以《黄帝内经》一书，全在正气上讲养生长寿，在正气上讲治病祛邪之理。试想，正之不存，谈何命在？没有生命，谈何祛邪？故养生、治病皆关乎正气的存亡得失。正气在则命在，则有治病祛邪之可能；正气虚，则当先扶正，正足则邪可去。否则，正伤而祛邪无力，祛亦恋而不净。如西医治疗肿瘤之笨法，每以化疗放疗为能事，其法即过于关注祛邪而伤了人身正气。更有两个门板压直偻者，偻虽去而命不复，如此治疗亦是无妄。放化疗之与此法比较，似同一辙。君不见放化疗之后，哪个病人不是面色苍白，有气无力的样子？如此方法，杀敌八千，自损一万，不足为高明的医学治疗手段。中医治疗，如果也过于在祛邪上做文章，又与放疗化疗治疗肿瘤之法何异？

正气如此重要，竟有如此左右疾病的重要功效，那么它在人体上究竟是什么东西呢？《黄帝内经》有"人始生，先成精，精成而脑髓生……"谈的就是正气的作用。正气来源于先天的父母之精，而后得后天水谷滋养而益发壮大。也就是说，正气是天地之间的"浩然之气"，它依天地而变化存亡。

如果按现代医学来说，正气类似于人体的自然康复力。人体的组织细胞都能独立地运转不休，即是正气的作用。遇到有益于人体的东西，身体会接受，比如我们吃的食物，正气可以运化食物成身体的精微物质；遇到有害于人体的东西，正气会排斥掉，比如外邪侵害，正气会奋起抵抗。因此，从正气的角度来思考病症，就会有不同的治疗观点。

有一个非常重要的医学问题，就是什么是人体的自然祛邪反应。比如对于发烧这样的症状，一般人都会当成是生病的反应。事实上发烧是人体正气与邪气抗争时的自然反应，也就是说，发烧不一定是病，应该换个思路来看待发烧。再如，咳嗽是肺中正气努力祛除邪气而发；呕吐则为上焦邪气之排出途径；下痢当是下焦邪气之排出途径；脓溃为在皮肤腠理之间的邪气排出途径。如果能建立这样的认识，在治病过程中，见此类反应，当知是邪之欲出反应。如此，则不会见症而不识，去制止其反应,结果留邪于体内而病情转重。所以,凡是此类的祛邪反应,正确的治疗大法应该是扶助正气。根据五脏经络所属,扶正则自然祛邪。这种治疗方法可以把郁于体内各个层面的邪气完全彻底地排出去。这也是人体生命的自然规律,排出邪气,保持自身的健康。奈何当前的医学把人体的排邪反应当成了疾病,治疗的结果是把邪气再压回体内。医之昏庸莫过于此。

所以说,人体的自然康复力,完全可以使疾病有自然痊愈的倾向。在自然界里,凡是生命皆有自然的祛邪反应。如一木刺扎于肉中,局部即开始肿胀疼痛。机体开始慢慢地把木刺推出体外,之后刺脱肿消。简单的小病是这样的,复杂的大病也不过如此。如 SARS 之疾病反应,即是通过高热来祛除侵入的邪气。单纯地清热,如大量并用抗生素、清热解毒中药等并不能完全治愈,而佐以扶正的祛邪则是治疗正法。

而疾病的痊愈或人之死亡,也是由人体的自然康复力的有无来决定的。中医讲"正气存内,邪不可干",是说即使偶有邪气侵犯于体内,亦可能信赖充足的正气而自然祛除。而正内一虚,则诸邪入侵,疾病大作。一旦正气完全耗脱,生命也将结束。因此,治病的目的就是把正气扶起来,也就在于把生命力扶起来。

我们每个人的元气都非常聪明,它知道如何帮助身体恢复健康。如果来了病邪,它会自动产生抵抗,而不是随之任之,除非正气已经无力抵抗了。而抵抗的过程会出现各种症状,常见的如感冒、发烧、疼痛等,都是抵抗所产生的反应。这时我们就要把握元气。我的观点是,医生要学会倾听元气的声音。要从病人所提供的各种感觉以及症状上去理解元气,了解元气。只有倾听了元气的声音,我们才能找到正确的治疗思路与方案,我们的治疗才不会伤害宝贵的元气。

正气的消耗

从生理角度来说,元气是我们的生命得以存在的原动力。我们从胎儿到婴儿,从小到大,甚至于从不病到生病,从壮年到老年,再到死亡,都关乎元气的状态。元气的强弱与盛衰,左右着我们一生的生命状态以及寿命长短。

而元气是由肾中所藏的阴精升发出来的。这个阴精是由我们的父母所遗传给我们的生命原动力。一般来说,每个人所得到的阴精差得不多,因此寿命应该差得不多,至少,也够我们在这个世界上生存一百年左右了。但事实上,我们所能享受到的寿命要远远少于百年。为什么呢?消耗,无谓的元气的消耗,导致了我们的寿命减少,疾病发生。

如果想健康无病,想长寿,就要保持好元气,越是减少消耗越好。除了我们自身因为不知持节会导致元气大量的消耗外,还有就是邪气对元气的损伤,包括各种饮食的毒素、药物的寒凉以及外界的风寒暑湿燥火等邪气。因此,健康的首要条件是要自己把握生活态度与方式,并且尽量减少无谓的病邪损伤。下面我会谈到几条常见的消耗元气的错误行为。

在当前社会,因为电的发明,我们开始了夜间工作。而电促进现代科技发展的同时,也极大地消耗了我们的元气。古人要求:日出而作,日落而息,以保持与自然界同步的生活方式。现在的人已经做不到这条了。多少人深夜不睡,元气得不到休息;太阳照上了屁股也不醒,元气该升发了却升不上来。这种休息习惯逆反了自然的规律,必然会受到自然的惩罚。结果就是我们自己的生命力不能与天地同步,必然会受损,或者生病。

为什么我们每天必须睡觉?其实,睡眠是让元气休息的一个必要的手段，是生命每天循环的一个步骤。这也是与天地同步的表现之一。太阳落山了，我们的元气也收藏到肾里了，这时我们应该随着太阳休息而休息，让元气得到休养。早晨太阳出来了，元气也该生发了，就要及时起床。

肝胆是主管元气升发的器官。它们工作的时间在晚上 11 点到早晨 3 点。这个时间里，我们一定要躺在床上睡觉，让肝胆有充足的时间造血。如果去卡拉 OK，去喝酒，工作，等等，都会让肝胆在这个时间里不能休息，甚至于增加肝胆的负担，结果就会慢慢地导致肝胆血液温升不足。表现为面色灰暗或者萎黄苍白、眼下青瘀、乏力、易累、食指伸不直等表现，这都是肝胆气机生发受到伤害的症状。要及时地改变这种生活习惯，慢慢地才能恢复正常。

其他的对元气消耗，包括滥用西药，特别是抗生素、激素等西药，也包括滥用寒凉中药，大量地进食含有毒素的食物，等等，这些都是潜在的导致元气暗耗的重要原因。

扶正祛邪的意义

通过上面的分析，我们可以认识到正与邪是治疗疾病的两个方面，每一方面的盛衰强弱都关乎另一方面的变化。因此，扶正莫忘祛邪，祛邪也不能忽视扶正。二者虽然是两个方面，其本质则是一个，就是生命的正气是否因治疗而强大了。正气强大的表现有诸多方面，最主要的表现在神的方面，即神是不是充足了，神足则正气自然充足。关于如何体会疾病的康复反应，下文中还会详细谈到。

正气之意义既然已经明了，再进一步谈谈它与治疗的关系。正气是人体生命的要素，任何人不能离开正气而生存，亦即任何医学都不能舍弃正气救人。中医强调正气的重要性，非正气无以谈生命，非正气亦无以谈治疗。治疗的最终目的不过是把正气扶起来，把邪气除出去。

中医的作用，不过是扶助正气以调节病变而已。顺正气者生，逆正气者死，这是自古治疗的大法。这么简单的道理，奈何当世的医者多不明白，反而尽在排毒上下工夫。多用苦寒以伤正，更发明凉茶一物，且美其名曰治热气。不知正气一旦受到伤害，则万难修复。而凉药恣意滥用，伤人无数。君不见两广多见脸色暗淡之人，皆是滥用苦寒、多服凉茶的必然后果。

两千多年来，中医能取得如此伟大的发展，并持续至今不衰，其根本点就在于古代圣贤教育我们的尊崇正气。医圣张仲景的《伤寒杂病论》是医家的宝贝，其立法处方，无不以正气为重。故书中多用阳药，如附子、干姜、桂枝等，每见于多个经方之中。为何如此？难道仲景不知道用清热解毒药吗？凡病当在正气上下工夫，如此方是苍生大医。反观含灵巨贼，滥用苦寒伤害正气，病去三分而正伤五分，病邪未能祛尽而正气已然不支。如此每把小病治成大病，把轻病治成重病者，皆不懂扶助正气之理使然。

六经层面论正邪

按照六经理论来分析正气与邪气的位置与态势，则非常容易理解疾病的发生，也便于治疗。凡治病，先分析正气的强弱与态势，看正气在六经的哪个层次，是三阴还是三阳，然后再看邪气的位置、强弱。观察分析正气的抵抗力量是否足够，是否需要扶正，还是直接祛邪。不管如何，都要在六经的各个层面上保护正气，不能只祛邪，不扶正。好的中医唯恐会伤了病人的正气，因为正气一伤则邪气必然内陷。

1. 太阳层面的正与邪。

如果治疗单纯的太阳证，也就是表证，要用辛温的中药。辛以开表且助正气向外祛邪；温以扶阳，且阳气内旺更宜于祛除其邪气。即如辛凉诸法，虽未能内扶阳气，但仍有外祛邪气的效果，但还是不如温药扶正之效大。如此治病尚可与言至精至微的医道。但如滥用下法、清法以治表证，那就是医生中最烂的，根本无须与之谈医。

汗法是太阳层面上的攻邪大法，但临床上有些病人是禁止发汗的。比如伤了血的病人不可发汗，咽喉干燥者不可发汗，长疮的病人虽然周身疼痛也不可以发汗，大汗之后不可更发汗之类，其禁汗的目的，或者是因为贫血，或者是因为体液缺乏，或者是因为体温不足，所有这些都是人体的生命力低下，元气不足的表现，治疗上应该分析病因，以扶助元气为法。如果再用发汗的治法，会导致正气更加不足，而病变也会加重。

病人出现脉浮紧，头项强痛，肢疲而痛，恶寒发热等症状，都是正气在太阳经层面上奋起抵抗邪气的必然现象，而不是疾病的本身。如果光想着把这些症状当成病来治，那就把人体的元气消灭掉了。从这个角度去理解疾病，整部《伤寒杂病论》不过是一部正气从各个层面奋起抗邪的写照。则伤寒也罢，杂病也罢，如果能清楚地认识到正气在不同层面的不同抗邪反应，医生自然会采用合适的治疗手段去扶正祛邪，而不是祛邪伤正。由此，强调一个真正的治疗思路：凡治病，当须顾护正气，想正气所想，虑正气所虑，理解正气的工作方式，不为表面现象所迷惑。认清何为真正的疾病反应，何为正气的祛邪反应，如此方为正气所需，药为正气所用，疾病自然得愈。

比如发热。身体正气感受到外邪的入侵，它会自动努力抗邪。因为邪气自外而入，首先侵犯了太阳经，因此，正气主要是在太阳经的层面上抵抗。抵抗的过程可能会发热，而且发热越高，则表明抵抗的程度越激烈。一般情况下，小孩比较容易发高热。为什么呢？因为小孩的元气足，抵抗的力量也足，因此容易产生高热。而壮年人，元气已经虚了，其抵抗力也自然下降，与邪气的抗争也必然无力，也就不容易发生高热。

所以说,能发高烧不是坏事,至少可以知道体内的元气尚足。这时中医就要打开皮毛,把郁在太阳经的邪气赶出去,一般用麻黄汤、葛根汤、大青龙汤,都是辛温发汗剂,都可以补助正气之不及,将集于表层之有害物质逐于体外。如果不发汗,而用西医的冰块降温,用冷水浴清热,那就把正气压下去,让外邪入内,那就麻烦大了。如果是持续的低热,那是正气在三阴经的层面上抵抗邪气。正气已经非常不足了,但仍然顽强抵抗。这时就要扶助三阴层面上的阳气以祛邪外用。如果用抗生素来治疗,那是杀灭元气,把邪气封在体内。要么病人元气暴脱而死,要么,机体仍然拼命抵抗而发低烧。

所以,治疗外感病,一以扶正以祛邪,一以伤正而养邪。两种治疗手段的优劣一目了然。故仲景曰:病在阳者应以汗解之。在表者,正尚在内而未伤,尽可以汗法祛邪于外。如果正气不足,忧虑汗法伤正,自可加人参于麻黄汤中,而成麻黄理中汤,这是变通之法,但也常用于当前临床。既然有了理中汤顾护中气,则麻黄汤量需要用足,如此一鼓作气,一剂而邪气得祛而病愈。所有治疗外感病,当需一剂已,如此则或可为良医。

例如太阳病外症未解者,不可下,下则为逆。又有太阳阳明合病,喘而胸满者不可下之。又有结胸症,其脉浮大,皆正气抵抗病变之表现,倘若医生不能帮病人扶助正气,以向外抗邪,反而用下法,清法,那就与正气背道而驰,这就是逆,逆则有伤正气,引病内陷,病变百出。

2. 阳明层面的正与邪。

阳明实证,因为邪气未能外达,持续日久,正气无力在太阳的层面上抵抗,有害物质于是深集到体内消化器官,所以会出现神昏、谵语、高热、便秘等症状。这里病邪在里,则非下剂不可。三承气汤,桃核承气汤,都是扫荡有害物质的实用方子。可以根据病邪聚积的程度与病人体质的差别而选用之,只有邪气去了,正气才能恢复机转功能。

泻下法是一个阳明经层面的攻邪大法，是通过阳明的途径把邪气排出去，其相关联的脏腑有肺、胃、大肠等。对肺来说，下法是攻肺中之邪气，使从阳明谷道而出。对胃肠来说，下法是清利阳明谷道，使邪气通过大便排出体外。但实际上，我们正常人体天天都要大便，这是自然的下法。这个正常的大便正好说明了阳明以降为顺，以降为补的道理。而治疗意义的下法是促进这个排便的过程，使之增加排出能力，以排出更多的粪便，排出的粪便中就包含着体内不同程度的邪气。因此说，下法就是顺畅阳明的一个过程。大凡病邪阻滞了阳明谷道，下法是首要的治疗手段。但即使邪气未在阳明，下法也是其必然的治疗手段。可以通过下法，把其他层次的邪气排出去。特别是治疗肿瘤等大病、重病、顽固病症，下法未失为一个重要的治疗大法。但下法会伤正气，这是医者要注意的问题。在不伤正气，或者正气充足，尚耐下法的情况下，下法是祛邪的重要手段。如果因此而忽视下法，则是医者之错。因此，谈正气不是不用下法，相反，是通过攻邪而扶正。

3. 三阴层面的正与邪。

如果邪气已经到了三阴经的层面了，那表示病人的正气已经不足，无力在三阳经层面上把邪气祛除，因此，此时的治疗多是补养鼓舞的扶正之方。

三阴为病，其本质是正气在三阴的层次不足了，邪气因而客入为患。而治疗三阴病之大法，总以扶助三阴层次的正气为主。三阳居于人体表层，是抗邪的前线；而三阴居于人体的深层，是我们生命的最后根据地。三阴层次的正气强弱直接关系着生命的盛衰，因此其三阴病之治疗，切切不能忘记扶助正气。三阴层次有一分正气，就有可能恢复一分生命活力。三阴层次每损伤一分正气，邪气都将深入一分，邪愈进则病愈重。

邪正的位置

这里引出一个重要的观点，即邪正的位置。具体来说，邪气一般居于人体的什么层次，什么病位，这不仅决定于邪气本身，也决定于人体的正气情况。如果正气在三阳经层次都比较充足，则邪气客入肌表时，只会在表层与正气抗争，从而引起表证，也就是三阳经证。如果正气在三阳的层次上非常不足，则在表的邪气有可能侵入阴分，引起三阴经证。也就是说，人体就如一个整体，充满着正气。如果有一处正气不足了，跟着就会有一处邪气客入。正虚的越多，邪客的也就越多。正虚在何处，邪侵入何处。三阳正虚，则邪在三阳；三阴正虚，则邪在三阴。正在哪个层次不足，邪正就会在哪个层次上交争。正气想祛邪于外，但能力有限；邪气想侵占正气之地盘，不欲透出。于是正邪交争，引起不同症状。其症状必然表现在某个特定的层次上，这个层次预示着正气抗邪的反应。如果正气得充，则能祛邪外出。正气不足，则邪气更深入一层。如果症状因时间变化而改变，则必然预示着正邪交争的层次有所变化，或是正胜了邪，交争的层次浅了，或是邪胜了正，交争的层次深了。

因此，医生诊病，当明白此理。根据邪正交争的不同层次来判断正气的胜衰以及邪气的位置，由此而对证处方用药，方能不误。临床上每见重症大病，经治疗后，病人出现黑便，且臭不可闻，这是太阴层次的阳气充足了而出现的排毒反应。此时即使每天腹泻二十次，也要继续治疗。再如，如果出现口苦，咽干，那是邪气从三阴层次被赶了出来，跑到少阳上来了。这时就要用点柴胡法把邪气透出来。这个方法就是根据邪正交争的位置来决定的。如果病人出现高热，邪正可能交争于太阳。此时正是透邪外出的大好时机，要紧紧地抓住这个机会，从内扶正，从外开表，把邪气完全地透出去。此时最怕不明事理的庸医，动不动就清热，大量地使用抗生素、寒凉中药，就想把这个热清下去。大家想一想，这个高热是什么意思？是邪气从三阴透了出来，正好走于太阳的层次，是正邪交争于太阳的一种必然反应。清热的结果是伤了正气，本来邪气与正气不分胜负，此时正气一伤，邪气就胜了，于是邪气就会再向里走。从而导致好不容易快治好的病又出现反复，甚至加重。

从这个角度，我提出两个观点。

第一，有一分发热就有一分阳气。发热就预示着正与邪的战争尚在进行，表示阳还不虚，还能抗争。如果热退了，或者是邪气完全排出体外了，或者表示邪气没有遇到抵抗而深入了。因此，单纯的退热并非是什么好事，这可能是疾病深入的第一步。当前有多少外感发热是得到正确的治疗而透邪外出了，又有多少发热是清热退烧而伤正使邪气内陷了？庸医治病大抵如此。每每小病变大，轻病变重，谁之错耶？

第二，发热是治疗疾病的最佳时机。发热预示着疾病的治疗出现转机，正气在努力祛邪外出。此时正确的治疗大法是努力扶正，借正气的力量来把邪气赶出去。正气充足的过程可能会出现更高的发热，或者更长时间的发热。此时正是看医生的水平的关键时期。医生一方面自己要镇静，以便清楚地认清正邪交争的层次与预后，另一方面还要以极大的信心安慰病家，以防病家乱了方寸而急急用上抗生素。一旦误治，则可能前功尽弃。三阴病之发热尤其如此，特别是在少阴的层次上的发热，往往是低热不退，持续很长的时间。其脉可能沉而数。千万不要因其数而滥用清热，此时其数是正虚的表现形式之一，要用四逆汤来扶助正气，或者适当配伍清热轻剂，或者以当归四逆法，或者以麻附细法引邪外透。其要点全在用热药温药为主，而不是相反。单纯的清热只会损伤正气，出现低热反复发作的局面，这是正气尚未被完全打败，仍能奋起抗邪。如果正气彻底被损害了，那低热是退了，但邪气也更深入了一层。表现为手脚更冰了，面色更苍白了，食欲更差了，乏力更明显了，治愈的可能性也更小了。所以说，遇到发烧，单纯的退烧绝对是"投敌卖国"行为，是庸医行径。

扶正即是救命

由此以观，治疗疾病不过是祛除邪气，恢复正气。其方法，或补助之，鼓舞之，或祛除之，都是以促进机体治愈为目的的方法。《黄帝内经》所谓"治病当求其本，顺其志"，就是这个意思。至于疾病的治与不治，不在中药的功效，而在于正气的机转。

生命在于正气，不在药物。即使药物进入体内，也必需依赖正气的运化才能取得治疗之效。简单地说，药物在死人身上是没有效果的，因为死人没有正气。正气尚存，药物方能取效。正气消散，药石难复。即使华佗再世，亦将束手无策，付诸命运而已。以前扁鹊治虢太子的尸厥，天下皆说其能生死人而肉白骨，扁鹊说：自生者，我起之。意思是说，病人自己尚有正气，我不过是帮助了正气而已。

再看当今医院之重症监护病房，多是些垂危的病人。如果真正是属于正气衰危的，医圣张仲景也不能复其生，但也有正气尚存，而医生不识，继续滥用寒凉药物伤害正气，则病人之死，医者为祸良多。医者不自查，病家居然亦不自查。如此观之，则世人之愚昧，医者之蠢笨，可以想象矣。

综上所述，可得出这样一个结论：正气因病变而不足者，必借重于治疗，而治疗必须顾正气，二者宜相辅而行。如果不治疗而单独依赖正气，则病情必难以恢复，而且可能会发生种种变化。如果只祛邪而不扶正气，药石乱投，则病人死于医反而多于死于病。

所谓中医，简单地说，是中庸之医，是中正不偏之医。何为中正？何为不偏不倚？我认为生命本身最有发言权。什么是生命？生命是正气的表现形式。因此,正气才决定着是否中正。而如果正气不足,应该如何保持中正呢?当然是扶助正气,使之充足以中正之。奈何这样的道理却不被世医理解,每每滥以清热解毒为治疗大法,大病小病全要寒凉滋阴。如此阴盛则阳衰,生机因此减退,中正之既然不可能,治疗结果自然也不会好。因此说,舍却正气的治疗,全是错误的治疗。不顾正气的医学,根本不足以称之为救命手段!

第九节
伤阳气的西药

当前,由于西医的普及,不少病人曾经或者正在大量地吃西药。岂不知不少西药是伤害人体阳气的。我重视人体的阳气,所以临床上我尽量不用这些西药。下面列出来一些常见的伤阳气的西药,各位自己对照来理解。如果没有必要,或者能找到好的中医,最好把这些伤阳的西药都停掉。至于有人稍有小病即大把吃西药,希望能赶紧警醒起来。毕竟人的阳气只有那么多,根本就耐不住不停地消耗的。

抗生素,包括口服药以及挂水、注射药,药物本身即损伤阳气。冬天挂水更伤阳气,本来温度就低,再把冰冷的药液滴到血管内,阴寒随之进入内脏。因此,在冬天不得不挂水时,最好先把药液温暖了,然后再挂。而且,最好弄个小棉袄套住药液瓶以保温。(抗生素并非不是好药,相火太旺之人,也可以应用。只是现在有些滥用而已。冬天室外温度非常低,远低于体温。寒凉的药液滴入血管内,需要人体阳气去温煦气化,这样就可能导致伤阳太甚。而以温水适当加温抗生素，根本不影响药效，且可大大减少体内阳气的消耗，有何不可？抗生素如此，其他在常温下滴注的药液也当如此。常常顾护病人的阳气，其本身就是一种治疗。作为医者，所谓不伤害，就是治疗。）

激素，包括含氮激素以及类固醇激素，都可导致阳气极大地损伤。激素本来是我们生命中的重要物质，但外用的激素都是化学物质，其作用于肾，可以把肾精中管我们寿命的阳气释放出来用。这个能量很大，所以效果非常神奇。但激素所动用的肾精本来是用来温阳以养命的，滥用激素过分地消耗了肾精，随之就会出现阳虚诸证。越是久用激素，其损伤阳气的结果越是明显，越是出现一派阳虚的症状。对激素的使用要慎之又慎，非到万不得已是绝不要用激素的。但目前医生喜欢用它，因为马上可以看得出效果。特别是在民间，有不少个体医生用激素治疗慢性病，比如哮喘、风湿病等，虽然症状暂时会得到缓解，但是最终却会出现一系列比风湿病本身还要严重的副作用。如果已经使用了激素，还不能突然停止，激素非常霸道，否则原来的症状就会很快出现或者加重。一般我用温阳补肾法帮助病人减停激素，效果还不错。

虽然激素在风湿病的治疗中也有运用，但主要是针对一些急症和症状危重的患者，而且不能长期使用。如果滥用，轻则导致病情缠绵难愈，重则病情因此恶化，以致不救。前几天我的一个病人因误信民间土医之言用了激素治疗腰痛，结果反增心慌、胸闷、烦躁不适等症状，实在是医之过。

解热镇痛药、抗风湿类药伤阳气。比如吲哚美辛，它属寒凉性质。把它的副作用作为一种致病因素，当为寒邪，寒为阴邪，易伤阳气，脾胃之阳受损，则运化失常，而出现消化道症状。

各种降糖、降压、降脂药。这些药物以压以降以抑制为主，虽然能暂时控制症状，但从来不能完全治好，病人要终生服药。人体的阳气是自然向上升发的，但这种治法却逆了生命的趋势向下压，则阳气不能自然升发。高血压、高血脂、糖尿病等病人大量长期服用西药后，哪个还有正常的性生活？况且，本来病即属阳气不足，邪气内入而致。结果因为应用了这些药物之后，反倒令阳气更加匮乏，身体越发虚弱。

镇静剂，包括抗精神病药物、各种止痛药、安眠药等。这类药物的一个总的特点是激发人体潜藏的真精真阳，从而使病态的阴阳暂时恢复升降的功能，达到镇静的目的。其结果是耗损了阳气，也就是压制了生命。特别是各种止痛药、安眠药非常普及，在一定程度上极大地抑制了人体的阳气。清阳不能上升，则浊阴取而代之。比如小儿昏迷惊厥，中医以扶阳强心法，但西医却主张用安定控制惊厥，结果导致不少病人阳脱而因此不治。再如中风患者因阳气衰微，虚阳浮越，就会刺激中枢神经，出现浑身抽筋、痉挛，西医只会为患者注射镇静剂。由于镇静剂具有抽取真阳的作用，并且中风患者的元气非常虚弱，镇静过量或长时间使用，就会导致患者虚脱死亡，这就是镇静剂的使用不能过量的原因。而正确的治法应该扶阳，使阳气潜藏，则虚阳可敛。

虽然不少西药会损伤阳气，但中医仍然有办法纠正。根据"寒则热之、虚则补之"的原则，我用附子理中丸、四逆汤、桂枝汤等，配合针灸，达到了针灸、药并用的双重效果，其温中散寒，益气健脾，调理胃肠，活血通络以及防病保健，强身壮体的作用，正可对抗该类药的伤阳副作用。

另外，鉴于不少人有阳虚症状，建议经常服用桂附理中丸（大蜜丸最好，不得已浓缩丸也凑合。当前，六味地黄丸成了不少人保持健康的安慰剂，其实不是太适合现在人的体质类型），或者桂枝汤或者小建中汤等温性处方以养阳气。阳旺则气化得好，邪气自然祛除，就会让身体健康起来。

第十节
得了慢性病怎么办

　　慢性病就是不容易治愈的，会反复发作的病，甚至于成了疑难病症。大到危及生命的心脑血管病、糖尿病、肝的病变、肾的病变，以及各种癌症等，小到鼻炎、咽炎、皮肤病等。这些病最令人困扰的是没有根治的方法。一开始吃药，就永远不能停，从此就成为医院里长期的病人。而且，越是不容易治愈的病，治疗的药物、方法就越多，患者多数不知如何选择，听医生的，听广告的，听病友的，各种药物、治疗方法都在用，治病的效果忽好忽坏，最终多数人还是死在各种慢性病上。其实，有一个概念要明确，所谓的疑难病，其实是一个诊断标准。如果按中医来看，则不离乎阴阳五行、六经气化。因此，积极寻求中医治疗是明智之举。

　　慢性病真的不能根治吗？从我的观点，这个问题的答案是否定的。慢性病不过是不同程度的阳气不足的症状而已，只要能使阳气从下降趋势反转成上升趋势，所有的慢性病都有机会痊愈，也就是中国人所说的"断根"。既然不同的慢性病只是不同程度的阳气亏虚，因此，治疗的方法也就大同小异。只要能提升阳气，打通阻塞的经络，就可以去除各种疾病了。

　　我们从中医的角度来看看，如何应对慢性病。

不妨多看看中医

人们对西药的依赖可谓到了不可或缺的地步。处处消炎，处处止痛，老人小孩都可以自己开药，岂不知暂时的安定会给健康埋下多大的隐患，这也就是各种慢性病产生的原因。随着生活水平的不断提高，各种各样的疾病也越来越多，心脏病、高血压、癌症、糖尿病、关节炎、肾炎……大有渐渐蔓延之势。

西医治病，是对症治疗，以病用药。中医治疗，对证治疗，辨证处方。两者理论不同，治疗方法也不同。因此，病人不妨看过西医之后，也来看看中医，也许有不错的效果呢。

中医认为，邪气（包括风寒暑湿燥火）是致病的重要因素。一般来说，多数慢性病是由于以前各种原因，把邪气引入三阴所引起的。原因包括：或误用滥用了抗生素，或滥用了激素，或误用寒凉药，或本属体虚邪气直入阴分。原因不等，但都关乎正气与邪气的交争。正胜则邪退，病可去；正虚则邪恋而疾病缠绵。其治疗法则，不外乎扶正祛邪，以调和机体的阴阳平衡。按照这个思路处方用药，中医会产生意想不到的效果。有时，越是大病久病，越容易治疗，其理也都在于此。

临床上用中医治大病时，经常要参考西医的知识。比如对于各类肿瘤，西医病理解剖见瘤体内都有积液腐渣蓄滞的现象，中医因此而重用消水逐痰法，效果会显著提高。

中医学之所以博大精深，不仅在于它自身的学术体系，也在于它对其他学科中的长处能自觉兼收并蓄的学术精神。真正的中医应把对中医有用的西医知识中医化，而不是用西医的理论来妄加验证中医的科学性。

不要误用西药

举个例子,比如病人被诊断患有高血压,医生建议马上服药,并说将终生服药。但高血压病没有特效药,服药就如同只把敌人赶跑了,并没有消灭它,过了一会,它还会回来,你再去赶,它再跑,如此反复,带来的后果是人体的正气亏虚。高血压的本质是阻滞,因为体内由于各种原因产生了阻滞,气血不能正常上下流通了,于是身体上半部分出血了,气血不足,为了自救,机体自动收缩血管以提高供氧量。但西药只是去对抗收缩的血管,而没有治疗其本质。结果,只要机体还有一点正气,就会继续对抗西药对血管的扩张。久而久之,病人身体因此而拖垮,更别说手脚冰冷、没有阴茎的晨勃反应、没有性生活了。这就是目前治疗慢性病中的普遍现象。治疗的思路应该是扶助肾阳以治本,而不是拼命降压以治标。

其他各种慢性病莫不如此,机体不足的阳气在努力地对抗西药的作用,这样久而久之,正气被耗光了,疾病也加重了,一个普通的疾病终于被治成了顽固性疾病。

遇到这样的疾病,我的方法是先停服西药。只用 200 克炙甘草,水煎服,日一剂,先服一两天,把西药的毒素中和一部分,再开始考虑辨证论治。

换个角度治病

现在的各种慢性病治疗措施存在着一定的问题,特别是在手术方面,存在着一定的滥用,由此不仅仅是切除了机体组织,而且导致了更多的慢性病的产生。

比如，各种慢性扁桃体炎、咽炎，这种病很常见。如何治疗呢？要么是长期大量地含服西瓜霜含片，或者用清凉含片，当时是有些舒服，但第二天又不舒服了，于是继续使用，如此反复，病越来越重，面色越来越青，小病成了大病。于是医生建议手术切除扁桃腺，认为没有了扁桃腺，也就不会再发炎了。再有子宫肌瘤、卵巢囊肿、乳腺囊肿，等等，也都是同样被不负责任的手术切除了事。但是，真正切除这些病变之后，我们的身体就彻底康复了吗？结果并不乐观。

我们往往只注意疾病的本身，并没有认真思考一下，是什么导致了这些病症，是病变的组织本身，还是另有原因。中医认为，五脏六腑是紧密联系在一起的，对于慢性病来说，没有单纯的一个脏或一个腑的病变。如慢性扁桃体炎、咽炎，那是因为肾中的阳气不足，不能制约浮火（阴火）。这些火有来自过食辛辣、烘烤、油炸食物，也有来源于肝郁产生的内火，还有是潜伏于体内三阴层次的邪气郁而化热产生的。于是阴火上炎，顺足少阴肾经扰动咽喉部位，引起所谓的炎症。其本质还在于少阴肾阳的不足。什么导致肾阳不足呢？当前之病证，以阳虚者为多见。原因有多个方面，其中滥用抗生素、激素，过于兴奋的运动，社会交往，以及生冷食物、冷饮等，均伤真阳。现在人的生活方式多不科学，人们喜欢夜里读书、交友、工作、喝酒，去迪吧、卡拉 OK 厅等，都极大地耗伤了阳气，因此多表现为阳虚之证。我认为这样的行为是在耗费生命，是不尊重自己的生命的表现。

对于各种囊肿、肌瘤来说，其病变实质也归结于元气的亏虚。小儿在青春期，元气开始自然生发，迫使邪气外出而表现为许多症状，如感冒、发烧、发斑、上火等，现代医学理论不明原因，没有及时为患者补充元气，反而使用西医消炎清热以及激素类等药物对元气进行销伐，再误服中医寒凉之品，致使寒邪直入脏腑，久郁则阻滞经络，气血痰浊瘀阻，产生囊肿、肌瘤。所以，囊肿、肌瘤的根源在于人体真元受损，其治疗也该从强壮脾肾(先后天之本)功能入手,扶阳祛邪为治疗原则。不论如何扶阳,实际上就是通过祛除寒邪、恢复正气的方法,消除潜伏的邪气。临床上,应用附子配人参、黄芪、党参是非常多见的。抑制脏腑功能的寒邪被祛除,营卫调和,对饮食的消化吸收功能健旺,元气自然恢复。岂有不愈之理?这就是中医所说的"正气存内,邪不可干"。而以往对慢性病的治疗重点是放在怎样对付病邪上,而没有积极去扶助阳气。任何治疗在借助外在的医疗手段治病的同时,必须依赖自身的阳气。否则,往往难以取效。治肿瘤、肌瘤、囊肿如此,其他痼疾,亦依此类推而治之。

再如,慢性哮喘和肺气肿,其本质在于肾阳不足以及寒邪内伏,因此不要执著于痰是病根的旧识而拼命化痰。用温阳祛寒,再兼清热解毒之法,配合辨证用药,即可取得可喜疗效。

另外,临床上常见的慢性病、疑难病,如口腔溃疡、慢性肝炎、慢性肾炎、风湿或类风湿性关节病、男女生殖系统顽固性炎症、癌症、皮肤顽疾及性功能障碍等,其病因中普遍存在着外邪侵入,并内伏于三阴的病史,结合糖尿病、高血脂、慢性胃炎、癌症、痛风及西药毒副作用所致诸病,从固本祛邪入手,一方面固护脾肾先后天之本,一方面开太阳、通阳明,以祛邪外出,能取得良效。

又如,进行性肌营养不良、重症肌无力等肌肉痿缩类疾病,传统一直应用补肝肾、强筋骨的治法,但效果不理想。如果考虑到阳主阴从的道理,从温运发汗以祛毒通经,则云雾顿开,效果明显。

对于任何一种慢性病,一定要停服激素类药物,否则极难恢复。因为服中药是为了扶阳气,以恢复阴精,而吃激素是在抽取阳气。但服用中药期间,使用少许激素临时缓解一下症状也是可以的,比如暂时吃饭困难或无法行动者。停用激素时要逐渐地减量,慢慢地停下来。

保养肾精

中医认为肾是和性生活关系最密切的脏器,肾强,则性能力强,肾弱,则性能力差。同时,性行为也是最容易造成肾损伤的行为,性生活过度频繁,首先受损害的是肾精。这个损伤非常大,射精出来的精液其实都相当于骨髓,但是西医说是水。但这不是普通的水,是肾水,是生命的根本。而肾又是全身健康关系最为重要的器官,肾的职能是藏精,五脏六腑的精气皆源于肾,肾脏一旦亏损,则五脏六腑、气血阴阳都要受到影响,致使百病丛生。

精气神是人身三宝,精化气,气化神。如果没有精,神气也就没有了来源,所以精神体力都会感到虚弱。临床经常可以看到纵欲无度的人,面色晦暗没有光泽,肌肉松弛,头发干枯,双目无神,腰肢酸痛,双足乏力,夏天怕热,冬天畏寒,精神疲乏,小便频数等未老先衰的症状,这些都是肾精受损的缘故。所以自古以来,中医十分重视保养肾脏,而保养肾脏首要的是注重房事的种种戒忌。房事不宜过度频繁、戒除手淫等恶习都非常重要。

得了慢性病,也就是说肾精已经开始亏虚了。此时唯一的治疗方法就是养精蓄锐,慢慢地把肾精养回来。吃药不是最重要的,关键是不能挥霍肾精,每日吃饭摄取营养就够了。肾精是什么? 就是人的生命潜力。而过度的性生活就会消耗肾精,直接导致机体的生命能力下降,原有的疾病就不容易康复。所以说,过度性生活就会导致生命力从你的手下一点一点流走,从此老病不愈,新病又起,以致于不治。而养精蓄锐,厚积薄发,自然不会造成对肾精的伤害,慢性病才有可能康复。所以说治疗慢性病,关键还在于病人自我保养肾精。

也许有病人会问,什么是肾虚呢? 我有肾虚吗? 这里提供一个自测的方法。

(1)将少许尿液倒入一杯清水中,如果水仍很清净,表示身体健康;如果变得混浊或有油质浮于水面,绝大多数是肾虚。

(2)在正常饮水情况下,夜尿在1次以上。

(3)小便无力,滴滴答答,淋漓不尽。

(4)早晨起床,眼睛浮肿。

(5)不提重物,走到三楼就两腿无力。

(6)坐在椅子上看电视,超过两个小时就感到腰酸。

(7)在厨房做饭,站立时间超过一个小时,就感到两腿发软。

(8)总想闭目养神,不愿思考问题,注意力不集中。

(9)洗头时,头发大量脱落。

(10)总感到有困意,却睡不着,好不容易睡着了,又睡睡醒醒。

以上若同时出现3种情况,就很可能是肾虚。那么,第一件事要做的就是保养肾精。夫妻分房睡觉是一个比较好的养病的方法。

临床上我遇到不少慢性病患者,保养肾精好的,往往服药效果明显。而不知持养的,则可能因此元气大虚,病情恶化。其实,历代皇帝为什么不能长寿,与不知保养肾精有极大的关系。现在不少人服用催情剂,也就是俗称的春药,比如像伟哥等,都是此类药物。这是耗伤肾精的最愚蠢做法,应当慎用!

重视发热

慢性病往往邪在三阴,阳气不足,其病情复杂,缠绵难愈。如能得到正确的治疗,阳气渐渐充足,邪气慢慢得退,则病情自会越来越轻。此时,就有一个如何看待阳气恢复的问题,也就是如何看待发热的问题。

我们知道,死人是不会发热的,为什么?因为他没有阳气。而活人为什么会发热呢？因为活人有阳气，有生命活力。

那么，从中医理论来看，什么是发热？所谓发热，不过是阳气与阴邪相争的反应。阳气要恢复领地，阴邪要泛滥于体内，邪正交争，正不能祛邪于外，邪也不能更进于体内，此时就会出现发热。当此之时，邪正交争于肌肤，或现高热，或现低热，都是正邪交争的表现。

如何治疗发热？中医治疗发热有几个方法。一则解表发汗，让肌肤打开通道，通过汗法，把邪气驱散于外。对于表邪这招最有效，往往汗出热退，自然身凉。多用于感冒发烧、脊背怕冷、寒性关节炎、鼻炎、急性肾炎以及急性腰腿痛等，用药得当，可有"一剂知，两剂已"的神奇效果。这是正气尚不虚，可以直接祛邪于外。临床上常见的不少急性外感病都可以这样治疗。

二则正气已虚，不能自动驱邪于外，需要扶正祛邪，即先培育机体的阳气，让阳气祛除人体的邪气。目前，由于社会活动的多样化、饮食的结构变化以及生存的压力，多数病人为阴寒性体质，也就是阳气不足的体质，因此，其慢性病也多表现为阳气不足，病多属三阴病。此时如果发热，往往是正气无力祛邪于外，邪正交争于内，表现为低烧，甚至于数日数月持续不退。对于这样的发烧，单纯开表祛邪是没有太大效果的，而且过度开表反而会伤正。因此，扶助阳气以祛邪于外才是治疗三阴病发热的正确方法。比如高血压、肿瘤、重症肌无力、中风等邪重正虚诸病，都可能出现低热不退的情况。此时的扶正显得非常重要，而不要一味地光知道苦寒清热。

如上所言，大家再来看各种慢性病的治疗，也许就会隐约地感觉出一个道理来：如果能让病人发烧，也许是件好事。事实上，三阴病的发烧往往是阳气从内欲祛邪于外的转机，也就是说，此时的发烧是彻底治愈疾病的关键时刻。既然阳气与阴邪打了起来了，你是去扶助正气、保家卫国呢，还是戕害正气、助纣为虐呢？前者就是用扶阳法，扶正以退热，后者就是用寒凉法，清热以退热。孰是孰非一目了然，奈何现实生活中不少人就是不明白这个道理，一见发热就发慌，马上各种抗生素挂水吊针，吃各种清火消炎药，说是有炎症云云。结果可想而知。

更有小儿发热而误治的大量病例。病本来不重，也许就是个简单的外感，结果治来治去，治成了月月发烧，天天挂水，面色青暗、饮食不爽、骨瘦皮糙的结果来，此时也就成了慢性病了。如果小儿又发热了，为人父母者是不是会有所觉悟呢？是选择中医还是西医，扶阳退烧还是挂水退烧，是不是有点数了呢？

恢复健康的五个方法

正如我在健康理念所说的，真正有效的治疗方法，必定是很简单的。坚持以下五个方法，可以帮助你祛除每个慢性病。

1. 子时睡觉。

每天要求晚上 11 点前入睡，早晨 7 时起床。每天至少保持午夜 12 点以前累计有八个小时睡眠。晚上 11 点是子时，也就是胆所主的时间。《黄帝内经》认为："凡十一脏取决于胆。"也就是说，全身五脏六腑都要由胆来说了算。如果胆气通畅了，五脏六腑的气机自然都能通畅。气通则百病不生。并且，这样做对患有脂肪肝和胆结石的病人是最有效的方法。

什么是胆气不调的症状呢？现实生活中每每见到不少人年龄不大，但眼眶下或者眼外周出现不少黄褐斑，或者老年斑，甚至脸色很暗，这都是阳气不足，少阳不能升清降浊，则瘀毒该降不降，集于面部（少阳经）的缘故。还有人经常不明原因地疲乏，提不起精神来，总想躺着，这也是少阳经气不畅通的表现（现代医学称之为亚健康状态）。少阳主木，主春，主升发。阴邪内侵，阳气不能正常升发，就容易表现为衰老的症状。再如痛经、高血压、高血脂、乳腺病、痤疮、卵巢囊肿、头痛、失眠、甲状腺病等，都存在着少阳气机郁滞的病因。而顺畅胆气是调理少阳经气、促进人体阳升阴降的重要环节。当然，顺畅少阳的同时，还需要扶肾阳以治本。

子时一阳升，这个时间里，胆气要升，最好的养胆方法就是休息，然后一阳才能自然地升发。也就是说，我们要养胆之升，不要触动它，惊扰它。如何去做呢？睡觉，在子时之前入睡是最好的养胆的方法。而半夜喝酒，半夜去卡拉 OK，我认为是在耗费生命，是不尊重自己生命的表现。大家觉得这个可能不直观。好，我们看看自己的食指。这个手指是由木气升发所主的。大凡木气升发不利的人，比如经常睡觉很晚，超过 1 点钟的，这个手指大多伸不直，特别是第一指节的位置。观察一下，是不是这样？这表示木气伤了，也就是每天阳的循环周期在起动时出现了问题了。久了，就会损伤生命，这是毫无疑问的。再如，得过黄疸型肝炎的病人，在食指的根部大多会有一个小圆点一样的黄色的皮下改变。这个"记忆"是木气损伤所形成的。但木气慢慢地修复好了，这个"记忆"也就慢慢地消失了。

子时睡觉养胆，可以促进人体气血生发。有了足够的阳气之后，不但能改善人体的肥胖状态，还能使皮肤的新陈代谢加快，皮肤会愈来愈光滑，肤色也会愈来愈健康。阳气够了，皮肤就会现出血色，脸上自然会呈现白里透红的气色。同时嘴唇也会出现自然的红润，女士们不需化妆也自然明艳光彩。阳气提升之后，脑部的供血会增加，会使人更聪明，反应更快。无论读书或工作，都会更得心应手。

2. 不生气。

生气是慢性病最主要的根源之一。和多数的疾病一样，长期生气会在人的身上留下痕迹。长期火爆脾气，经常处于发怒状态的人，多数会造成秃顶。从中医角度来分析，发脾气时，气会往上冲，直冲头顶，所以会造成头顶发热,久而久之就会形成秃顶。

所谓的生气并不单指发出来的脾气,有些闷在心里的生气也会对人体造成伤害。生闷气会形成气在胸腹腔中横逆的气滞。妇女的小叶增生和乳腺癌很可能是生闷气的结果。

中医的五行理论认为,肝属木,脾属土,木克土。肝气太盛时会伤脾,导致腹痛,这是慢性胃炎、胃溃疡的成因。生气会造成肝热,反过来,肝热也会让人很容易生气。从中医的观点,怒伤肝,肝伤了更容易发怒,两者会互为因果而形成恶性循环。

3. 谨养节气。

老子提出:"人法地,地法天,天法道,道法自然。"天地气机变动,产生二十四节气变化,人亦感之而阳气易于受损。因此,在节气日子如果能注意保养正气,则不易生病。所谓养节气就是顺应天地,是真正的法于自然。

对于农历月来说,这里有个节与气的问题,我觉得这是个讲养生的比较重要的问题,一定要搞明白。节与气的日子,都是自然界的气变化比较明显的日子。在这个时间里,我们应该如何呢? 应该非常小心谨慎地将养我们的阳气,使阳气自然地跟随自然之气的变化。这样才是合于自然的道理。如何做呢?

具体方法就是在 24 节气变换的那一天里,注意以下几条,以使人身之气顺应天地自然气机的变化,从而避邪扶正。

(1)清淡饮食。节气日子里不要吃肥肉、腥臭、油腻类的东西,最好能吃些素食,或多吃些水果,多喝些水。要戒酒。少吃饭或者不吃饭,让身体自己清理里面的废物。

(2)戒房事。节气日子里,千万不可有房事。此时天地气机变动,如果耗损真精,则易于致邪入内。

(3)不可劳累。节气日子里,可以适当活动,但不要劳累,或者辛苦工作，不可生气，也不可以思虑过度，或者烦恼过度。注意早睡。这样神静了下来，养了下来，人体阳气得以自然地跟随天道以行。

（4）坐禅、气功以养正。如果要练功，节气的日子最好不过。这样可以静心安神，顺应天地自然之气机，从而防病无灾。

慢性病患者，谨养节气非常重要。很多正气不足的病人都可能在节气变动时病情出现反复或者恶化。因为人体正气亏虚了，就不能随自然气机变化而变化，出现提前或者滞后。天地间的能量非常大，一个人的气场很小很小，人不可能胜天，只能顺应天地之气以将养五脏。如果逆了天地，吃亏的还是你自己。因此，顺应自然规律以保持健康就显得非常重要了。

4. 睡前洗热水脚，擦涌泉穴。

唐朝医仙孙思邈提出了"足下宜暖"的见解，认为"树枯根先竭，人老脚先衰"，并总结出了洗脚的诸多好处：春天洗脚，升阳固脱；夏天洗脚，暑热可却；秋天洗脚，肺润肠濡；冬天洗脚，丹田温灼。每天临睡前用热水泡脚，保持水温，不断地加热水，至少浸泡15分钟。然后擦干脚，双手掌心相对搓至发热，用小鱼际上下擦足底涌泉穴1-2分钟，左手搓右脚，右手搓左脚，以透热为度。

冬天用热水泡泡脚，可以助眠。古人说："饭后百步走，睡前一盆汤。"苏东坡也有两句诗："主人劝我洗足眠，倒床不复闻钟鼓。"今人则有"睡前烫烫脚，胜服安眠药"之说。每晚临睡前用很热的水洗脚、泡脚可以养心明目、降低血压、解除疲劳、改善睡眠。泡脚以身体感觉微微出汗为度。

脚底是人身之根。中医认为，足部为足三阴经之起点，又是足三阳经的终点。经络穴位起着沟通表里内外，调节十二经气血阴阳的作用。热水泡脚能补肾益脑。脚心一热，肾水就能得到补充。肾水充盈，则可生髓，对大脑很有好处。

涌泉为肾经起始穴。肾中真阳是人身生命之本,不可不养。由于今人过多地用寒凉药、寒凉饮食,过于劳累消耗、晚睡等,都损伤了肾中真阳,导致阴火上炎,这也是高血压、头晕、头痛、痤疮、咽喉炎、扁桃体炎、心肌炎、糖尿病、顽固性失眠症等的主要原因。谚云:"要想一身轻,搓脚摩腹揉会阴。"搓脚心涌泉穴可以补肾阳,清阴火,对于恢复病情有极大的帮助。

记得以前有这样一个病例,一病人因耽于名利、过度操劳而头面生疮,疼痛难忍,多方求医,反复治疗,都未见显效。最终找到一位名医,诊脉后该名医对病人说,你的病非常危险,可能活不过三个月。病人一听,十分惊惧,不觉悲从心生,肯求医生救其性命。医生说,有一个方法可以救你,就是每天平心静气,早晚双手互搓足底的涌泉穴,左右各五百下。坚持一百天,然后我再来为你处方开药。该病人认真地搓涌泉,结果未至百日而诸症全失。该名医再诊时说,其实你的病根本就没有生命危险,不过是心火上亢,虚火不降而已,我吓唬你是希望你能把心事放下来,不要再执著于名利,然后通过搓涌泉把浮火收入肾中,病自然就好了。当前不少人为名利而奔走,劳心劳神,浮华躁动,心气不收,虚阳上浮。搓涌泉穴不失为一个既治病又养生的妙法。久久行之,心神下藏,元根内固,何乐而不为之。

5. 灸关元、足三里。

艾灸疗法借助艾条的药力与火的热力给机体以温热刺激,通过穴位走窜经络达到防病治病的目的,它可以温散寒邪、通经活络、回阳固脱、消瘀散结。灸疗不但可以治疗疾病,在疾病的预防、人体体质的增强方面也有着极其重要的作用。各种慢性病患者自灸穴位,可以激发人体正气,增强抗病能力,使机体阴阳平衡、气血调和,达到增强体质、治疗疾病、延年益寿的目的。

灸关元穴可壮元气,温肾固本,补气扶阳,这是补了先天之本。灸足三里具有理脾胃、调营血、补虚损的作用，是补了后天之本。先天与后天之本旺则正气盛，各种慢性病自然可以康复。宋代太医窦材云："人于无病时，常灸关元、气海、命门、中脘，虽未得长生，亦可保百年寿矣。"《黄帝内经》、《千金方》亦记载有灸关元、足三里以强身的作用。宋代医家张杲有一句名言："若要安，三里常不干。"就是说经常让足三里穴有灸癥可以保健不病。

日本人把足三里称为强壮穴、长寿穴。据说日本有一个长寿家族，人均年龄在百岁以上，其长寿秘诀就是农历每月初八日灸足三里穴。

唐代王焘在《外台秘要》中说："凡人年三十以上，若不灸三里，则令人气上眼暗，以三里下气。"中国民间甚至流传"灸一次足三里，等于补一只老母鸡"的说法。

注意：一定要用癥痕灸，即用艾柱在皮肤上灸，不能只用艾条悬灸，那样效果就差得多了。艾灸的时间不限，什么时候都可以。灸后最好不要马上冷水洗澡。

以上这套方法并不需要花钱买特别的健康食品，也不需要长期运动的毅力，只要将这五件事经常铭记在心，能够完全依照我们的方法生活就可以了，是一种最简单的养生方法。做到了这五件事，阳气必定是经常处于上升的趋势，疾病将一天一天远离，长寿、健康、长保青春是必然的结果。

这套方法有一个好处，不需要任何准备，就可以立即实施，只要试行一个月，立即会发现身体的改变，可能精神或体力好些了，也可能体重略微增加，但人却精瘦些了。这是快速见效的一种方法。有些头发略白的人，试上一个月，就能发现白发停止增加了，三个月后白发开始减少了。有些体力很差，经常容易疲倦，到医院又查不出什么毛病的人，在试行了这套方法三四个月后，体检时就可能出现血糖升高的类似糖尿病症状，这些都是好转的现象。

了解了以上五条保健方法,配合正确的中医治疗,各种慢性病都一样可以治愈。就算不能严格遵守这个生活方法,只要能接受这个观点,长期坚持,生活习惯自然会慢慢改正,至少不会再任意透支肾中真阳了。肾阳足了,病邪就开始退去。病去如抽丝,只要天天抽,总有抽完的那一天。

怎么知道自己的病好转了

所谓病好转,不外乎正气足了、邪气少了两个方面。而邪气的祛除是由正气的强弱所决定的。因此,简单地分析一下自己身上的阳气充足状态就行了。如何分析呢?对照《何为阳虚》一节就非常方便,或者是参考《判断自己是否健康的八大标准》一节,也可以判断自己的健康程度。

看看经过治疗后,以前自己有的症状是不是减少了,消失了。以此作为自己判断阳气充足的依据,也给自己一个继续接受中医治疗的理由和信心。

最后要强调的是:治疗慢性病、疑难杂症也需要病家的耐心坚持和对医家信任的坚定。因为病难而医生无章可循,要理解医生在治疗过程中会有不断摸索和修正的过程;因为病久根深,故疗程上自然需要假以时日方能慢慢化解。病家的信心和耐心也是解除顽病不可或缺的必要条件。

病好以后,要记住:改变以前的错误的生活、饮食、工作习惯,这样可以预防以后再患同样的疾病。一分付出,必有一分收获。并且,要用你自己的康复过程以及这些健康的观点去影响家人、朋友,让大家都健康起来。在一个健康的环境里,人是不容易生病的。所以,让家人与朋友们健康起来,自己才能保持真正的健康。中医治病,讲究的是自然之道,为人即是为己。

第十一节
滥用抗生素的危害

目前社会上滥用抗生素的情况非常严重,已经到了凡病都吃消炎药的愚昧程度。更有人把大瓶的抗生素吊瓶看成营养液,相信它可以消除疲劳,补充体力,且认为它是退烧的万灵丹。岂不知滥用抗生素的危害有多大多深,它是日后百病丛生,如心肌炎、肾炎、高血压、糖尿病、各种肿瘤、尿毒症等大病的始作俑者!

现代医学认为,发烧是因为外来的细菌、病毒侵入体内,导致调节体温的中枢神经失控而引起的。其治疗大法,不外乎消炎、抗菌,因此理论上支持大量应用抗菌素,以彻底地消灭病菌,还身体一个干净无菌的环境,就是所谓的健康。的确,一百多年以来,抗生素的发明挽救了不少病人的生命,抗生素是一个好药。但大家看到没有,临床上总是有不少病人发热不退,不管应用多大的量,或者多高级的抗生素,也消灭不了病菌。而且今天的细菌越来越有耐药性,品种越来越多,危害越来越大。比如 SARS、禽流感,等等,这又是谁的过错呢?

其实,按中医来说,抗生素是一种苦寒药。一方面苦寒伤阳,另一方面,其可以恋邪入内。人体抗病邪的能力是在表层,在阳分,一般分为太阳、阳明、少阳。这三层如果阻截不了病邪,则会进入里层,即阴分,分为太阴、少阴、厥阴。越在外病越轻,越易治,越往里病越重,越难治。表证病人大量滥用抗生素可使邪气入内,生出大病。比如感冒发热,风寒暑湿燥之邪气仅在肌肤、表皮，内脏根本未生病，故称表证，汗出则愈。但临床滥用抗生素却不分风暑寒湿燥火之气，将风寒随着药液引入未生病的内脏经络、脏腑。邪气已经入里，进入三阴，热当然退了，但后患确是无穷。邪气深伏在三阴里，暂时可能不发病，因为人体正气尚足，但一旦身体虚弱了，邪气就会在里面使劲，阻滞经络，影响五脏六腑，破坏阴阳平衡，引起一系列的大病重病来。

当前，父母也罢，医生也罢，都对孩子过分关心，一旦略有发烧即担心是肺炎，于是大量应用抗生素，挂水打点滴。大家想一想，孩子今天挂水，今天退烧了，可为什么下个月又发烧了呢？有的孩子经过挂水后，造成了稍有风寒外感即发烧，经常咽喉肿痛（肾经上循咽喉，因此这是肾阳伤了，虚火上炎的表现），一发烧就要挂水的严重后果。再看看孩子的脸色，青青的，黄黄的，透不出红来，那是邪入三阴的表现。还有，孩子的脚也凉了，那是阳气不足以温暖自己的脚了。食欲也差了，那是脾阳被伤了。甚至于感冒发烧是好了，但精神却好一段时间不好，那是寒凉药把孩子的神气给伤了（神气也属于阳气，是人体阳气的外在表现形式）。其实，大量的抗生素把病邪一步一步地引入到了内脏，给以后的健康留下后患。这样的退烧，身为孩子父母者，你作何感想？

抗生素极易伤害少阴心肾之阳，由此，则风寒湿邪气易于侵入心、肾。临床上经常见到这样的病人，本来只是个感冒，或者咳嗽，或者外感头痛什么的，经过应用抗生素后，病人反而出现了风湿性心脏病，或者心肌炎，或者肾炎，或者腰酸背痛，等等。这是因为抗生素寒凉伤阳，阳虚不能护表，则邪气自表入里，直入少阴（心、肾）而引起的。此时尚不晚，中医中药针灸还可以把邪气引出来，把阳气修复好，病尚可治愈。奈何现代医学把风湿性心脏病、心肌炎、肾炎当成了不起的大病看，继续应用抗生素。肾主脑髓，肾伤则脑髓随之而伤，于是进行脊髓穿刺，使少阴肾经伤上加伤。临床上经常见到慢性病人有因脊髓穿刺而病情一下子加重,出现耳鸣、腰酸痛、脚软等症状,都是肾伤的表现。这样正气越来越伤,风寒邪气越来越多地进入少阴,一直把它变成终生不愈的重病顽病。

许多慢性病患者,心脏、肾脏都极衰弱。若有感冒,被滥用抗生素后,则表证的风寒邪气随着点滴液进入衰弱的心脏、肾脏而造成昏迷,甚至危及生命。可是,许多人不了解这点,认为是因尿毒症造成昏迷,要赶快透析。于是病邪越陷越深,病人从此欲生不能,直至死亡。

一般来说,对小儿发热紧张的不是小儿,而是大人。理论上讲,小孩可以烧到更高,但是大人慌了手脚,赶紧上医院,而不少医生就滥用抗生素了。国内的医生,包括中医和西医,大都视抗生素为万金油。岂不见在各地大大小小的医院急诊科,挂着吊瓶成了一大奇观,国外医学家见了百思不得其解。因为国外的医学对于应用抗生素是非常谨慎而小心的,远不如国内这样大胆。所以说,国内的医生与患者都是与众不同的,一个愿打,一个愿挨。病人如果自己不懂得抗生素的危害,就会莫明其妙地加入到挂吊瓶的行列。作为病人,谁不爱惜自己的生命,奈何反而被庸医滥用抗生素,任意地糟蹋自己的身体,是不是对自己的生命太不负责了。

在日常生活里,感冒导致咳嗽很常见,一般人都会先自己买些抗生素来消炎,如果无效,都会选择去西医挂水,而且相信只有挂水才能彻底治好感冒。即使有喜欢中医的病人,也往往买不到好的中成药,因为目前市面上的几种止咳嗽的中成药无非是清、润之类,都没有用。难得能找得到的,有通宣理肺丸、橘红丸等,可以配生姜汤送服,效果还算不错。再者,如果病人不服凉药,阳气不被损害,感冒咳嗽还算个病吗?现在凉药泛滥、凉食方便,这样的病例越治越重的比比皆是。

总之,抗生素是寒凉药,滥用寒凉,结果就是把人体的阳气消灭掉,然后把邪气引入三阴的层次。邪在三阳,大多好治。但邪陷三阴,则多重病危病。而三阴病的治疗总纲就是扶阳。否则,庸医误治,阳气被耗,机体只能逐层抵抗，结果就是小病成大病，轻病成重病，不死的病也慢慢地折腾死了。

我提倡用温药、强调寒热之辨，实在是针对当前的滥用寒凉药物来的。《黄帝内经》有"阳气者，若天与日，失其所则折寿而不彰"的认识，也有"谨察阴阳所在而调之，以平为期"、"务求阴平阳秘"等明训，虽然白纸黑字，但学中医的人好像都没有看到。试看当前的临床，极少有医生会重视阳气的作用，只是在滋阴、清热、降火上下工夫。人体的阳气消灭了，阴精又有何用呢？

补充几句，三阳体质的人是可以应用抗生素的，因为其阳气尚强，邪火外客，可以用寒凉的抗生素来清解郁热。另外，相火过旺的人，也可以短时应用抗生素。但三阴体质的人则应尽量少用或者不用，因为其阳气已虚，不耐攻伐。

第十二节
"阳化气，阴成形"的思考

《黄帝内经》中有这样一个观点："阳化气，阴成形。"明代著名的医家张景岳认为："阳动而散，故化气，阴静而凝，故成形。"因此，这里阳和阴是指物质的动与静、气化与凝聚、分化与合成等的相对运动，进而说明物质和能量的相互依存、相互转化的作用。看上去十分简单，仔细分析一下，却大有文章可作。

自然界万物的产生、发展和变化，离不开阴阳的相互作用。阳主动而散,可促进万物的气化。阴主静而凝,可促进万物的成形。化气与成形,是物质的两种相反相成的运动形式。阳的特点是主动,阳有气化功能,可以促进脏腑发挥正常的功能。阳性热,所以可以化阴为气。阴的特点是主静,阴性凝敛,所以可以凝聚而成形。

中医认为,生命就是生物体的气化运动,气化运动的本质就是化气与成形。人体的正气是无形的,属阳;精血津液为有形的,属阴。而阴精和阳气可以互相转化。简单来说,阳有化气的功能,可以把机体的物质化为无形的气,因此,阳以功能为主。而阴有成形的功能,可以把外界的物质合成自己的身体物质,因此,阴以形体为主。由精血津液转化为气,要依靠阳的气化作用;由气转化为精血津液,离不开阴的成形作用。从这个意义上来讲,自然界万物的生生化化,人体生理活动过程中的新陈代谢,都可以概括成"阳化气,阴成形"。生物体的能量与物质就是通过阴与阳的形式而互相转化,这个转化有些像爱因斯坦的方程式 $E=MC^2$(能量＝质量乘以光速的平方)。

以上是从生理的角度来解释,有些抽象难懂,下面结合日常生活以及常见疾病来分析阴与阳两个不同的功能。

生活中我们知道,水蒸汽如果遇到冷的东西,就会凝结成水珠。从无形的气到有形的水珠,这就是阴成形。它需要两个条件,一是有无形的气,二是必须有阴寒的媒体。比如,在煮水的锅内,水蒸气只能在锅盖上形成水珠,而由于锅底以及侧面太热,阳气太旺,就不能形成水珠。再看豆腐的制作。黄豆做成豆浆,煮沸后并不成形,要想变成豆腐,必须点卤。点卤就是加盐卤或石膏水。这两种东西都是阴寒之物,于是阴得以成形,豆腐于是做成了。所以说,豆浆是温性的,但豆腐是凉性的,因为加了盐卤或石膏。

从人体病理来说,凡是成形的疾病,一定是阴性的。试举例说明如下。

有的疾病是局部成形的。如足内踝的肿胀或者水肿,那是因为肾经的阳气不足而寒气太盛,阳不能化水为气,结果阴寒凝结在肾经的下段,形成水肿。这种情况要用真武汤来扶助阳的气化功能。

比如甲状腺肿,那是任脉的阴寒之气成形而致。任脉阳虚而阴聚于湿气最旺之处,形成了肿胀。对于这样的病,光是通经活络是不够的,一定要配合扶助任脉之阳气才是治本之道,一定要用到附子才行。

比如肿瘤,这是明显的阴性病。首先,只有三阴体质的人才可能会生肿瘤,三阴体质的最明显特征是阳气的不足,对阴邪已经不能形成有效的抵抗。因此,邪气深入三阴,于体内阳气最虚弱之处成形,发为肿块。从生物学角度来说,细胞分化、凋亡相关于细胞执行功能,属于"阳化气",而细胞增殖相关于细胞数量、形体增长,属于"阴成形",而发育异常、增殖失控、分化障碍以及凋亡阻遏就是肿瘤、白血病的基本生物学特征。由此可以推出,肿瘤的本质是阳气不足、阴寒积聚。

大家可以观察一下,大凡是肿瘤病人,双手十个指甲的月牙一定不多,甚至于一个也没有。这就是标准的阳虚体质。所以,如果有医治疗肿瘤,只在白花蛇舌草、半支莲、半边莲、蚤休等大寒大凉的中药上下工夫,必是庸医,其结果必然是把病人治死。可以这样说,如果肿瘤病人的阳虚体质不能彻底改变,治好肿瘤是门都没有的。而改变阳虚体质必须扶阳,扶阳就要用温性的中药。我的经验是改变体质与攻逐病邪互相结合起来,分段进行,扶正以加强气化功能,等正气稍足,即可攻除邪气,攻邪必然伤正,所以不能一攻到底,像西医那样,拼命用放化疗祛邪,丝毫不考虑病人的阳气,是只认病邪不顾活命的做法。所以说,肿瘤其定位就是"阴成形",其临床表现虽然复杂多样,但源于命门火衰,本属寒痰凝结,治本之道当扶阳、散寒、祛瘀。以温化为主,必须用附子等温性药为主治疗。

比如肥胖症,身体某部位肥大,必然是这一部位的阳气不足以化气,于是形乃聚而成形。有句话说"十个胖子九个虚",虚的就是阳气。如果用泻法来治疗肥胖,肯定是越泻越虚,越虚而越胖。肥胖症是要补阳的,阳气足了,自然能进行化气的功能,慢慢地就能把多出来的肥肉气化掉。附子理中丸是非常有效的治疗肥胖处方。

比如红斑狼疮、肝硬化等病,都可能引起腹部肿大,水肿,其原因是中焦阳虚,阳气不能化水,水湿泛滥成灾。也只有三阴体质的人才会生这种病。每见某著名医家经验,大量应用苦寒中药以泻水化瘀,不知泻邪的同时也在伤正,等正气伤得差不多了,病人的命也就结束了。或者,重用激素以救命,短时尚可,久则必然消耗阳气太过而病人猝死。多年来,眼见不少此类病人死于误治,十分痛惜。

比如风湿或者类风湿性关节炎,还有痛风病,关节会肿大变形,这也是阳气在关节处不足以抵抗阴邪的缘故。所以治本之道在于扶阳以抑阴。不管病人表现出多少热象,也不能因此而大量应用寒凉中药。要知道,能患这样的病的人必然是阳虚体质,虚寒于内,阴得以在阳气最弱处聚而成形。临床每见有医重用生石膏治疗关节炎,不知即使是热邪所致,也要加扶阳药以化其阴形。

比如眼球外突,一定是阳虚于眼睛;椎体增生,必然是阳不足于椎体;小儿脑水肿,那是阳气未能充盛于脑内;局部摔伤而肿胀,是阳气受损而聚阴成形。如此等等,皆当从"阳化气,阴成形"这个意思上去思考,这样才可能找到正确的治疗方法。

总而言之,所有的"阴成形"的慢性病,多属阳虚体质而生。阳气不足以抵抗邪气(邪气为阴,正气属阳),外邪因而客入机体,耗伤阳气,久之阳益虚而阴愈盛,聚痰血等阴物而成形,发为大病。《黄帝内经》说:"积之始生,得寒乃生。"这句话说得非常清楚,治疗任何的"阴成形"的病,必须扶阳气以化阴寒。

死人泡在水中会膨胀起来的,是因为没有了阳气,不能气化水湿,水湿因而聚积胀大。活人与死人的最大的区别即在于活人有阳气,而死人没有阳气,只是一堆死阴,死阴是没有生命的。所谓生命,其实就是阳气。有了阳气的支持,我们的躯体才是活的。我们的阴是足够的,从来也不会缺少,像我们的组织器官、躯体就是阴,喝的水也是阴,吃的饭也是阴,缺少的是真阳。只有阳气旺了,才能气化水液而化为阳气。如果真有人阴虚了,那喝水不就是最好的滋阴补阴手段吗?问题是喝水根本就补不上阴,因为没有阳的气化,水进不了我们的生命。阳气才是生命的根本。

所以说,"阳常不足而阴常有余"。扶阳的意义在于可以改变三阴体质,增加阳气,渐而阳气可以化去阴邪,单纯地祛除阴邪而不扶助阳气,往往初治有效,久则不但无效,反致缠绵不愈。其本质即在于阳气耗伤,病邪日进了。

元代医家认为"阴常不足,阳常有余",由此而影响了之后的数十代中医,只在滋阴泻火上用功夫,结果就是中医一天不如一天了。为什么有人叫嚣要取缔中医,实在是搞中医的人只会滋阴泻火,这才是问题的根本。

网友求医问答

自由人:真知道用抗生素不好,但遇到像感冒、喉咙痛、鼻窦炎等,不用不行啊,医院、药店都推荐抗生素。无奈只好吃了。结果真的是表面的病好了,但身体远不如以前,抵抗力降低,综合素质下降。看看你所写的文章,回忆得病的前后,真是体会至深,悔之晚矣。以后,坚决抵制滥用抗生素。

医者佛:愿天下人都懂得抗生素的危害,这样才不会伤阳气,也不会引发大病。当然,感染时需要用抗生素,该用就用,也不能因噎废食，短期应用是完全必要的。一般来说，相火偏旺的人是可以用抗生素的。只是有个度，过了这个度，相火再怎么旺也会给浇灭下去的。

自由人：扶足阳气是一件非常不易的事。如果不依靠医生把脉，病人自己能否判断阳气是否补足？服用含附子的补阳药，一般不要超过多少天？不出现上述中毒反应，是否就可以长时间服用含附子的补阳药？

医者佛：可以参考《何为阳虚》一节所述。病情非常复杂，各个疾病的反应也不尽相同，而且个人的体质也不同，其排病反应各不相同，因此，很难有一个统一的说法。如果按脉来说，就非常清楚：脉不紧了即是寒去。

对于三阴体质的人，可以长期服补阳药。最好配合医生的诊断，这对判断是否应该停药十分有好处。

稀饭泥：在云南一些地方，在冬天要来的时候要下馆子喝附子野味汤。店家把一堆堆的生附子整只丢入锅内与野味同熬 10 小时后上桌，说是喝了这汤一个冬天都不怕冷。生附子哦，也许是熬得够久，没见中毒的。

医者佛：一则久煎，可去其毒。二则，今人多偏于阳虚体质，附子正对其证。三则，喝这样的汤之后千万不可马上喝凉水，切记切记！

第二章　防病之道

人在天地之间，感受天地气机变化，终归要生病。既然生病了，就要找找原因，知道是怎么回事，如何治疗，又如何预防。

第一节
高血脂是怎么回事

近年来，随着生活水平的不断提高，胖子逐渐增多，并且高血脂也慢慢地流行起来了。说起高血脂，大家都知道要降血脂。但从中医理论来说，高血脂是怎么回事？高血脂是不是病？吃什么中药才能降血脂呢？对于这些问题，以下我作个分析，相信对于大家正确理解降脂以及找到正确的降脂方法会有所帮助。

目前降脂的药有两大类：一是西药，有大量药物标明可以降低血脂；二是中药，是按中医的理论来降低血脂。在此重点分析一下中医中药如何降脂。

目前临床上常用的降血脂的方子很多，我列出一个临床常用降脂方，请大家思考一下这个方子的组成。

法半夏 10 克，陈皮 10 克，茯苓 15 克，山药 15 克，丹参 20 克，薏苡仁 20 克，生山楂 20 克，白术 10 克，泽泻 25 克，何首乌 15 克，车前子 15 克，桂枝 10 克。

水煎服，日一剂，连用月余。

此方当从痰、瘀、湿、虚入手，立方稍杂，有一定的降脂作用，但绝不是减肥的方子。况且,高血脂症见效不快,如果辨证准确,尚需守方月余才能有效。

有人认为,中药对此病应该说是整体调节,效果不是很快的。此方可服用一月后,停半个月再开始继续服用,且大部分高血脂患者能调整至正常或接近正常的水平,不效的很少。

有人认为,上方从痰、瘀、虚、湿入手,颇切病机,所选之药,悉多为实验证明能降脂者。深思之,若高血脂以痰、瘀、虚、湿立论,又何尝不为应证之方呢?从辨证论治来说,临床治疗高血脂,既有用大黄泻之取效者,亦有从运脾化湿得效者,或疏肝、或清化,虽烦琐,却也应证。

有人习用荷叶、泽泻、柴胡、冬瓜仁、薏苡仁、六君子、肾气等方药。有人曾就高血脂问题作过科研,认为补肾温阳、健脾益气、滋阴益肾、活血化瘀、运脾利湿、消食导滞、化痰通络、清利湿热等方法都有效果,都可以降低高血脂模型组动物的血脂。方法是多种多样的,可是用到病人身上时还是需要辨证的。

有人认为当从脾胃和肾论治,其效果稍好。而且主张在适当的时候可以通一下大便,例如加点大黄、菟丝子,温而不燥,会达到更好的疗效。

有人认为,单味首乌即可降脂。很多人都买首乌片来乌发生发,却不知首乌片对降低血脂效果明显。

有人认为,治疗高脂血症(特别是代谢综合征者),从脾胃论治,以运脾胃、化痰浊为主,兼用理气、活血之品,有一定的的疗效。

亦有人认为,此类方剂降脂有效,应再加一点活血化瘀药。有人提出《金匮要略》中有瓜蒌薤白白酒汤,可振奋胸阳,胸阳一振,痰、瘀、湿自去。加上以上的中药降脂方,上方为君,瓜蒌薤白白酒汤为使。合二为一,不失为伤寒旨意。

中医中药永远不要离开辨证论治,药证相合方能得良效。综上所述,从中医理论来说,高血脂的原因比较复杂,不是简单地一个方子就能治好的。因此,需要辨证论治。以上处方临床上应用时一定要随证出入,加减变化,才能真正达到治疗效果。当然生活方式的调整也是不可少的。

凡病都需要辨证论治,高血脂也不例外。那么临床上应该从何入手治疗高血脂症呢? 我认为首要的问题是要把高血脂的病机弄清楚,然后方可定方。

高血脂是不是病? 现代医学的化验指标能不能真正地解释高血脂的病机变化呢? 我认为答案是否定的。高血脂根本就不是病,现代医学所谓的化验指标也根本就反映不出身体的能量变化,不过是身体能量气血动态变化中的临时反应,其结果根本就不能指导中医的临床用药。中医看病,帮助病人改善的不是化验指标,而是脏腑经络阴阳气血的动态变化。如果单纯以指标判断有病无病,判断有效与无效,则根本就不是真正的中医,那是西化的中医。就高血脂来说,如果有人拿个化验单来,说血脂偏高,但无症状,那就不算是生病! 大部分的高血脂症患者临床并无不适,也就是说,只是实验室检查出来,说血脂高了。你真的就相信机器,而不相信自己的感觉吗?

现在的现实是这样的,病人本来无病,一查体,发现血脂指标升高,于是马上看医生,要求降脂,至于治疗后的效与不效,自己也说不清楚,又要凭实验室的机器检查而确定。如果机器说你有病,你就相信真的有病吗? 我们的身体比机器聪明得多,相信自己身体的反应才是实在而真实的。

降脂,从这个名字上看,就是西医指标惹的祸。脂是什么? 是我们的能量来源。正如糖分,也是我们的能量来源。不过,脂是储备的能源,而糖是将要产生实际能量的物质。我们为什么要降自己的能量储备库? 嫌能量太多? 嫌自己命长?

总而言之,西医把脂作为一种邪了。正如消炎一样,炎症是邪,所以要消去。其认为脂也不是好东西，所以要降。其实，何必降脂。如果能量正常发挥作用，就可以正常生活，为什么要把能量库减少呢？

高血脂要不要看化验单，我认为根本没有必要，而且最好别看，免得上了西医的当。比如说，临床上见到的高血压、高血糖、心衰肾衰等，其实根本就不必要听机器的诊断，看一看病人，哪个不是先由下肢足温过低，下肢血瘀色黑开始的。这是什么经证？用什么方药？还不明白吗？树先根死而后枯，人先肾虚而后衰。大病的诊治如此，高血脂症也应该如此看待。

从中医来看，所谓的血脂高，其实仅仅是血脂变成能量的过程出了点问题，导致的结果就是脂在继续储备，但能量未见得能充分发挥出来，表现的都是些虚证。（即使有标实证，也是在本虚基础上的标证）具体来说，是痰湿瘀血滞于中焦，气机不畅，故出现易于疲乏，易于头晕，易于出现头部耳鼻眼窍等病症。其本质还在于正虚，即阳气不化，邪因而生，随气往来，而为高血脂症。也就是说，只要提高脂的应用效率，问题就解决了。而解决问题的关键也就在于如何疏布正气。故其治当缓以治本，而治标急在其次。如果只是辨病而不辨证，就会失去中医的本旨。血脂高如果为病，则必然会与其病机相关，或化痰，或化瘀，或化湿，或化浊，全赖正气推动，没有这正气，恐难长效。扶正亦是治本之道。

按六经辨证来看，苓桂术甘汤合五苓散为治本之法。上方略加化瘀之品似可以治标之法，比如合桂枝茯苓丸。另外，从六经的角度来分析高血脂，少阳不畅，少阴阳虚或可为标本之证。故扶少阴之阳，以枢其阴机；顺少阳之枢，以枢其阳机。少阴则四逆法，少阳则柴胡法，总在随证而为，以意为机。

综上所述，高血脂是西医的病名，按照中医的观点，此症是六经何证呢？如果只按西医的学说来治疗，就会失去中医的本质，其结果只能是误入歧途。高血脂不过是机器检查出来的一些指标，这个指标根本就不能真正地显示出身体的气血变化。就比如生气之后,用血压计一量,血压会暂时升高,这是高血压病吗?我认为,我们应该从本质上来分析高血脂,而不是人云亦云,滥服降血脂药,结果肯定是永远也治不好高血脂,并且还破坏了肝肾。

胖人根本不必在意血脂,应该在意的是什么症状,精神状态如何,对症治疗即可。再者,弥勒佛是个大胖子吧,过得不也开心得很吗?何必服药降脂。所以,所谓降脂者,不过是跟着西医的屁股杜撰的概念。本来无一物,何处惹尘埃。

中医治疗讲究的是治人,治命,而不仅仅是治病。病有多端,而其命则不过一阴一阳而已。细分之则为六经,或为脏腑,或为三焦。所谓的生病,其本质在于机体的正气没有平衡,于是出现不同的症状。治正气即是治本,治症状则是治标,而治正气的方法,不外乎辨证施治。看邪在何经,何脏腑,而或针或药。如此,正旺何愁邪不去。

中医治病也治命。临床常见用正确的中医方法治疗大病,随着病情的康复,不仅症状消失了,甚至于面上的黄褐癍,或者手上的老年癍,或者其他病症也都会自动好起来。这才是真正的治疗,不治而治。中医重在辨证,其治病效果极为神奇。凡遇大病,千万不要只依赖西医,找个好中医,按张仲景的方法治病一定会有效果的。

第二节
小儿痢疾的中医治疗

　　某日,某军区军人家属小儿,一岁零四个月大,突然发作干呕,腹泻两天,大便粘滞如涕,带血丝,来我院急诊,西医诊为细菌性痢疾,要求马上住院治疗。病儿父母相信中医,先抱病儿来我门诊。见其腹痛明显,双手食指风关略有紫暗络脉。小儿痢疾,变化极为迅速,当先清泄邪毒,排除致病因素,再缓缓扶正。急为处方芍药汤合白头翁汤加减。其方:

　　　白芍5克,槟榔3克,生大黄3克,黄芩3克,黄连3克,法半夏3克,当归3克,肉桂3克,炙甘草3克,木香5克,滑石5克,山药5克,白头翁10克,秦皮5克。

　　　两服,水煎服,日一剂。

　　嘱其不要住院,可回家安心服药,病会很快好的。病人父母犹豫再三,反复询问是否会加重,会不会脱水,有没有生命危险等问题,我详为解答,最终病人父母听从我的建议,抱病儿回家服中药。当天下午来告诉说,第一服中药服了三分二,腹痛已去,大便已不见血,吐止,仍略有粘滞大便。嘱加红糖继服。十余日后,病儿父亲送其部队战友来看病时告知,服完两服,病已痊愈,之后能吃能睡,未见任何不适。

小儿痢疾看上去非常急迫,病人父母往往担忧异常,急着送去挂水打吊针。但此病并非难治之症,如果对症用药,往往可以迅速缓解症状,并可很快治愈。

一般来说,中医认为小儿是纯阳之体,阳旺正足。因此小儿如果感受外邪,多可引起高热,这是正气充足,抗邪有力的表现。但阳旺之体,如果外邪客入,则极易热化,其热化的层面,或者在太阳,或者在阳明。在太阳表现为高烧、皮肤病症等,在阳明表现为便秘、痢疾或者神志病症等。所以治疗小儿病,要时刻观察阳气的盛衰,按六经理论来分析小儿的正气与邪气斗争层面,这样才可以预知病情变化,从而及时用方用药,保证既可取效,又可不伤正气。

我们先分析一下小儿痢疾的病机。痢疾初期往往表现为热证,病儿表现为大便烧灼疼痛,大便热臭明显。是不是这样的痢疾一定是热证呢?答案是否定的。痢疾的发生,首先是感受了寒湿之邪,寒湿客入机体,因于阳旺体质而化热,灼伤血络,寒火湿毒凝滞于下焦肠道,出现便血。因此,其治疗不但要清热祛湿,也要用温法祛寒。并且温中有清,清中有温,可以祛邪而不伤正。所以治疗小儿痢疾一定要考虑用肉桂配合黄连、白芍等凉药。肉桂治寒,黄连清胃肠之热,白芍清肝热,三者并用,既可调理寒火,又能清热解毒,安神定惊。配合祛湿诸药,则寒火湿毒皆去,而腹痛、便血、里急后重、粘滞大便等症状自然消失。

在痢疾初期,病儿多有粘滞大便,呕吐,腹痛,食欲不振等症状,这是明显的阳明实证,应该清下解毒,祛除湿滞,可以考虑用芍药汤治疗。此方对于湿热留滞大肠之痢疾效果极为明显。如果伴有热毒炽盛,大便中见血,且腹痛明显,可以加白头翁汤以加强清解热毒之功。如果治疗对症,则此病来得快,去得也快,不旋踵即可痊愈。一般用这种方法治疗小儿痢疾急性期,大部分都可迅速治愈。对于疗效不明显者,多是体质偏虚之人,单纯地攻下清热伤正明显,正伤则祛邪亦无功。这时可以在方中加入山药30克,以加强滋养脾阴之功,可望取得明显效果。便血明显者,还可以让小儿冲服点三七粉末,可以化瘀止血。

若邪毒上窜心肝,出现突然高热,昏迷,惊厥等症状时,要加强清心镇静之功,以水牛角60克煎出液代水煎其他中药,可有效地缓解症状。或者针刺十宣穴,也就是十个手指尖放出一两滴血,效果也极为明显。患儿父母不必慌张忙乱,如果平时学点针刺技术,在关键时刻能自己动手针刺,可以在第一时间帮助自己的孩子。

如果病人已经反复发作痢疾,多属虚痢。此时不可但用苦寒中药,应该考虑到阳虚之体,中阳不振,邪气客于太阴与阳明两个层面,清阳明会伤害中焦阳气,导致病情加重,或者反复难愈。可以在芍药汤的基础上配合理中丸以扶中阳。

治愈后,应该注意病人肠胃尚虚,不可骤然温补,或食油腻重滞食物。可服小米粥,或者清淡饮食两三天,等病人面色红润起来,胃口恢复了,再正常饮食。也可服参苓白术散以扶正,或者理中丸也可以。

小儿痢疾如果失治,则会转化成慢性。病人面色萎黄或者苍白,体瘦无力,饮食减少,精神不振。这时不可滥用苦寒伤阳中药,要先扶正气。等面色红润起来,才可以攻邪。具体用药需要详细辨证,不可滥施,既防伤正,又防敛邪之弊。

古有"宁治十男子,不治一妇人;宁治十妇人,不治一小儿"的说法,说的是小儿病变化极为迅速,如果失治则容易出现变症。但如果能辨证准确,则小儿病又极容易治疗。我的体会是一定要按照六经辨证来用方,对于把握病情,了解邪气的发展方向与变化趋势极有好处。六经辨证的实质不过是六个层面的正邪交争,医者如能通晓六经,即可立于不败之地。总之,不可见症治症,见病治病,那就会陷入疲于应付、焦头烂额的境地,如此真的是千万别治小儿病了。

第三节
青春痘不是热气

当前青年人的青春痘非常严重，而且，目前市面上的各种洁面产品、消痘产品、控油产品、排毒产品等均无显效。从中医来看，大部分人得的青春痘本身并不是一种面部的皮肤病，而是一个表象，表示的是肾中阳气的不足，属于少阴证。按照扶阳思想治疗痘痘，往往效果明显。

从生理角度来说，年轻人长几颗青春痘，本来属于正常现象。青年人就像是春天万物成长，即阳气升腾气化比较旺盛。此时阳气上到头面，出现青春痘，表示的是一种阳旺的状态。正常饮食，注意休息，不需特别治疗，一般自然就会消退。

传统认为痤疮乃肺风粉刺。由于肺经血热，受风薰蒸颜面而致。另外大肠热盛，移热于肺，瘀久生毒便生痤疮。但目前人群中的痤疮，属于寒证者，约十之八九，属于热证者，不过十之一二。但不少人认为这是内有热气，于是滥用黄连上清片、暗疮清火片、牛黄解毒片、荆防败毒散、清火栀麦片、穿心莲冲剂之类的寒凉攻伐品，结果面色越来越暗，病情反不见减轻。岂不知这些寒凉中药伤了中阳。因此治痤疮，要考虑扶正、凉血、活血、解毒诸法，不可只知道清热。

有的人天气越冷，痘痘越多，这是典型的少阴寒症。但如果夏季多发，则属内有郁热，要开表发出来才好，要忌冷食，冷饮，且不可当风。

女人 40 岁左右生痤疮，其治疗与 18 岁的女孩完全不同。千万不要尝试用年轻女孩的方法，否则只会加重病情，或者产生大病。此时可用滋补肝肾之法，这也常用于黄褐癍的治疗。

不少人有虚火上浮，其本质可能在于阴不足而阳不下潜，此时要适当以潜阳中浮火，扶身中元阴为法。睡前可以用热水泡脚，即可养阳，并引火下行。千万不可用养颜排毒胶囊，或者一清胶囊等寒凉药清火。

治疗青春痘要内调外治相结合，以内服药治本，外用药治标。不少人喜欢大量地外涂美肤、去痘膏，但效果不好。中医讲"有诸内，必形诸外"，痘痘不是脸上的病，是身体脏腑的功能失调引起的。单纯治疗面部能有什么用呢？适当地应用外用制剂，可以辅助内服药提高效果，但要少量使用。

面部多生青春痘，乃手足阳明经循行之处。因此，平时饮食要特别注意调养胃、大肠，凡生冷油腻皆需禁食。

且平常饮食清淡为宜，不要太咸，太甜，太酸。多吃蔬菜水果，但韭菜，大蒜，苦瓜，荠菜，荔枝，芒果，橄榄，菠萝，菱角都不要吃。不要吃油炸食品（包括方便面和薯条薯片）。少吃肉类，鱼类。寒性食物如螃蟹、猪头肉者尽量不吃。

另外，不要喝咖啡、抽烟、喝酒，所有这些都可能加重虚火上炎。

第四节
发热的正确认识

关于发热，我认为这是理解中医并掌握中医的最重要的一个症状。

如果能够正确地认识发热了,就会触类旁通,对于其他的症状都会有清晰的认识。不仅仅是对医生,对于病人来说,也要正确认识发热。

发热是个常见症状,但也是个非常重要的症状。

发热仅仅是个症状,它不是病,不要把退热当成对待发热的唯一方法。治疗发热需要技巧,中医在这方面有着巨大的优势。西医单纯地应用抗生素、消炎挂水,其结果是导致了许多大病的发生,或者遗留下了大病的病根。作为患者,能够正确地面对发烧,从容地接受中医治疗,接受必要的疗程和经过,自身的体质才有可能逆转,从而改变每月必发烧的噩梦。作为医者,能够正确认识发烧、冷静成功地处理发烧,对阳气、对阴色之辨、对六经辨证、对君相火、对开合枢就会有感性的切身体验,再治其他内科杂病就会容易些。

当前我们是如何看待发热的

当前的国内西医治疗发热的现状是:逢热必消炎。这已成为医生的一种思维定式,患者及其家属也坦然接受,退不退热,留不留后遗症也从不怀疑。并且,病人家属最喜欢问医生的就是:炎症厉害吗?有没有肺炎?有没有扁桃体炎?是不是脑炎?等等。好像发热没有发炎就不正常,家属认定发热必要用消炎药。有炎症抗炎理所当然,即使没有炎症用消炎药预防感染似乎也在情理之中。

1. 传统西医对发热的认识。

事实上,西医的本质真的是这样的吗?摘录几句西医对发热的认识。纽约联合医院医学中心儿科主任 Jeffrey L Brown 医生说:"只有外源性儿童发烧,如大热天闷在车厢里引起中暑时的发烧,才与大脑损伤相关。内源性发烧一般不会造成大脑损害。"他认为,过度治疗发烧并不能预防儿童惊厥,而且这种惊厥与大脑损伤和学习能力低下无关。但对于六个月以下的婴儿,发热可能意味着严重的问题,父母应立即带婴儿去就诊。

美国儿科学会药物委员会主任 Richard Gorman 医生指出,发烧的治疗应严格限制为以儿童舒适为目的。但经常在临床上见到的情况是,当孩子已经舒适时,医生还进行过度的治疗。他认为,如果儿童体温达38.8 摄氏度,但舒适地躺在沙发上,那么无需对其发烧进行治疗;如果儿童呈痛苦、烦躁、激惹表现,那么,医生建议在温度超过 38.3 摄氏度时应予以治疗。多项研究表明,不治疗低烧实际上可能有助于儿童更快地消除感染。体温升高是身体防御机制的一部分,它使身体成为一个不利于病毒或细菌生存的宿主。

2. 中医是不是就能正确地治疗发热。

目前,国内大大小小的中医院没有几个是真正用中医来治疗发热的。试看,中医院的急诊科,或者儿科,能看到只开中药,或者针灸治疗发热吗?还不是与西医一样,大大小小地瓶子给病人挂上。这样的中医又与西医有什么区别?中医院校毕业的学生中几乎已经没有人会相信单纯用中药、用针灸可以退热的了。这样的中医大学生,等他们开始工作了,也就成了西医的忠实维护者,早忘了他们曾经是中医培养出来的人才。

其实,这也不是学生的错。在中医学院里老师所教的知识就是:扁桃体红肿或化脓定是有热、体温升高就是发烧、鼻子出血是风温风热或是肺热,等等。结果就是已经不需要中医去辨证论治了,只要按照西医的思维习惯去开方用药就行了,如此的疗效可想而知。所以有病人屡用西药不效或是知晓可能造成的副作用,要求中医开中药时,他们自己也没有信心,反而堂而皇之地大搞中西医结合。用一些凉药去清热,就成了退烧药。配合上这个“素”那个“素”挂水,就是中西医结合。但患者似乎都可以放心了,毕竟中医无效西医来凑,西医有副作用中医来弥补。

在这些所谓的医生的心中,真实的想法还是要以激素、抗生素来退烧,中医中药仅仅是点缀而已。至于退不了的烧,就拼命地加大抗生素用量,青霉素不行,换个强效的,还不行,再换个进口的,一直用到最强效的泰能,再不行,就说这个病治不好了。一句话,不往死里治不甘心。

其实,中医治疗发热是扶助正气,开门逐邪,调动自身力量破寒除疾;而西医却是要用苦寒药耗伤阳气,再来个关门留寇,压制和破坏自我修复能力以营造和平假象。邪气本来不属于我们的机体,是把它赶出去好呢,还是留在体内好?相信大家一看就明白。可是就是找医生时犯糊涂,净往抗生素上撞。结果呢,成事不足,败事有余。因此,治疗发热,压根就不存在什么中西医结合。就是治疗其他各种病症,也不存在真正意义上的中西医结合。

发热必辨六经。不管是伤寒发热,还是温病发热,都存在着一个六经的传变的现象。而且六经辨证是动态的,非常适合于发热时分析邪气与正气的位置。

以六经来辨证论治发热,其治疗的思路非常清晰,其预后的结果也明白易辨。六经立法是治疗发热的大法,庸医不识六经,但从脏腑论治,永远也跟不上发热的传变速度,其结果不言而喻。因此,治疗发热,不可舍六经只论脏腑三焦。按六经治疗发热,简单易明,效果神奇。我多年所治发热,全凭六经辨证,不管是初起高热,还是重病低热,皆有效验,极少失手。

发热误治的危害

孩子的发热一定要马上退热吗?

本来孩子的元气是非常充足的,所以会发热,而且发的是高热。这时的父母就要思考一下,要不要马上退热了。

当前,我们的孩子或是自己一有发热或是咳嗽受寒就退热止咳、消炎输液,不用抗生素不罢休。家长自己也习以为常,认为发热要立即用药,且只认抗生素。多少人心里存着这样的错误观点,打针服药,马上退烧!据我所知,几乎每个父母都在家里常备些消炎药,说是治疗感冒、发烧。稍有点医学常识的人就知道,这是如何荒谬之极!

感冒发热的误治往往会产生新的疾病。大家想想,近年来随着科技的进步、抗生素的更新换代,人类与大自然越来越不相容,各种新发疾病一个接着一个。癌症和疾病的增多不要仅归罪于环境的污染、饮食结构的改变等医外因素,现代医学的乱治误治和错误观念的误导真该好好反省反省了!

西医对某些类型的发热还是有很好的疗效的。一般来说,如果病人是第一次伤了寒邪,病邪尚在阳分,一般在太阳经或者阳明经,表现为高热,且病人体质壮实,用解热镇痛类的西药可马上退烧,效果立竿见影。其实,这也就是太阳病的麻黄汤证,或者阳明病的白虎汤证而已,用中药照样效若桴鼓。

但除此之外的所有发热都不应该用消炎药来退热,此时如果滥用了消炎药就是引狼入室了。结果是外感的邪气被压到阴分,导致寒邪内伏,于是下一次发热就不会再属于单纯的三阳证了,而是伴随着三阴层次的发热。这种发热其治法不仅仅是要开表祛邪,还要扶助阳气,要用到附子类的中药。如果还是滥用西药消炎退烧,结果是继续伤害元气,一直到治得元气打无还手之力为止,烧才会暂退,症状才会表面消失,却因此而埋下了病根,或者遗留了后患。这样的例子在我们周围是不少见的。如果伤了脾阳,出现脸色苍白,或是食欲不振,这是太阴证;伤了肾阳则出现晨起排便的习惯改变或是遗尿,这是少阴证;甚至于导致心肌炎、肾炎,那也是邪气直入少阴了。出现这些情况,也许西医看成是大病,其实,就是个邪气内入阴分的证,当成感冒治就是了。一般扶正祛邪，数日即可愈，大可不用治个三年五年的。

三阴层次的发热

1. 三阴层次也能发热。

按照中医理论，不仅是太阳病有发热，其实六经病皆有发热的症状。因此，治疗发热要从六经来分析，从病变的动态过程来分析。

当前，由于体质偏于虚寒，真正的阳明高热是不多见的，或者说，几乎是见不到了。因此，大量应用苦寒药物来清热的方法也难得用得上。太阳病少阳病的发烧，如果方证判定正确，一般一至二剂药就可缓解或者治好。常用麻黄汤或者桂枝汤或者小柴胡汤之类的方子，马上就会见效。我给自己定的目标是一服药治愈这样的发烧。这种发烧大多是白天热更高，入夜热即稍退。一般长期不用抗生素和退烧药的人才会出现这种情况，可惜这样的病人不多了。现在我所接诊的发烧患者多是经西医接手无效后转手中医，所以十有八九是三阴证。

三阳病发热与三阴经发热的治疗都要基于机体的阳气强弱来进行辨证论治。三阳病发热，孩子往往一边发热，一边嬉戏如常，此时机体阳气尚足，能自发出来抗寒，因此往往易治。解表发汗即可汗透热退。如果孩子感冒后或发热，或不发烧，却困而思睡，精神萎靡不振，这就是三阴病。

三阳三阴均有阳气强弱次序，一般来说，太阳阳气最强，次则阳明，次则少阳，三阴之间的阳气强弱次序则基本上是太阴病稍弱，少阴次弱，厥阴最弱。但阳气的多少，需要根据具体的病人，在阴阳、六经病证辨识清楚的前提下，在用药缓急、药量多少以及用药轻重的选择时才有实际意义！

三阴层次的发热，其实就是邪气郁于阴分，阳气尚足，邪正交争而出现发热。多数属于少阴的枢纽出了问题。好的中医会从扶阳入手,把少阴层次的阳气补足,自然热退身安,病人体质也可以逆转,下一次的感冒就可能只是太阳病。但如果冷水湿敷额头,或者酒精擦体,或者挂水,或者用了清热解毒的中药,其结果却只能暂缓一时,第二天晚上体温升得更高,最后还是需要中医调养。

2. 三阴层次发热是改善体质的最佳时机。

民间有这样的说法:孩子每发热一次,就长大一点儿。这个说法从实践而来,非常符合中医的道理。每个孩子在成长的道路上,都需要数次的发热。所以,对于发热,关键是不要当成病。

父母一定要知道,发热并非全是坏事。相反,小孩的长大是伴随着发烧的,小孩发烧一次,就会聪明一次。因为发烧是人体自我改善的最佳时机。因此,小儿发高热的时候,就是改善小儿体质的最佳时机。此时任何错误的观点与错误的治疗都可能失去这一时机,甚至导致体质向阴寒转化。也就是说,小儿发热了,如果治得对,身体越来越好,治得错,身体越来越差。

比如,孩子在发烧前存在的诸多病症,如遗尿、厌食、挑食、夜寐不安、口中流涎、皮肤病、弱视、疝气、便秘等,在经历过一次或多次发烧后,经过中药的正确治疗,旧病复发,热退后上述诸症渐解或全消,真正体现了发高烧是人体自我改善的最高表现。

发热不仅可以改善体质,对于各种慢性病来说,出现高烧还是治疗的最好时机。当然,伴随着发热,还会出现相应的排病反应。有时,这种排除邪气的发烧达六七天之久。三阴层次的发热,需要病人极大的配合,特别是不能为一时的体温升高而恐惧,也不能为暂时的排病反应而害怕。否则,邪气的排出必不能彻底。

最近几年来,小儿三阴发热我治得非常多,效果也很好,由此而逐渐地形成了我对于三阴发热的治疗经验。这个经验总结成一句话,就是三阴发热要扶阳。清热解毒法万万不可用于三阴发热。伤阳的结果是邪陷入里,大病丛生。下面举个最近治疗的小儿发烧案,是明显的太阳层次的发烧,因误治而入少阴,请大家去体会从少阴祛邪外出太阳的治疗思路。

2008 年 8 月 27 日,一小儿,9 月大,男,因为感冒而发烧。父母非常着急,送去医院挂水六天,未见任何效果,并导致小儿食欲不振,手足发凉。其母亲形容为小儿挂水时,她抱住小儿,其夫抓住腿,其爷抓住手,一护士在头上扎针,其姑帮助举着吊瓶,壮举实为惊人。但是如此折腾,其病不退,其母烦恼不已。听说我回到威海,急急抱小儿来诊。面诊时,见小儿两眼内眦中间有一明显瘀紫色血络,面色略青暗。痰多,舌红,烦躁不安,发烧未退,约 37 度。食指风关略见紫纹。此为太阳外感,邪气外客太阳,因为正气尚足,故发热不退,虽然抗生素寒凉猛压,仍能奋起抵抗。此时因为正气不足,当扶正祛邪,则邪退而正可安。

为处麻黄桂枝各半汤合理中法。其方:

麻黄 2 克,党参 5 克,炙甘草 3 克,白术 5 克,干姜 5 克,神曲 5 克,杏仁 3 克,桂枝 4 克,生姜 1 片,大枣 2 枚(切)。

水煎一次即可。

一服后,其母亲电话告知,烧退痰去。但周身出现不少红色的疹子,以四肢部位多见。稍痒。其母亲非常担心,电话里问方。我告诉她,这是邪气排出来的反应。因为外邪被寒凉西药压到三阴的层次,郁而化热。正气足了,就有力量把压进三阴层次的邪气赶出来,而排出的途径正好是皮肤。排出的过程中,在皮下会郁出一些小疹子来,这是好事,不用担心。马上开了个柴葛解肌的方子给她。

葛根 6 克,柴胡 3 克,黄芩 3 克,白芍 1 克,桔梗 3 克,生石膏 10 克,白芷 5 克,生姜 1 片,大枣 2 枚(切)。

一服。

一天后,电话告知,全身疹子全部消失。热未作,小儿健康异常。恐怕邪气未能退净,嘱曰可能过数天还会发热,如果发热,可再服感冒方一服即可。

果然,一周后带小儿来。说又有些发热,这次没有去医院,而是直接来我处诊治。自述,服上方一服后,烧即退掉,小儿精神非常好,食欲大增,且手足一直发暖,不似以前那样发凉。并说此小儿因为经常感冒,总是找西医挂水,结果食欲非常差,手脚总是冰凉。稍有气候变化,即易感冒,平时身体总觉得不太健康。希望能再开个方子,帮助提高免疫力。

为处保元汤合四君子汤小量,三服。如果以后能不伤害元气,可徐徐恢复健康。其方:

生黄芪 10 克,党参 5 克,生姜 1 片,大枣 2 枚(切),白术 5 克,炙甘草 2 克,肉桂 3 克,水煎服。

日一剂。

只煎一次,随时服下。

通过此事,其母亲对于中医信服异常。

关于经期发热

女孩子如果赶上月经期而感冒发热,往往非常严重,而且每到经期必然会自动感冒。这是因为经期气血不足,元气抗邪无力,外邪从太阳经进入少阳经引起的。这时可以用桂枝汤,或者黄芪建中汤来扶助正气,用小柴胡汤来排邪外出。如果有明显的外感风寒症状,可以用麻黄汤加黄芪、党参、当归、大枣等来扶助气血,开表祛邪。

一般来说,如果经期感冒,如果有柴胡证,就赶紧用小柴胡汤,但见一证便是,不必悉具,大多有效果。其方如下:

柴胡12克,法半夏15克,党参20克,黄芩15克,炙甘草10克,生姜3片,大枣10克。

但有时也需要辨证。病不在少阳,滥用柴胡于事无补。病人可以自己先试服小柴胡汤,如果一两服无效,就需要找好的中医来辨证治疗,千万不可滥用。

经期发热是一个周期病,病人往往一来月经就发热,经停热也停。按六经理论,少阳的底面是厥阴,厥阴主肝。阳气出于厥阴,则发热,热多而病即可退。如果月经来时不发热反而畏寒肢冷,那就是厥阴阳气不足了,要赶紧温阳,要用乌梅丸或者四逆汤的方子了。这样的病人一般是属于厥阴体质的。

第五节
抑郁症是阳虚

近来观察了比较多的欧洲人，发现抑郁的发病率非常高。特别是脉弦的，远远多于国人，我对此现象进行观察，并提出从阳气来治疗抑郁的观点。

抑郁产生的原因分析

1. 西方人更重视个人的生活世界，因此也更多地追求个人独处。

此则减少了人与人之间的交流与联系，往往易导致孤独。人得群居而易于充满生气，独处既久则人气自弱，邪气易伸。故中国有古语：人少则不居大屋。处于大居，而无人气，久则易于伤阳。人体的元神即是阳气，阳少而阴多，元神不能抗邪气，则元神易伤。由此而出现不少鬼魅之病症。抑郁病之生也就不足为奇了。

2. 饮食习惯不同于中国。

西方人更多的是追求不影响别人的饮食习惯。比如，单独用刀叉及餐具，AA制付款，以及不互相送食、多多敬酒等。表面上看来，这样做更体现了人的独立的一面，但其实不利于人体阳气的自然发展。相敬如宾则精神于体内战战兢兢，心神不得自然外伸；客客气气则身体不能自然，因此则阳郁于内，不能得到自然地伸张。久则阳郁之疾可生。

3. 抑郁的关键是阳不得伸。

所谓阳不得伸,即阴重而阳微,阳不能出于阴。因此出现抑郁寡欢等阳气郁闭之证。其关键并非阳气之足,而是阳气运行不畅。而过食牛奶、奶酪即易导致体内湿重,湿性黏腻,易胶滞阳气,致阳气之不舒。

4. 过用西药影响了阳气的运行。

在欧洲,基本上唯一的医学是西医,虽然也存在着一定程度的自然医学,但都不成气候,也不能改变西医控制的整个医疗市场。这种情况在中国稍好,毕竟中医尚有一定的市场空间,虽然中国的中医也在大量地用西药。西药的应用,往往是以抑制生命的迹象为过程。虽然有一定的疗效,但最终影响了生命中最本质因素——阳气的自然发展变化。由此而导致阳气不伸也就不足为怪了。

5. 现代生活的压力剧增。

当前世界变化的节奏加快,电脑、汽车的普及以及信息交流的增多,大大地影响了人们的生活规律与习惯。社会运转的速度加快必然导致人们的压力增大、精神紧张、易于生气。木气过旺,则相火随之而炎上。久则会极大地耗伤人体的真阳。而真阳的作用在于维持各个脏腑机能状态,从而促进生命发展。每个人的真阳能量有限,奈何人们不知节省这有限的能量,反而肆意消耗。由此则会导致真阳亏虚于下,虚火亢盛于上的局面。表面上看生命的征象非常灿烂,人们依然能努力工作,依然能自由地生活。岂不知阳虚之于下,则大病之将至不远矣。而且,阳既已虚,则无力出之于外。阳之抑郁可知。

6. 木气失养,则肝胆不能协调神志。

目前人们更习惯于晚睡晚起,而不是日出而作,日落而息。晚上11时至凌晨3时是肝与胆的时相。如果此时人们去睡觉了,则肝胆可以得到自然地休息。肝胆为木气所主。木气得养则可以生长化收藏。即所谓木者,阳之上升状态也。古人用五行来描述人体的脏腑,其实是找一种实在的东西来比拟阳气的不同状态。因此，既然阳气不能自然上升，也就是说春之不春，何能得夏旺秋收冬藏。此一周期小则为一天，大则为一月、一年，更大则为六十年。而抑郁者，春之阳气不伸也，或曰子时一阳不升也。

治疗抑郁从阳立论

由此而知，治抑郁当求之于以下几条。

1. 扶阳气，则元神得养。

其法当补少阴，少阴者，心肾也。肾为真阳水火之宅，内寄相火；心为君火之处，内有元神所寄。心肾阳气充足，则君火可制约全局而无抑郁之弊。

2. 伸阳气，则元神能出于阴。

阳在春升，在夏长，在秋收，在冬藏。故养春气即是伸阳气。其治在肝胆少阳之经。而伸阳气即需养少阳春升之气。适时睡眠、辛以养肝即是。（肝欲散，即食辛以散之，以辛补之）

3. 降郁火。

阳得养则旺，得伸则可出之于外。于是再降所郁之火，则阳升之路可畅，而郁邪可祛。开四关升清地气、降浊天气，则东西两路可通。更有清降阳明诸法，皆是。

以上诸法若能融会贯通，则治抑郁不过如此。唯需注意尽量不用西药，或者用而不用，能减则减。西药的功效在于把阴阳调整到一个低层次的平衡上，是以抑制生命的旺盛为代价以取得暂时的安定，颇有夹板治驼的味道。

从阳气治郁证，大法即是如此。即如其他疾病，多关乎阳气之偏左偏右，也照样可依法施术，其理大同小异。

第六节
中医是如何治疗肿瘤的

肿瘤,俗称为癌症,大家往往闻癌色变,认为是绝症,得了癌症必死。可是事实是这样的吗?让我们来看看到底现在的医疗界在如何治疗癌症。

当前错误的治疗方法

先是切除原发病灶,当然这里有个条件,是要找得到原发的肿瘤。然后,开始放疗,化疗,轮番操作,一直把肿瘤细胞消灭至死为止。于是西医认为,肿瘤已经治好了,可以无忧了。可是病人经过这样的治疗,病真的好了吗?临床所见,如果病人没有死于手术与放化疗,那是幸运,然后,过几年又会复发。那时,又轮番以上操作,结果三番五次,最终病人死了。

当前,虽然医疗技术发展很快,但西医对于肿瘤的治疗,仍是手术、放疗、化疗这三招。这样治疗的结果其实是本末倒置,不顾命而只顾癌。结果导致病人越是开刀,越是死得快;越是放化疗,越是寿命不长。况且,西医在开刀之前往往要立下霸王条款,病家签字画押:如果死亡,与医无关。

前几天在门诊治疗一病人,女,63岁,乳腺癌手术数年,并做过放疗，自述放疗后出现膈肌与肚脐之间一横带疼痛，数年未愈，而来求治。并且放疗后出现头晕、青光眼。这是放疗损伤了中焦阳气，阳虚而寒滞所致，当以四逆法扶脾阳方可。我先取三焦经、胆经以开通身体上下气机，并配合背后的夹脊穴点刺，疼痛即去。

我在临床上经常治疗肿瘤，特别是经过手术以及放化疗之后的肿瘤病人。这些病人在经过放化疗后，普遍面色苍白，乏力疲劳，精神不振，食欲减退等症状，这些都是放化疗损伤中焦阳气的表现。但可惜西医不知道如何扶助中阳，只知道按疗程来放化疗，至于病人是不是阳气极虚，是不是无力支持下一步的放化疗，西医好像没有什么兴趣。岂不知如果生命的阳气都没有了，还谈什么抗肿瘤呢？放化疗之后，可以服补中益气汤或者四君子汤加附子黄芪，都会有极好的效果。千万不要吃六味地黄丸等滋阴之药，这只会让病人的阳气消耗得更快，更虚。

中医治肿瘤的道理

对于肿瘤，中医有其明确的理解与治疗理论。肿瘤是病邪，而且是寒邪。但患肿瘤的人都一定是三阴体质，否则寒邪不能客入并形成肿块。因此，其治疗之法，不在于祛除肿瘤，而在于扶助阳气，改变病人的三阴体质，这才是治本之道。治疗肿瘤时，中医的眼中看到的不仅仅是病邪，还会观察到人体的阳气强弱，从而扶正以祛邪。凡看病，西医多重视疾病，强调抗菌、消炎、杀毒，病毒不去不罢休。不管是什么症状，西医的所有检查手段都在于寻找病毒，并彻底地杀灭掉。而中医看病，重视的是人体的阳气的状态，强调扶助阳气以祛除病邪。所以，好的中医看病，决不会大量地应用寒凉中药以清热解毒，相反，更重视正气与邪气在六经的哪个层次上斗争，从而根据这个层次来用方用药。

病邪客入人体，会导致疾病的发生。这时应该如何治疗呢？西医的方法是找到病邪,吃药或者打针,以身体为战场,直接杀死病邪。中医的方法是看看正气的强弱,吃药或者针灸,调整身体的阳气平衡,让阳气把病邪清除出去。所以,一个是祛邪的方法,一个是扶正的手段。二者颇有不同,其结果也不一样。如果人体正气尚强,西医的治疗方法不失为高明,邪去而病退。如果病人属三阴体质,阳气素虚,再加入西药的强力攻邪,就是导致阳气更虚,体虚而邪气更加深入,结果疾病持久不愈,以致形成痼疾,至死方休。对于肿瘤的治疗就是这样,单纯依赖西医的方法,少见有完全治愈的病人,如果按照中医的思路,反而能治好不少的肿瘤患者。一死一生,一败一成,作为病人,可要谨慎了。

当然,中医也有三六九等,并不是每一个学中医的人都会治疗肿瘤。但能治大病重病危病疑难病的中医,一定会治肿瘤,这是一定的。凡是病,其理都一样,好的中医眼中看到的不是疾病本身,而是机体的阳气虚不虚,邪气客入哪个层次,如此而已。

经过以上的分析,我们知道,肿瘤是可以完全治愈之疾病,并非是死证。病人一定要树立起生存下去的信心,配合医生治疗。经常见到一些人在没有知道有肿瘤时,精神还不错,但一旦检查到有肿瘤,且是晚期,一下子精神就崩溃了。而且死得也特别快。这也告诉我们,肿瘤其实不一定马上导致病人死亡,但恐惧却让人更快地死了。

但肿瘤到了晚期,正气已败,肾阳亏损,那时真的是回天无力了。所以,关键还在于平时,要知道养生保健,要保养元气。否则生活腐化,不知节制,正气内耗,阴邪内聚,化生肿瘤。

从中医理论来看,肿瘤就是阴邪凝聚而成形的。我们知道"阳化气,阴成形"。肿瘤是形,其根在气。气化旺则其形可散,气化滞则其形必凝。单纯开刀切除是一种笨法,只见形,不知气化之理,若更加以放疗化疗,则正气大损,面色苍白,气血皆虚,其时当急急扶正,千万别只知杀死肿瘤,却不知道保护正气,正气一旦被灭,则生命也就结束了。

中医治癌的几个方法

肿瘤不可怕,它不过是一个重病,但也并非不可治之病。中医治疗肿瘤有着两千年的历史经验的沉积,完全有办法控制肿瘤。以下结合中医理论谈一下中医治疗肿瘤的几个方法。

托透法。肿瘤病人已至三阴伏寒之严重程度,只能抽丝剥茧,层层融化,且越在里层密度越大,形如坚冰,癌症难治也就在于此。邪气侵犯人体时从表入里,从皮毛、肌腠顺经络到脏腑。邪之入路亦是邪之出路,固当开门逐盗,中医叫托透大法,最常用莫如麻黄附子细辛汤。所有肿瘤都已形成垃圾阴精,三阴伏寒,只可先扶助元气以立命,然后托透。简言之,若中气尚足,肾气被寒邪冰伏,尺脉极沉,而关脉在浮中取时略有,或指下四分之一、指下滑等,合用四逆汤以化阴寒。若尺脉顶关,合白通汤以通畅阳气。中气乃元气敛降藏至坎中化生而来,若中气虚弱,则下焦元阳之气必不足,需"三阴统于太阴",合用附子理中或是附桂理中汤。若阴阳气血俱衰,如放化疗之后(形同疮家、亡血家、汗家),合用阳和汤,以麻黄通行十二经。

温阳法。既治体质之阴寒,又可有效预防重症之中焦阻隔。此法乌附剂同时使用,且附子大剂量30－100克,要用同一批附子,逐日叠加,直至找到病人之瞑眩量,即自身排毒反应。用乌头同时加防风、黑小豆、蜂蜜各30克。

攻癌法。一则:十八反之甘草、海藻,红参、五灵脂,相磨、相荡、相激。二则:止痉散,全虫,蜈蚣各3－6克。使用的前提,胃气足,若胃气很差,不可使用。三则:夏枯草、木鳖子,正气渐强时加用。四则:川贝、大贝,大贝60－120克,川贝只打粉,6克冲服。五则:尽量少用或者不用寒凉解毒的中药,以防伤正。

中焦阻隔之治疗方法。此为大虚至大实，万不可只用通法。常见于中焦部位肿瘤，如胰头癌、胃癌、肠癌、肝癌、子宫癌。中焦包括脾胃、大小肠、膀胱、三焦，亦是气化场所，若大便不通用大黄附子细辛汤，若小便不通用小量升陷汤去知母加五苓散（紫油桂 8 克，泽泻 21 克，余 13 克），此时只能四两拨千斤，因根本已大虚，气化无力，重剂不受。黄芪 30 克，柴胡升麻各 6 克，红参或高丽参 15－30 克，煎好后送服五苓散，每次 5 克，直至二便通畅，即停药，立即回到治本上。

基本药物。化痰：海藻、浙贝、夏枯草。解毒：白花蛇舌草、半边莲、半枝莲。平补：太子参、黄芪、白术、北沙参、生地、麦冬、石斛、天花粉、仙灵脾。又有人提出各种肿瘤首选半枝莲，无论做饭，日常所有用水，都要用此药煎水。

如果病人服用中药三年后，肿瘤一直没有复发，以后也就很少复发了，这时就算是治愈了。

另外，肿瘤体质多属阳虚阴盛之体，否则，也不会有肿瘤。因此，若见此类体质，当时时以四逆汤自保。四逆汤内在机理是补土伏火，而在治疗肿瘤时这是一大法。

综上所述，肿瘤局部是实证，但全身是虚证。故欲治肿瘤，先扶正气。正气虚则瘤反扩散，攻之反危。正气实则瘤必退缩，拨之可动。虚人宜守不宜攻，相安即可。实者，津液凝聚成痰毒之实，实者能守复能攻，除恶务尽。要在虚实之辨为先，攻补结合，攻局部之实，补全身之虚。攻者，化痰解毒、活血化瘀，补者，益气养阴、补益脾肾、调整阴阳。要在综合治疗，时时顾护正气，切莫汲汲于攻取之道，否则正气内败，其命不保。

再强调一遍，肿瘤是完全可以治愈的。医生有信心，病人也一定要树立信心。否则，信心一败，则必成死症。

肿瘤病人的忌口以及注意事项

当前社会对肿瘤往往有所误解，其实肿瘤不是绝症，只要不是晚期，一般中医都有办法治愈。即使是晚期，也可以服中药取得良好的效果。因此，病人要有信心，医生才有办法。否则，谁也不能救你的命。

注意饮食调养，是肿瘤患者能康复的重要保证。否则，必致服药无效，甚至于本来已经康复的病人因而出现病情反复。所以说，肿瘤患者不能随便吃东西。不可认为反正病人活不长了，想吃什么就吃什么吧。这样反而会刺激肿块生长转移，促使病人早死。

肿瘤为阴寒之病，因此，凡是阴寒之物，皆不可入口。病人不妨参照《现在吃什么健康》一文所提供的饮食禁忌，再配合以下说明，严格忌口。

(1)寒凉之物，如冰淇淋、冰块、牛奶、各种奶制品、绿豆、海带、绿豆芽、苦瓜、西红柿、豆腐、竹笋、芋头、空心菜、黑木耳、金针菇、莴苣、冬瓜、芹菜、苋菜、茭白、黄瓜、西瓜、柿子、香蕉、枇杷、梨、桃子、甘蔗、兔肉、鸭肉等，水产类的鳗鱼、螃蟹、牡蛎、田螺，等等。以上这些都会损伤人体的阳气，肿瘤患者一定要少吃或者不吃。

(2)高脂肪、高糖及低纤维素的食物，都要少吃或者不吃，如汉堡包、炸薯条、奶油、巧克力、肥肉、鱼籽、蛋黄等。

(3)动火刺激之类的食物尽量不吃，如油炸、煎、烧烤、烘烤，等等。烧烤食物包括任何使用木炭、煤炭、煤气以及电烧烤的食物。尽量少吃辛辣食物，包括辣椒、生姜、胡椒、生葱、生蒜等，要在医生指导下吃。

(4)红色的肉类要少吃，如猪肉、牛肉、羊肉等。可以吃土鸡肉，其肉色是白的，养正气，顺肝气。

(5)所有加工的肉制品，统统不能吃。一则里面添加了亚硝酸盐，能致癌。二则肉质极差，里面有动物肝脏、淋巴腺等有毒组织器官。

（6）腌制食品都不可以吃，包括咸菜、腊肠、咸鱼、火腿、鱼罐头等，里面都含有亚硝酸盐，且性属阴寒。

（7）凡是工业生产或者包装的食品，尽量要少吃。因为里面有不少种类的添加剂，都是化学毒素，能致癌。

（8）忌吃含激素多的食物，比如动物内脏千万不能吃。现在的猪牛鸡多是吃饲料长大的，饲料里含有生长激素、低劣的抗生素以及各种添加剂，大部分都储藏在动物的肝、肾、心等器官里。如果要吃肉，就吃用粮食喂养的动物的肉，如土猪，土鸡，但鸡屁股不能吃。坚决不能吃公鸡、猪头肉、海鱼以及猪油。

（9）忌吃热烫食物，不要喝热烫的水。

（10）忌吃饭过快，要细嚼慢咽。

（11）忌吃生鱼、生肉、霉变食物以及酸野。

（12）忌吃粘腻、油腻以及坚硬的食物。

（13）忌吃发物，如芥菜、韭菜等蔬菜，以及荤腥的蚌、蛤、河豚、虾、蟹、蛹等高蛋白食物，以免引起过敏反应。

（14）平时不喝酒的人就一定不要喝酒。如果经常喝酒的人，可以每天少量喝点红葡萄酒。白酒必须戒掉。不要喝药酒。

（15）戒烟，并且不吸二手烟。抽烟已经肯定为肺癌的重要致病原因。

（16）不可滥吃补品，如鹿茸、人参、黄芪、冬虫夏草、桂元、枸杞、西洋参等，要在医生的指导下服用。亦不可滥服各种维生素、鱼肝油、脑黄金，等等。不要胡乱注射干扰素、胸腺肽等药物。

（17）忌吃壮阳食物，如狗肉、鸽子、麻雀等。壮阳不是补阳，壮阳会耗阳，导致病情恶化。

（18）少吃盐。

（19）从来没有吃过的东西，不得吃。

（20）不能蹲着吃饭。

食道癌患者不要吃高碘食物，主要指各种海产品，如螃蟹、虾、无鳞鱼、海带、乌龟、鳖、海参等，也包括加碘食品和加碘盐，因为会导致肿块破溃。

肝癌导致腹水患者要忌如下食物：莴笋、魔芋、鸡、鸭、海鱼、牛、羊、豆类、盐。多吃荞麦可以通利肝腹水。

以上是肿瘤病人的饮食忌口。可能有人会说了，怎么这么多呀，那到底可以吃什么呢？

其实，可以吃的东西很多。如本季本地所生产的蔬菜瓜果，只要不属于以上所列者，皆可以吃。再如，白鹅、鸡蛋、驴肉、有鳞的河鱼都可以吃。还可以适当地吃乌龟、甲鱼。蔬菜包括蘑菇、煮熟的大蒜、萝卜，白菜、菠菜、生菜等多种绿色蔬菜。也可以吃花生、瓜子，核桃、板栗等坚果。大米，小米，玉米、小麦、荞麦等都可以吃。

一般的蔬菜和瓜果可以适当吃，但要限制过多地食用寒性瓜果，如西瓜、柚子、苹果等。

经常喝米粥或者八宝粥可以养胃气。消化不良时要保证营养，可以多喝鳖汤。就是把鳖的肉与甲切碎，小火长时间煎煮至肉烂，喝汤即可。肿瘤病人可以经常喝牛筋汤。我认为二者经常交替服用，可以固正气，祛阴邪。

肿瘤病人要保持一定的饥饿感，吃个七分饱即可。

肿瘤消失了，想吃什么就吃什么，不在此列。

得癌症了，说明以往的生活习惯不健康。要仔细分析，坚决改正。

肿瘤患者心态要正，心情要好。一定要早睡，要求晚上11点前要上床休息，不得熬夜。

适当练习气功非常有益于恢复健康。每天运动至少半小时，除了散步、跳舞、慢跑、打太极拳外，做家务也是很好的运动。

一般不建议做放疗和化疗。杀敌八千,自损一万,只会折寿,无益于治病。一旦误做放疗化疗,必然导致正气受损,要及时找中医调整身体。

肿瘤小偏方

肿瘤是个大病,治疗肿瘤是个系统工程。病人与医生都要有信心和希望。病人尤其需要每天坚持服中药。民间的各种偏方可以参考,但还是需要辨证治疗。可以根据医生的处方,适当地配合下面的方法,有助于病情康复。

(1)每天早餐用 60 克薏苡仁做成稀粥,不加盐,不加任何东西,把粥吃光即可。薏苡仁健脾化湿,有抗癌作用。特别是放疗化疗之后的病人,更要以此法扶助脾气。任何肿瘤患者均可以此方坚持下去,自见疗效。

(2)食道癌、胃癌患者可以取做豆腐时,用盐卤点豆腐挤压下来的浆汁。适量当茶饮,每日可取用浆汁 1000 毫升,不拘时频饮即可。以有效为度。

(3)重灸关元、中脘、足三里等穴数百壮。因为癌症属于积聚,就是由于气血不通造成的,灸法可扶助正气,疏通阳气。重灸两三次,每次需间隔三个月,可收显效。

(4)食欲不振的病人可自用生山楂 50 克,枳实 25 克,煎水常服,可以消食化积,提高食欲。

(5)血癌及咽喉癌可服六神丸,每次服 10 粒,每日 2 次。在口中含化后再温开水送下。

(6)治疗肿瘤疼痛的小偏方:取一只一斤左右重量的活鳖,洗净后放入沸水中煮 10 分钟,然后取出胆囊,挤出胆汁,加入到 50 毫升红葡萄酒中,稍混匀,一次性温服。肿瘤疼痛时病人往往十分痛苦,要用吗啡或者杜冷丁止痛。而用此偏方,止痛效果明显。

中医治癌——一例胃癌术后的中医康复治疗

中医对于肿瘤的认识与西医不同,因为二者的理论基础不同,其治疗效果也不同。从某种意义上说,中医是完全能够治疗肿瘤的,但对于不同脏腑以及不同时期的肿瘤,其治疗效果也有所差异。但不管如何,当病情已经十分严重,且西医已经完全放弃治疗时,不妨试试中医,也许效果会非常令人满意。

临床上我经常治疗肿瘤,有得有失,有成有败。晚期肿瘤多数效果不好,但对于早中期肿瘤来说,成者居多,病人满意,我也十分欣慰。但即使是晚期肝癌,肝区已经剧烈疼痛,西医断定只能活三五个月的病人,经过积极的中医中药以及针灸治疗,多数病人可以无痛苦地多生存几年。虽然最终回天无力,但中医能有效地解决疼痛的折磨,亦不失为有效的治疗手段。

中医治癌,讲究的是既保命,也治病,既要扶正,也要祛邪。最忌学西医的样子,见癌而攻癌,大量应用苦寒有毒中药,完全不顾护衰败的正气。这样的治疗注定是要失败的。关于这个问题,我认识十分深刻。曾经在临床上屡见病人手执某医处方来诊,其方不过是诸多苦寒抗癌中药的堆积,毫无扶正观念,且一意抗癌,不死不休。最终癌细胞还没死光,病人却撑不下去了。如此治病,病家之祸,而医生又如何能够心安?

这里我提供一例胃癌术后中医治疗经过,只是想说明我治疗肿瘤的上述观点:扶正亦可以祛邪;见癌休治癌。当前肿瘤泛滥,此类病例很多,既然临床上已经取得了良好效果,说明我的思路有可取之处。我不揣简陋,以最近治疗的此病例抛砖引玉,希望能对医者病者有所启迪,亦希望能得到良医的指点。

董某,男,46 岁,新疆人,患胃癌三年,于 2008 年 12 月做胃大部切除术。近 4 个月来渐而清瘦,多汗,面色萎白,环鼻色苍白,纳差,声低无力,经常感觉腹胀,大便时干时稀,饭后马上就要大便。寻医良久,于 2009 年 3 月 16 号来我门诊求治。当时其脉左关沉涩,右浮而无力。舌下瘀甚,舌边红,舌苔黄厚。此为术后伤正,气虚血瘀,中气不升之象。即为处方如下:

红参 10 克,五灵脂 10 克,石斛 15 克,麦冬 10 克,玉竹 15 克,三棱 10 克,山茱萸 15 克,莪术 10 克,鸡内金 10 克,山药 20 克,白术 15 克,天花粉 10 克,生黄芪 15 克。

三服,水煎服,日一剂。

3 月 18 号二诊,自觉舒畅,腹胀消失,饭后即需大便的感觉稍减,左关脉大滑不涩,右脉略有力,右关略软,舌下仍瘀,舌苔小白腻。药已对症,右关显示中气仍未提起,上方扶中尚嫌不足,嘱原方加白术 30 克,继服三服。

3 月 20 日三诊,面色略红润,右关寸沉涩,舌苔小白。药症相符,久必见功,嘱续服三服。

3 月 23 号四诊,病人对治疗效果十分满意,因食宿不便,要求回家继续治疗。略调其方,以为长期之计。

红参 10 克,五灵脂 10 克,石斛 10 克,麦冬 10 克,玉竹 10 克,三棱 10 克,莪术 10 克,鸡内金 10 克,山药 10 克,白术 30 克,葛根 10 克,生黄芪 45 克,山萸肉 15 克。

十服,水煎服,日一剂。

并为处散剂一料，以固本培元，活血祛邪，冀图缓缓收功。

炮山甲10克，三七10克，鸡内金10克，红参10克，五灵脂10克，甘遂10克，珍珠10克，蜈蚣10条，土元10克。

上药共研极细末，装瓶备用。

每日1次，每次1克，与药液一起冲服。

同时配合民间治癌验方常服以帮助攻癌祛毒。其方：取土鸡蛋一个，打开一个小口，放入去头足四肢的斑蝥一只，然后于火上烧熟鸡蛋。每天吃一只鸡蛋，吃时去掉斑蝥。

4月25号来信："身体状况有了明显的改善，体重增加，身心状态良好。只偶尔会出项犯困、心跳加快症状。4月22号检查血液，白细胞和血压均低于正常值，打两支增加白细胞的注射液后，血压恢复正常。但还有以下不良反应：1.肚子时常会有胀气。2.胃部有时仍然会泛酸。3.偶尔会感心跳加速，全身犯困。4.在对其胃部按摩时偶尔会感到有一个小疙瘩，但有时又没有。且病人自述，第一天食用斑蝥鸡蛋一个，出现吐白沫之症状，犯困症状；第二天坚持服药，药量减少为半个鸡蛋，至目前一直无不良反应。"

病情正在恢复之中，之所以会出现犯困，血压低以及心慌反应，我认为仍是中气不足之象，当略加益气升提之品。再改药方如下：

红参10克，五灵脂10克，麦冬10克，玉竹10克，三棱10克，莪术10克，鸡内金10克，山药30克，白术30克，葛根10克，生黄芪45克。

十服，水煎服，日一剂。

药粉继续服用,不需停药。

服药期间,病人曾告知服药时有拉肚子和口腔溃疡的症状,为了缓解疼痛,病人在当地一个私人诊所打了3天点滴(名称为菌必治、维生素C和B),当天打完第一针后,就出现呕吐症状,以至于饭食和水等均无法下咽,当第三天打完后,口腔溃疡有所好转,但呕吐现象更严重(口吐物非饭食,仅是苦水,像啤酒沫。症状同西医化疗后的反应很相似),针打完后三天内任何东西都难以下咽。家人以为是胃内有异物,或是肠粘连,故迅速赶往乌鲁木齐医学院住院检查。胃镜结果显示,胃内生长很好,无任何异常现象。但食管发炎,接吻处红肿发炎。CT检查,结果显示,肝、脾脏、肾等未见任何阴影或异常现象,但肠子有点紊乱,肠间长有小小的淋巴,脾脏有点肥厚。医师认为结果良好,令出院。上述期间,由于事出紧急,所有的中药药方暂时停止,时间大约20天。

此是中气不足之象,如果加上苦寒抗生素,则必然阳气受损,脾阳不升,胃阳不降。嘱不可滥用抗生素,于原方减去麦冬、玉竹两味滋腻之品,原方继用,不停。

6月15号病人女儿来信:"于2009年6月1日在乌鲁木齐医学院做了术后半年的全面复查。结果令医生和我们家人都非常欣喜。通过胃镜和CT的检查,发现身体内未有任何异常现象,医学院的医师非常惊讶,他们认为我父亲恢复得如此之好,很大程度上应是归功于您的中药治疗。所以,我们全家对您表示由衷的感激,再次谢谢您啦!"

最近数年来,我治疗了许多的手术后肿瘤患者。多数病人初诊时伴有明显的正气虚弱之象,比如面色苍白,言语无力,口唇青暗,精神不振,食欲不振,恶心,消瘦,肌肉松软等表现。在这种情况下,我完全不考虑病人所患的是不是肿瘤,念念所在,只是顾护正气,增强元气,一般我喜欢用四君子汤加味。以此为本,徐徐调理,病人自然会慢慢地完全恢复健康。数年前我在某民族医院工作时,曾经治疗该院一女医生肿瘤术后,面诊时极是萎靡虚弱。我用扶正的方子,调理一月余,面色竟然红润起来,且其健康程度远远超过正常人,当时许多人叹为神奇。

在奥地利我大多是用针灸治病,也治疗了不少肿瘤患者,而且效果也极为神奇。特别是肿瘤放化疗后,或者手术之后需要恢复元气者,针灸显示出了极强的生命力,而且肿瘤病人都十分喜欢针灸疗法。举个例子:

BRUNO,男,45岁,在意大利听说我们这里针灸效果不错,慕名来诊。病人患脑肿瘤三年,已经做过脑部肿瘤切除术。现左侧上肢上举无力,走路左侧无力,但仍然能独自缓慢行走。其左脉沉软无力,这是左升不及的表现。自述最近又开始做化疗,感觉十分疲乏,伴有恶心感,由于化疗伤了正气,必然会出现中气不足诸症。我为针小腿部足阳明经数穴,用两寸针深刺,并配合百会、上瘤穴,针入病人即有轻松感。留针半小时后,说已经十分舒服,疲乏感大减。经过数次治疗后,病人面色红润,精神振奋,走路明显好转。2009年上半年病人一直在做化疗,但配合针灸与推拿治疗,元气未见明显衰退,且精神渐好。7月8日病人来告知,检查后医生发现其脑部肿瘤细胞已近消失。如此高强度的持续化疗,一般情况下病人会出现明显的副作用,且出现乏力,难以支撑下去,但此病例通过针灸治疗,有效地保证了持续的化疗疗程。

近年来我总结了临床上的大量针灸肿瘤的经验,发现如果在放化疗之前适当地配合针灸治疗,可以有效地提高病人对放化疗损伤的耐受性,也就是说,针灸可以有效地保护病人的正气,提高病人经历放化疗的生存力。这可以帮助本来体质虚弱,不能耐受放化疗的病人坚持完成预期的疗程,同时还可以减少放化疗的毒副作用。

第七节
中医是如何认识肝炎的

当前，我们周围的乙型肝炎病人不少，显然，肝炎已成为我们健康的巨大威胁，因此我们应该高度重视防治这一疾病。那么，按中医理论，肝炎应该如何康复？以下我详细地从肝的生理到病理，结合六经辨证以及临床误治来分析一下肝炎的正确治疗与康复之道。

生理病理

肝炎，顾名思义是肝的炎症。这是西医的病名，中医两千年来压根就没有这样一个名字。中医是如何认识肝以及肝炎的呢？我们先从中医理论来分析一下肝的生理病理特点。

肝属木，应东方，其味酸，其性温。肝主升，主藏血。也就是说，凡是人体的阴血要向上升发就一定要依赖肝的作用，肝可以从左面把阴血温升上去，这是肝的基本作用。而肝病就是肝的这一功能受到了损害，病人首先表现的就是阴血左升不足。表现为面色萎黄，乏力，精神不足等症状。木克土，如果肝气过强而伤害了脾胃土气，就要导致脾胃土的运化受纳功能受损，病人出现食欲不振，四肢萎软、困倦思睡、腹胀腹满、黄疸等症状。肝郁不畅，则肝气不舒，气滞则血瘀，因此，病人经常会出现胁痛，胁痛久则慢慢会发展成肝区硬痛，都与血瘀有关。

　　由此我们知道,如何才能恢复肝病患者的健康呢? 最基本的一条就是要恢复肝的温升功能。肝喜温恶寒,喜润恶燥,喜升恶降。因此,凡是温的、润的、升的往往都是肝所喜欢的,也是可以治疗肝病的。凡是相反的就一定会伤肝,导致病情加重。

　　先看看肝炎的一些常见症状:急性肝炎早期可有疲乏、发热,类似感冒,大约3天至5天后热退,因此可能被误诊为流感。之后即出现消化道症状,包括厌食、恶心、呕吐等,继而出现眼黄、尿黄、全身乏力等症状。慢性肝炎多出现全身疲乏无力、头昏、口干、口苦、肌肉或关节痛、食欲减退、恶心、厌油腻、右上腹不适、腹胀、腹泻。严重者可出现黄疸(皮肤、眼睛发黄,小便黄如浓茶色剂等)。有些病例可出现肝病面容,表现为面色暗黑、黄褐无华、粗糙、唇色暗紫等,还可引起颜面毛细血管扩张,蜘蛛痣及肝掌,有些病人可有脾肿大。

　　我们按中医理论来分析一下这些症状,对于正确认识肝炎有极大的好处。

　　首先这种病人多属三阴体质,阳气素来不足,因此,易受邪客而发病。其早期出现的是明显的太阳病,但正虚于内,邪客于外,太阳抗邪无力,发烧也必为低热。三五天后,邪自太阳而深入少阳,发为少阳病之口苦、咽干、干呕、不欲饮食等症。少阳为阳气枢纽,此时如果不能透邪外出,则病邪继续深入,客入太阴,发为太阴病,出现眼黄,尿黄,目黄之黄疸以及全身乏力之太阴阳虚证。此时邪初客入太阴,正气未受其损,尚可扶阳抑阴以透邪外出,则邪透而身安。如果见黄疸而辨为湿热,滥用苦寒以创伤阳气,则正气无力祛邪,病邪得以深伏三阴,发为慢性肝炎。所以,所谓的慢性肝炎,一定是阳虚而邪恋。

　　如果邪气伏于太阴,则表现为腹胀、腹满、腹泻、恶食油腻等症状。从症状上来看,此时的肝炎,其实是中医的脾胃病。人体正气已伤,脾胃升清降浊功能失司,清阳不能左升,浊阴不能右降。可以说,大部分的慢性肝炎即是太阴病。病人平时当属太阴体质,脾阳素来不足,必面色苍白,长期慢性腹泻之人,邪客则伏入其虚处,缠绵难愈。此时之肝炎,已经不是肝病,而是明显的脾胃病了。

如果伏于少阴,则表现为精神不振,疲乏,但欲眠,面色暗黑,黄褐无华,脉微细等症状。病人必属少阴体质,平时必有手足冰冷、畏寒喜热喜温、环唇苍白等表现。肾阳不足是肝病转成慢性的主因,而扶助少阴阳气才是治本之道。千万莫见"炎"字而滥用苦寒消炎药,则病情必转而加重,甚至于导致肝硬化。

如果伏入厥阴,则表现为口苦、腹泻、腹痛、食欲不振、胁痛、颜面毛细血管扩张、蜘蛛痣及肝掌、脾肿大等症状。厥阴乃阴阳离合之关键,欲治乙肝要先明厥阴。厥阴为三阴之尽,或阳回而转为少阴,或阳出而转为太阳,或阳绝而转为死证,因此,病到厥阴时,全凭人体一点阳气的去向来预知其疾病转归。病及此者,必阴阳错杂,上热而下寒。上热则蜘蛛痣,且多在面部,上肢或者胸处。因为肝主藏血,肝病则血必瘀滞于上。两胁疼痛是邪正交争于肝经所致。肝病多口苦,咽干,头两侧胀或按痛,这是厥阴经证,不可认定为少阳证。腹泻,速度快而不痛,这是上热下寒,阴阳分离的典型症状,不可认定为太阴证。

经过以上分析,我们已经明确,所谓有肝炎就是外邪自太阳而深伏三阴之病。其初期当开太阳以解表,兼以扶正,则可速效。等病邪深伏三阴,则要认定肝炎是一个阴证,要扶阳气,"益火之源以消阴翳"方可,万不可滥用苦寒伤阳之药。

六经辨证论治

对于慢性肝炎的中医治疗,具体来说有以下几个关键点。

如果少阴,太阴症状明显,则先去少阴太阴症状为先。不要见肝而治肝,当随证而治。太阴证要扶太阴之阳,用四逆汤为主,兼以透表以祛邪外透少阳。其方必配合柴胡剂。少阴证则以附子汤为主,配合重灸关元穴以扶少阴阳气,培元固本。厥阴病要首先破冰去寒,以四逆汤加减应用数剂,等脉右尺由沉软无力转而稍起略弦,即可换方乌梅丸,以直捣厥阴,引阳入阴而消其阴翳。

若证见上热下寒明显,则以柴胡桂枝干姜汤开太阳,扶太阴,枢少阳。若寒邪较盛而疼痛明显,或者低烧不退,则以当归四逆汤合厥阴而开太阳之门。若四肢逆冷,可用柴胡桂枝干姜汤合四逆汤以加强温少阴之功。若太阴寒盛,病人胃脘寒凉胀满而食欲不振,大便溏泄,于附子理中汤加硫磺粉冲服,可直补太阴之阳气。若三阴合病,则四逆汤配合附子汤先扶三阴阳气,以为治本之道。

肝炎是难治病,肝炎指标很难转阴,但为什么难治呢?因为阳虚而邪盛。病邪比较猛烈是一方面,但其根本原因还在于机体的阳虚之本不能完全恢复,医生过于见症治病,见指标而退指标。因此,治疗慢性乙肝就要抓住三阴病这个本质不放,一心温阳,一心扶助正气,则必有完全治愈的一天。阳虚是患乙肝的根本原因,而温阳是治疗乙肝的根本方法,就是要从三阴上下工夫。中医在这个方面有积极的意义,病人千万不要忽视中医。

阳无阴不生,阴无阳不化。重视扶阳的同时,切忌过于刚燥伤阴,则病必加重。因此,稍佐酸甘之品以生肝之津液,柔其燥性,亦属必需之举。我常在扶阳大剂中配合当归、枸杞等药,则温而不燥,颇能顺肝之柔升之性。

总之,治肝病的关键就是宁温勿寒。

错误的治疗

当前最多见的是慢性乙型肝炎,因为有个"炎"字,因此,抗炎成了医生治疗的首选方案。那么,肝炎真的要抗炎吗?

一般临床所见,肝炎病人往往转氨酶升高,所以,西医认为只要转氨酶升高就是肝炎。而不少庸中医顺着这个"炎"字就发展成一套道理:转氨酶升高就是湿热,就是热毒,就要清热、解毒,或者凉血、活血。据说这种治疗方案可以改善肝功能,消除肝细胞炎症坏死,并可促进肝组织病理损伤的修复,等等。

事实是这样的吗? 庸工把乙肝当成湿热治,不知标本,是谓妄行,所以越治越重。君不见,凡是用以上这些方法来治疗过的肝炎病人,有几个是完全康复了。又有多少病人因此而面色萎暗,食欲不振,精神变差。这种治疗,充其量不过是暂时缓解了肝病的症状,貌似有效,实则为害非浅。脾胃为后天之本,必须依赖先天肾阳来温煦,才能发挥其运化水谷的功能。滥用苦寒先伤了脾胃之阳气,既之再伤肾中阳气,美其名曰有效,实则把病人打入了万劫不复的境地。从此病人因阳虚无以化阴,阴寒邪气肆虐,永无愈期了! 正如李可老中医所告诫我们的:"其面色黧黑,腰困如折,即是明证。"所以,患了肝炎的病人,千万要谨慎小心了,别被庸医给害了。如果因为看到指标的小小变化而对这些庸医感恩戴德,那就真是愚蠢到了极点了。

关于黄疸的治疗亦是如此,千万不要一味地清热利湿退黄。真正的阳黄是不多见的,临床上见的多是阴黄。应该温通,而不是寒通。因此,茵陈蒿汤的使用频度并不高,倒是茵陈五苓散,或者茵陈术附汤经常会用到。这是一个原则性的问题,治疗肝病如果过用苦寒,虽然当时会有些效果,黄疸会退下来,肝的几个指标也会降下来,但久了必然损害阳气,最终各项指标又会反弹上去。那时再想降下来,就难之又难了。所以,临床上治疗肝病,我最不喜欢治的就是被大量用过寒凉中药,导致阳气严重受损的病人。而当前中医界又有几个是真正明白这个道理的呢?以苦寒为能事,病人不死于疾病,反而死于治疗,是谁之过?!

另外,不少人相信一些中成药可以治疗肝炎,听人说道遥丸可以舒肝,龙胆泻肝丸可以降炎消炎,黄连上清丸可以退热,等等,于是滥用此类中成药。岂不知逍遥丸、龙胆泄肝丸、黄连上清丸等都属于行气破阳之药,初服似可减轻症状,但代价是消耗人体阳气,比西医西药还可怕三分。诸位肝病患者千万不可滥服此类药物。

日本曾经流行小柴胡汤治疗肝炎,当时每个肝炎病人都吃小柴胡汤,结果导致不少人因此而死亡,于是才停止这种做法。中医与西医不同,中医是讲辨证论治的,有其证则用其方,不像西医那样把抗病毒用到底。肝炎只有属于少阳证时才可以用小柴胡汤,非此证而滥用此药,必然会导致祸患。从整个慢性肝炎的发病过程来看,大部分的病人是不能吃小柴胡汤的。

滥用寒凉清热,使寒邪从三阳转入三阴,病邪潜伏三阴层次,转为慢性乙肝。此时尚不罢休,又用清热利湿药攻伐阳气,最终令阳气崩溃,而阴邪成形,由肝炎变成肝硬化,肝坏死,甚至于肝癌。这样一步一步,随着人体阳气逐渐减退,抵抗力量也逐渐缩小,最终治成不治之症。

患了肝炎不可怕,可怕的是被庸医误治,病人一定要坚信这样一个观点。正确的中医是完全可以治愈肝炎的。有人认为如果肝炎属母婴传播者,则不可能完全治好。这是一种非常消极的认识,在中医的眼里没有不能治疗的慢性病,有的只是没有辨证能力的中医。对于这种情况,关键是要重灸关元、中脘穴以扶助少阴、太阴阳气,则阳旺而阴邪自退。

肝功能指标异常时,千万不要见指标升高而急着用抗病毒西药,这样的结果是把急性肝炎变成慢性的了。此时的肝功能异常其实是体内的正气在攻击病邪，就如同发烧一样，是抵抗反应。这时应该做的是扶助正气以抗邪，而不是滥用西药以伤正气。正气足了，病邪自然会消退，这是机体的自然康复反应。临床上我们应该知道，高烧不可怕，低烧最缠绵，因为低烧表示元气的不足，要恢复元气才是治本之道。同理，肝功能指标升高亦如同发烧，治法亦是如此。

肝炎病人千万不要做肝穿刺，这对身体的伤害极大，而且会直接导致肝病加重，慎之，慎之！

预防与康复

通过以上分析，我们已经知道，所谓的肝炎其初期其实就是个太阳病，如果因误治损伤阳气则极易转变成慢性肝炎。肝炎这种所谓的炎症不是身体的阳气太多了，相反，是因为机体的阳虚，三阴体质才是导致肝炎持续难愈的根本原因。因此，预防肝炎的关键在于改变体质，扶助阳气，使三阴体质慢慢地转变为三阳体质，才是真正的预防之道。

灸可扶阳，且可以改变体质。三阴体质的人可以经常灸关元、足三里、中脘等穴位，可扶足正气，防病于未然。或者，也可根据体质类型断续服用四逆汤、附子汤或者附子理中丸等方药，也能扶阳气，抑阴邪。有空就按摩一下肝经诸穴，特别是太冲、阴包、期门等穴位，对于疏通肝经气血十分有益。

肝属木，木气生于酸味，因此酸味可以滋养肝血。适当地食酸可以养肝血以柔肝之燥性，或者可根据中医的指示来食疗预防。有建议常服茵陈汤来预防肝炎的说法，这是非常错误的。岂不知茵陈苦寒清热，久服必伤阳气，不但不能预防肝炎，反而会让体质下降。

怒伤肝，春天应肝气之动。因此，在春天，肝病患者一定要戒怒。大怒时阳气会上逆,肝血随气升而瘀滞,使人发生肝郁气滞。肝经过颈项侧面上达癫顶,且注于眼睛。因此,春天如果大怒,极容易导致肝病加重,且出现头晕、头痛、眼病、中风等其他症状。

肝炎不是大病,不需要因此而背上沉重的思想负担。如果整天郁闷不乐,就会导致肝气郁结,进而加重肝病,而且可引起其他多种疾病。而心情愉快,气血通顺,就能疏肝理气,健脾和胃,大大有利于肝病的康复。

肝病患者进补一定要慎重。因为肝病不仅仅是肝血不足,同时亦多伴有湿滞或者瘀滞,所以用滋补品时要注意勿滥用滋补剂。治疗期间不要暴饮暴食,不食生冷的食品,更不要饮酒。绿茶性凉,肝病忌之。肝属排毒器官,凡是有毒的食品皆要少吃。

总之,经过中医的正确治疗,乙肝完全能转阴。而要转阴,不是拼命苦寒抗炎,相反应该是大补元阳,阳足而邪自退,邪退则肝气自然左升无碍,而指标自然恢复正常。因此,要彻底祛除体内的乙肝病毒,最佳最实用的办法莫过于治其先天之本。先天元气藏于肾中,肝肾又同源,因此大补肾阳即可肝肾并治,标本兼顾。更配合生黄芪以顺应肝之左升之气,兼可补益中气,再配合六经辨证,可望取得明显疗效。

第八节
亚健康状态当顾护阳气

重视阳气的理论同样适用于亚健康状态的治疗。在这方面,中医扶阳思想显示出了积极的生命力,对于亚健康状态的治疗也收到了显著的临床效果。

亚健康状态的本质是阳气的不足。

什么是亚健康状态

按照现代医学的道理，所谓亚健康状态，多指无临床症状和体征，或者有病症感觉而无临床检查证据，但已有潜在发病倾向，人体处于一种机体结构退化和生理功能减退的低质与心理失衡状态。亚健康状态的临床表现非常复杂多变，可能会涉及多个系统的功能下降，病人也处于痛苦状态。

从中医理论来看，所谓亚健康状态，就是阳气不足的状态。看看我们周围的人，多少人不是阳的功能释放过度？我认为人的机体是体阴，阳用太过，则会出现一些症状。什么症状呢？就是亚健康状态的大部分症状。另外，抗菌素的滥用也导致阳用太过；还有激素的大量使用，也耗伤了不少真阳。也许你说，我不吃激素，我不用抗生素。好，但你吃鸡，吃牛肉吧。当前城市里所供应的肉类、蛋类多数是工厂生产出来的，而工厂为了提高动物的产蛋率、产肉率，保证动物不生病，会在饲料里加各种激素、抗生素以及添加剂等。我们吃了这样的肉和蛋，怎么能不出现各种亚健康的症状来？

如何促进亚健康状态的康复

1. 重视肾阳，不妄作劳。

少房事。房事过度则伤肾阳，而肾阳为一身根本之阳，寄存于下焦之中。因此，气功理论中把下焦称为丹田，认为此处之阳非常重要，关乎人之生死寿命。肾阳不伤，则一身五脏六腑之阳有根。《内经》中把肾阳比作"天之大宝只此一轮红日,人之大宝只此一息真阳",认为此阳不息则生命之火不熄。

夜半早睡。早睡以养少阳,少阳内存相火,为肾阳所支配之阳。简单地说,如果肾阳是体,是根本,那么少阳就是用,是枝叶。少阳受肾阳所使而安排五脏六腑的正常功能,因此少阳阳气旺盛则全身脏腑机能旺盛。晚上11点至凌晨1点为少阳胆经之时辰,此时睡觉可以养胆之少阳升发之气,叶旺则根自然旺。

不妄作劳,不剧烈体育运动。过度劳累则会耗伤真气,并会伤及肾中元阳,因此古代的大医以及气功家一再强调要养气,不可过劳。根据阳主阴从的观点,阳气是人体生命的根本,但过耗阳气则会导致阳损及阴而阴阳俱损。因此,像跑马拉松、长途跋涉等,都会伤阳气,不利于养阳。

2. 重视脾阳,不吃寒凉。

饮食要温。自从有了冰箱之后,人类的饮食结构发生了质的变化,以前多以热食为主,现在则贪凉食。特别是在夏天,更是肆意食冷,如雪糕、冰淇淋、凉茶、冰啤酒等。殊不知过食寒凉之物会伤及中阳。中阳伤则易见腹泻、腹胀、腹痛、食欲减退等症状。而且,中阳为人身后天之本。先天不足是父母给的,后天就完全在自己的掌握之中了。

再者,天地人合称三才,人居中,靠天地之气而生。鼻以呼吸天气,口以饮食地气,中焦阳气则是人一生饮食天地的基础,舍此则无缘得地气之养。不少人不知谨养中阳,结果面暗肌瘦、精神不振、饮食不香,皆是中阳不足所致。后天得伤则寿命自然不能得到谨养,且杂病丛生。

3. 扶助阳气,少用西药。

不要滥用抗生素以及各种西药,以防伤正。多数西药都是以化学理论合成的,其根本不属于人体所有,而是外来的东西。机体不能直接接受化学药物,需要阳气去消化吸收。况且西药本身多属寒凉,会伤害人体阳气。

西方更有大量服用各种复合维生素保健的做法,更是蠢不可及。维生素根本不是什么宝贝,仅仅是些化学物质而已。当前滥用西药的现象非常严重,其后果非常可怕,一方面导致了不少新病大病的出现,另一方面,也让机体抵抗病邪的能力下降。

4. 中药调理。

正确地应用中药可以有效地改善亚健康状态的各种症状,相比西医治疗,这才是治本之道。

注意多用温性药物,少用寒凉,或合理地配伍应用。

有虚热不见得是阴虚,当然肯定不是热盛,因此需要从阴阳平衡上考虑,不可肆意攻伐,否则阳气一伤,病必不除。制附片是一味扶阳的好药,与一些寒凉中药配合可以取得非常好的退骨蒸虚热的效果。

中年妇女过度操劳,或者长期服用西药后,往往会出现面色晦暗,或者面颊多见黄褐癍等,此时当重视机体的阳气,从扶阳入手进行调理。在扶阳的基础上,适当地配合苦寒中药以清泻少阳的相火,数剂即可以取得非常明显的效果。这远远比去美容院从表皮上治疗黑癍要高明得多,而且是治本之法。

人过四十,或者在更年期时,多容易疲劳,整天没有力气。这是阳气不足的表现,这样的症状其实是提示机体累了,不能再过度消耗了,需要温养阳气了。大家都知道用西洋参、人参来补气,部分病例的确效果不错。但这仅仅是补了气,治疗了症状,并没有治疗产生疲劳的本质病因。人为什么会容易疲劳呢?那是因为五脏六腑不协调了,产生能量的能力减退了,导致机体的能量不足。此时治疗的关键是扶助阳气,协调阴阳,以恢复五脏六腑的正常功能。因此,既要补气,也要扶阳,还要考虑气血的平衡。

亚健康状态最常见的症状是烦燥,容易上火。往往有一点儿小事不顺心,即容易火冒三丈。当然不少人修养很好,表面上看不出来上火,但压抑的郁火在机体里面燃烧,对健康的影响更坏,发出来反而会好一些。当然,正确的治疗就不能光让病人去发火,而是要治疗产生烦燥的病因。这样的病人往往伴有两膝酸软,或者腰酸背痛,或者性欲下降等其他症状。这提示了所谓的烦燥、上火其实根本就不是实火,而是虚火,是由于肾中的阳气不足而产生的阴火上炎。因此,千万不能喝凉茶来降火,那只会越喝越伤阳气,越喝火越大。正确的治法是扶助肾中的真阳,适当地配合一些降火中药,把上浮的阴火引下来,潜下来,归入丹田。这样自然心静神安而阳气得养。

但当前的不少中医好像不这么认为,反而辨出不少的阴虚内热证来。如此辨证,自然喜用寒凉药物了。

第九节
痿证是阳气不足

痿证是指肢体经脉弛缓、软弱无力、不能随意运动,或肌肉萎缩的一类病证。本证与西医的多发性神经炎、急慢性脊髓炎、进行性肌营养不良、运动神经元病、重症肌无力、周期性麻痹、帕金森病、癔病性瘫痪和中枢神经系统感染并发软瘫的后遗症期等临床表现类似。西医多认为是绝症,但中医却有神奇的疗效。近年来,我治疗了不少痿证患者,取得不错的效果。像脑干脑炎、重症肌无力,都曾靠中药、针灸而治愈。

痿证是肢体运动功能的丧失,功能属阳,因此其阳气亏损既是标,又是本,治疗上要治标治本,以扶阳为法。《黄帝内经》云:"治痿独取阳明。"阳明是多气多血之经,因此,治疗原则宜用大辛大甘以扶助阳气,阳气足则经气足。经络能正常转输精微于四肢,则痿证自然可愈。凡痿证皆不可过用滋阴润燥之品,恐其加重阳虚,出现晚上小便增多、耳鸣等症状,又不可过用激素,虽能治标,但要及早停用,能不用就不用。

痿证的发生,既可由后天因素所致,也可由先天因素所造成。如进行性肌营养不良症等与遗传有密切关系。因此,痿证之治疗,既要自身保重,又要责之于遗传因素,有时很难取得疗效,大概是因于此吧。

在治疗肌肉痿缩的过程中,骨节和肌肉会非常酸痛,这是真阳深入骨节、肌肉,疏通经脉、驱赶阴邪的表现,此时切不可停药,尽量不要吃激素类止痛药。这样的疼痛,是快乐的,因为它预示着痿缩的肌肉又长了一圈。反复数次即能完全恢复肌肉。我的不少病人目前正在享受着这种快乐的疼痛,他们都看到了恢复的希望。如果实在疼痛,可暂时以芍药甘草汤止痛,之后要立即恢复到扶阳的方法上。

针灸对于治疗痿证效果明显。特别是各种炎症性肌肉痿缩,如急慢性脊髓炎、脑干脑炎以及肌营养不良等,都能产生神奇的效果。若能配合重灸关元穴、中脘穴,可以极大地扶助阳气,对于疾病的恢复非常有利。

再者,可适当参加体育锻炼,如做体操,打太极拳,练五禽戏、八段锦,以及跑步、打球等,都对促进痿证康复有积极意义,但只以微微出汗为度,千万不可大汗淋漓,否则可能会损伤元气。治疗过程中要合理休息,劳逸结合,尤其是脑力劳动者和老弱妇幼,以及病后体虚之人,更要注意不可过分劳作。

对于重症肌无力患者,在扶阳的同时,可以考虑用补中益气法以升提中气,同时配合桂枝法以濡养营气,宣畅卫气。与四逆汤、当归四逆汤、附子汤、附子理中汤等同时使用,可很快治愈。在开始中药的治疗过程中,一定要停服激素类药物,否则极难恢复。因为服中药是为了恢复精气,而吃激素是在抽取精气。抽取精气容易而恢复精气极难!(但服用中药期间,使用少许激素临时缓解一下症状也是可以的,特别是对那些暂时吃饭困难或无法行动者)

对于不同的痿证,我治疗的难度也有不同。一般中枢神经系统感染引起的肌肉痿缩比较好治,比如急慢性脊髓炎、脑干脑炎等;重症肌无力经过一段时间的治疗,也能很快地康复;小脑共济失调性肌肉痿缩一般能取得不错的效果;进行性肌营养不良稍微难治,但仍然能有很好的效果,且能在短期内止住肌肉的持续痿缩;最难治的是运动神经元病,或称肌痿缩性侧索硬化,几乎难以取得疗效。西医对于痿证的治疗目前暂时不能达到患者所期望的治疗目的,中医中药有优势。但以早期发现,早期用药为主,以控制和延缓病情发展。

中医对于痿证有特殊的疗效,但疗程很长,甚至长至数年。病人要积极配合医生,坚持治疗,不可轻易放弃。

第十节
减肥就是扶阳

当前,肥胖似乎成了社会心理问题,其实,年轻的女孩子稍微胖一点儿并不重要,重要的是要有健康。我不主张减肥,相反,我主张有病治病,无病健身。胖着健康总比瘦着生病好。常见面色青暗,脸上满布痘痘的瘦女孩儿,这是典型的阳气不足,虚火上炎的表现。如果能稍微胖一点,身体状态会健康起来。

单纯性肥胖的主要原因是吃得太多,摄入的热能超过消耗量,剩余的热能就转化为脂肪而积聚在体内,长期以来使用的减肥措施往往是节食(厌食)、腹泻和体能消耗等。而世界卫生组织制订出健康减肥三大原则是:不节食,不腹泻,不乏力。并且还指出每周减重不能超过1公斤。对照一下市场上的减肥产品,哪个是真,哪个是假,即一目了然。

虽然媒体所宣传的多是增加腹泻来排毒减肥,但肥胖本身不是实证,而是虚证,所以应该用补法。泻法减肥的代价是健康受损,补法减肥才是真正的治本之法。根据目前的肥胖现状,可以说,多数肥胖病人可以用温补法。这样的减肥才是真正的治本之道。如果用泻法,既伤身体,又易复发。

肥胖最主要的病因是脾阳不足,因此从扶脾阳的角度即可以调整脾之运化功能。脾阳足了,自然可以把堆积在腹部、腰部、四肢部的肥肉(痰浊瘀毒)消化掉。

针灸减肥有效。常用的穴位如梁丘、公孙、内关、足三里等。针灸减肥是不需要节食的,但是在针灸治疗期间要控制饮食。总的原则是不饿不吃,饿了再吃,可以吃青菜、瘦肉、鸡蛋,吃到有饱感就可以了,但是辛辣和开胃的食物尽量少吃,不吃甜食及肥肉、土豆、莲藕、粉条等。针灸减肥的效果与季节、气候都有关系。通常春夏见效较快,秋冬见效较慢。这是因为春夏两季人体的阳气旺盛,气化功能通畅,而有利于减肥。针灸减肥对20—50岁的中青年肥胖者效果较好。针灸减肥过程是通过经络系统的调整作用,停止之后不会很快又发胖。针灸减肥也是一个渐进的过程,不能指望几针扎下去就立刻变苗条。针灸减肥不主张"饥饿疗法",不强调过分的控制饮食。

中医治疗肥胖,需要辨证论治。也就是说,并非专门针对肥胖来治疗,而是根据机体五脏六腑的状态进行综合调治。临床上我经常遇到一些病人在治愈其疾病的同时,体重也减轻了。这也说明了脏腑功能协调了,机体会自然地把不需要的能量代谢出去。这是不减肥而减肥,是真正意义上的减肥。那种不顾脏腑功能,盲目减肥的做法,只能使人生病,其结果得不偿失。

第十一节
高血压本在阳虚

近二十年来,高血压好像是突然从地里冒出来一样,遍地开花,成了社会上最普及的病种了。我国现在有一亿人患有高血压,平均四个家庭中就会有一人患有高血压。其实,受现代医学观念的影响,社会对于高血压的认识有偏差,这也许就是高血压多发的原因之一。

高血压发病的原因,一方面是伤于内,由于房劳伤肾、郁怒伤肝造成的肝肾阴阳亏损。一方面是伤于外,由于滥用抗生素、激素等导致寒凉药伤了阳气,邪气因此而内入,潜伏于三阴。因此,治疗高血压既要扶助阳气以治本,还要祛逐内伏的邪气以治标,简单地说,要扶正祛邪。

高血压的发病与房事过度和生气郁闷有关。若要治愈高血压,必须在欲望和性情方面有所克制,认真遵守传统养生方法,才是根除疾病的法宝。在高血压初期,通过节制房事就可以将高血压治愈。那些只想靠医生治疗,自己不知持养的做法是非常幼稚的!服药期间绝对禁止房事,而且,将保养身体放在第一位,家庭琐事和工作必须放在第二位。治愈后也要节制房事两年。

高血压是可以完全治好的,但需要一定的时间,一定的条件。但决不是用现在西医的治疗方法,用西医的观念与药物,目前尚无根治高血压的特效办法,现有药物只起抑制作用,那么你就得一辈子吃药。

西医发明的降压药物,是抑制浮阳的方法,这种方法一用就有效,但一不用血压就上升。其实,这与抗生素治疗发烧是一样的,因为它根本没有从阳气上考虑,结果仅仅是治标之法。急用还可以,真要治病则是万难了。那些想发明一种快速治愈或根除高血压药物的想法是不可能的。

中医认为肝左主升,因此多把高血压辨证为肝阳上亢,但按照镇肝潜阳来治效果也并不理想。其实,高血压不但是一个左升的问题,还包括肺与大肠的右降的问题。因此治疗高血压要左右同时治疗,既要舒肝理气平肝,还要通利阳明。

高血压患者吃西药久了,大多已经损伤了真阳,肯定会有房事不举的表现。一方面是病的根本就是阳气不足,另一方面,大量的西药伤阳,加重了阳气的亏虚,导致越是吃药病越重,越要加量吃药的恶性循环。从此病人进入万劫不复的深渊。所以,若要治愈高血压,必须补足真阳,使患者恢复性欲(这是补足阳气的证明),但必须禁止房事才能治愈。

高血压不能长期服凉降中药,有人长期服用番泻叶,结果猝死于家中。岂不知番泻叶伤阳,长期应用,极易导致阳脱而猝死。而高血压病之根本即是下元不足而虚阳上浮,不及时扶阳于下,反而清泻真阳,何其愚人也。(番泻叶其归入脾、胃及大肠经,可泻积热,通大便,清热解毒利胆,治热结便秘,积滞腹胀)

六味地黄丸当前成了高血压病人的安慰剂,受电视广告影响,好像人人都是肾亏,人人都要吃六味地黄丸。岂不见有几个高血压病人吃这个药吃好了,还不是一直在吃。其实,这个药根本不补肾阳,反而偏补肾阴。没有阳气来气化阴精,光补阴只会越补阳气越虚。真要吃六味地黄丸,不如吃桂附地黄丸,还稍有效一些。因为方中有肉桂与附子扶阳,比单纯滋阴有效。

中医对于高血压的治疗,既要治标以降血压,又要治本以扶正,两个方面都要重视。如果血压较高,就需要先把血压降下来,以免形成中风。针灸方法非常有效,针下血压即降,是真正的治病而没有副作用的方法,远比西医药物降压高明。因为针灸是调动了身体的积极能动性去自我调整血压,也就是说,身体通过经络脏腑的功能调整,自动就可以把血压降下来,不需要外来力量帮助。一般取四关、鼻尖的素髎、曲池、足三里、风池等穴即可。我曾经治疗不少收缩压高到近200mmHg的患者,取上面的穴一针即降。但如果要巩固效果,需要一段时间的扶阳治疗。

对于偏于阴虚阳亢的高血压,需要扶阴与降阳同时进行。六味地黄丸可以扶阴,但需要引阳下潜才是治本之法。有人用桂附地黄丸,或者地黄饮子。其实,这样的高血压最好用引火汤,滋阴潜阳,降压效果明显。阴虚型的高血压治愈时间较长,有时长达一年至数年。

对于偏于真阳虚于下、浮阳越于上的高血压,则需要从真阳上入手,以服用补脾肾之阳的药物进行治疗。比如可以用四逆汤、附子理中丸等,要点在于以恢复元气和脏腑功能为主,不要以恢复血压值为主。事实上,当前的高血压以肾阳不足为多见,就是虚寒证为多。此型的高血压治愈时间数月即可。对于阳虚型高血压,灸关元穴和中脘穴有奇效。重灸法可以使高血压降低,使低血压升高。因此,也可以用来治疗低血压。

高血压中后期,强调扶正祛邪。在服温补中药以扶助阳气的基础上,把潜伏的寒邪从三阴逼出三阳。一般用麻附细法,但需要在有经验的医生指导下进行。

我们治疗高血压病,主张病人尽早停用西药。但在停药初期,血压会暂有所升高,甚至头痛难忍。因为吃中药是一个治本的过程,血压都会有所升高。此时可以配合针灸治疗以降低血压。这样既治本又治标，病人没有痛苦而大病可除。如果病人实在头痛难受，可以暂时服用少量的降压药物以缓解症状，但要逐渐减少，若不难受，就不必服用西药。其实，针灸即可完全控制血压，能不用西药就尽量不用，以免久用伤阳。以后，真阳充足，脏腑功能强健，也就不会再复发了。

配合每天练习八段锦的第一式"两手托天理三焦"，或者六字诀的"吹字功"，对于缓解高血压症状有着极好的疗效。

第十二节
颈椎病就是太阳病

随着电脑、汽车的普及，再加上长期伏案工作，颈椎病的发病率越来越高，当前，很多人都有颈椎病。因此，不可不了解一些保健以及治疗的方法。

颈椎病的西医保守治疗方法就是仰面平躺硬板床上，不允许枕枕头（颈椎病人有很多是枕高枕头造成的，低枕头是比较好的颈椎保健方法），然后进行头部牵引，将颈椎骨节间间隙拉开，使移位的部位回复正常而不压迫神经血管来达到治愈。但此方法也不是治根的方法，因为病已经造成了，这个也只是缓解，以后如果不注意还会复发的。颈椎病一般轻症可以考虑牵引，配合中药外敷都有一定的效果。重症则需要综合治疗，以调整患者整体平衡为主，不要拘泥于颈椎局部。

一般颈椎病人多是因为枕高枕头、伏案工作时间长、打麻将时间长、低头时间长造成的长期磨损,在缓解后应该多注意避免上述不良生活习惯,并坚持进行颈部锻炼,其中包括头部按照上、前上、前、前下、下、后下、后、后上、上这样的范围来运动,还可以跟上面的步骤相反来运动。颈椎病切记不要乱按、乱动,很多病人在不具备资格和经验的按摩师处按摩,结果加重了病情。

平时颈椎病人最好枕非常低的枕头,还可以不枕枕头,平躺比较好,多做一些户外活动,比如放风筝等运动,都对颈椎恢复比较好的。

颈椎处于太阳经位置上,我在临床上经常以太阳病来治,效果明显。一般常用葛根汤,或者麻黄加葛根汤。其中要重用葛根至少到 30 克以上才行。

一般用上面的方法后,病人往往会有汗出。也经常见到病人发汗后出现继续恶风、四肢微微拘挛之症状,这时需要加点制附片,两剂即可缓解。

关于中医治疗,可以请有经验的正规医师,通过按摩、针灸、膏药来治疗缓解,也可以通过内服汤药来治疗。颈椎病光是通经活络是不行的,需要扶助阳气。也就是说,颈椎病的根本病因还在于太阳的阳气不足。因此,平时注意补阳是非常必要的。我认为颈椎病就是阳虚证。

针灸治疗颈椎病有效。配合中药等中医方法,完全可以治愈。最近治疗了几例重症颈椎病患者,或严重的头晕、头眩,或头痛剧烈,或手指颤抖,或项部疼痛明显。针刺加中药,慢慢地就好起来了。

有颈椎病的人,在有风时要注意颈部防风。可以围一个大围巾,或者穿高领的衣服。千万不可以让空调对着颈椎吹,否则邪气循太阳经入里,则会加重病情,或至病情缠绵难愈。

灸法治疗颈椎病效果非常显著。我常用的方法是用雷火神灯在局部按揉,往往效果神奇。我的老师在南京曾以此法治疗上万例颈椎病,不管轻重,都有效果。

颈椎病非到万不得已，一般不主张开刀。

第十三节
孕妇的用药

孕妇能不能用药？这个问题总有人问起来。看来，大家一方面重视怀孕的护理，一方面对于孕期疾病的治疗颇有迷惑。

怀孕后，孕妇吃什么，胎儿也照样吸收什么。如果孕妇吃抗生素，那胎儿也一样被泡在抗生素里。孕妇吃激素，胎儿也照样不能幸免。所以，从这个角度来说，孕妇最好不要吃任何的药物，凡药皆是毒，凡毒皆不利于胎儿。因此，孕妇忌服药物。

如果孕妇生病了，怎么办呢？这个问题要辨证地看。一般如果是小病轻病，不需要服药的，可以通过其他方法治疗。比如感冒了，可以服些神仙粥，或者拔拔罐，或者针刺一下合谷、大椎等穴位，或者用低毒性药方也行，像葱豉汤就非常有效，而且全是食物，安全有效又不伤身体。

再比如怀孕引起的妊娠反应，孕妇出现恶心、呕吐、饮食不下、头晕、体倦等症状。一般这也不需要服药，针灸的效果就十分明显，可以取内关、足三里、印堂、攒竹等穴位，一般一两次即愈。病症比较重的，还可以刺络风府、哑门诸穴以加强止呕效果。我在奥地利治疗了数例此类病症，数诊皆愈，不需要服药。

如果孕妇生的是比较大的病症，那就要在尽量针灸治疗的基础上，考虑配合内服或者外用中药了。比如孕妇如果摔伤骨头，伴明显的疼痛时，可以用针灸止痛，另外用中药外敷的方法帮助促进骨胳愈合。再者，艾灸伤口局部，可以极大地加快伤口的愈合时间，并且能不留伤口愈后的瘙痒不适。

如果孕妇得的是慢性病，如高血压、糖尿病、重症肌无力等，需要长期服西药的，我建议在怀孕之前应该努力控制症状，最好通过中医治疗，把正气扶足，让病情适当地缓解下来，再考虑怀孕。如果怀孕期间症状反复发作，可以通过针灸，中药或者其他办法帮助控制症状。不得已的情况下，也只好服西药，但用药量要十分小心，能控制八九成症状即可，不必力求完全控制症状。

西药是化学药品，西药的成分全是生命之外的东西，因此，它对于健康并没有好处，只是在控制症状方面有所帮助，只有不得已才可以用。我们看看中药，多数都是草根、树皮这些东西，它是有生命的，是自然界里循环着的生命的一部分。因此，用中药看病，是完全自然的，如果辨证准确，它不存在明显的副作用。这一点与西药完全不同。

孕妇如果出现阴道出血，怎么办？这可能会导致坠胎。对此，西医往往要求病人注射保胎药加止血药，这是被动地止药保胎，效果尚可。但对于一些西医保不住的情况，一定要配合中医治疗。这里我提供一个我常用的保胎止血方子，效果十分神奇，数年来曾经为不少病人成功地保住了胎儿。

炙甘草6克，生地9克，阿胶9克(烊)，当归9克，桂枝9克，白芍9克，茯苓9克，丹皮9克。

用法：水煎服，日一剂，温服。

连服三剂，极效。

如果孕妇生的是急性病症，往往需要西医与中医配合治疗。此时当用药即用药，万勿迟疑，否则会耽误病情，导致症状加重，或者影响到胎儿的健康。但要注意的是，孕妇如果用西药，一定要用常规的，而且是已经广泛应用过的药物。千万别试用新药，这样极容易导致一些意外的副作用。历史上因服西药而引起胎儿畸形的比比皆是，大家千万注意了。

这里我举一个病例，是孕妇盆腔积液引起下腹疼痛。一般来说，西医会建议病人用抗生素治疗，但如果无效怎么办呢？中医是治疗此类病症的最佳手段。

2007年2月28日，金某，24岁，部队家属。左下腹疼痛三月余，呈刺痛。在当地妇幼保健院B超示盆腔积液，服抗生素无效而来诊。现左下腹按压疼痛，站立有坠胀感，易疲劳。大便干，一天一次，纳差。既往有流产史，痛经史。因查试纸发现已经怀孕四周，不敢再服西药，求之于中医。舌淡红，苔可，伴齿印。脉左关尺略沉软，右寸尺略沉。

孕而有下腹疼痛，所幸无阴道下血。胎儿尚安。按中医理论来看，肾气不固，气化不利，水饮因而客于下焦。其证本虚标实。宗《黄帝内经》之旨："有故无损，亦无损也。"当此之时，但以逐邪为先，兼护正气。邪去而痛可减，正气自然得安。否则左右掣肘，必致胎损。水寒不生木，木火不相生。且其水饮在下焦，而其本在肺脾肾。肺为上源，肾为下源。其治在脾。活血清下，兼以补益中气。

全瓜蒌15克，生大黄6克，败酱草20克，茯苓10克，桃仁6克(打)，当归10克，炙甘草10克，冬瓜仁20克，生黄芪30。

二剂，水煎服。

日一剂。

3月2日,二诊。服药一剂即觉痛大减。胃口大好。二剂服完,疼痛已经全部消失。病人非常高兴,本拟在家静养,奈何近二日略觉下腹胀。脉左尺沉软,右关略滑弦。舌边尖略红。且自述今日查孕,呈强阳性。

分析:水饮大去,而正气未复,略有肝郁。此少阴不足,太阴邪郁。

原方加制附片12克,薏苡仁30克,枳壳6克,厚朴6克。

三剂。

继服。

3月8日,三诊,自述3月3日查B超盆腔积液尽去。现左下腹部基本已无痛,大便仍干,略伴恶心,另见唇干,鼻咽部上火而痛。舌淡略红,左脉略滑,不弦,左尺略沉软。右关滑甚。

分析:此为少阴证。水寒未复,故症状没有完全消失。另处以桂枝汤合半夏,配扶肾、安胎、暖中之品,服三剂后诸症全去,在家休息。

2007年底,我从奥地利回国,抱一胖儿子来我诊室,说起当年治病之事,庆幸能及时来诊,没想到中医治病如此之快,十分感谢云云,并介绍病患数人来诊。

此案有几个要点。第一,中病即止,不可过剂。首剂不可动辄七剂。第二,身孕故需忌动血之品,然水液积滞,不活血无以利水。且邪不去,胎终不能安。第三,清邪后还需适当安胎,所谓邪去则正伤。第四,临床发现,孕妇如果有邪客腹中,往往脉显示的是弦,或者紧。但不是滑。因此,只需祛邪。脉滑则当注意,不可过用下剂及活血剂。

《黄帝内经》对于孕妇的治疗专门有句话:"有故无损,亦无损也。"意思是说,如果孕妇生病了,就当成普通的病人来治,这样病去而不会伤害胎儿。孕妇生病了,身体阴阳气血有所不平衡,就需要药物调整其平衡,这时用药,药虽然有毒,只会调病,不会损伤胎儿,也无损于孕妇。但孕妇用药不可过用大剂重剂,恐怕伤害正气,一般病去大半即可停药。孕妇如果生了重病,一定要及时用药,否则因孕而怕服药,结果病情日重,以致损伤胎儿。

有人担心怀孕后气血不足,因此大量服阿胶,说是可以补血。这是十分错误的观点。阿胶是可以补血,但其为纯阴之品,易伤阳气,且易致滋腻。一般来说,只有阳气充足,阴血不足的情况才可以用阿胶,否则,根本没有必要。且阿胶久服必然导致胃口极差,这是损伤了脾胃的运化功能,如此则适得其反了。

网友求医问答

猫宅主人:我和我哥小时候感冒发烧,我妈也从不让我们去打针吃西药,她爱用民间土法煮发面(把紫苏、葱白、姜、蒜、香菇、豆豉一起放水里煮,然后将水滤出,用来煮面)给我们吃,吃完面盖上被子捂汗,多出几身汗发烧就差不多好了。但是我哥现在不信这一套了,他儿子发烧,他急得不得了,说怕烧坏大脑,马上买退烧药给他吃,我们拦都拦不住,也说服不了。我现在感冒也就多喝水,只吃 VC 银翘片、板蓝根(看来也是错误的,难怪每次感冒总感觉好得不彻底),下回一定试一下董博的方子。对了,最近我们这边药店现在推荐一种叫做银翘解毒颗粒的冲剂,我吃过一次似乎挺见效的,上面写的成分是:金银花、连翘、薄荷、荆芥、淡豆豉、牛蒡子(炒)、桔梗、淡竹叶、甘草。不知道这个药怎么样?

医者佛:你妈妈的方法是健康的。可惜现在懂的人太少了。上面是辛凉的方子。如果治疗风寒感冒，用麻黄汤桂枝汤，又快又便宜，还不伤正，可去病根。

浪人：我女儿（8 岁）感冒发烧，没有明显的感冒症状，就是发低烧，大约 37.5 度左右，精神头也不错，看了一个朋友说她母亲用老姜给她搓背，效果不错，就效仿了一下，当时感觉好像退了一些，可半夜又回到 37.5 度，只好用毛巾擦头。想请教董博士，遇到这种情况，有没有个合适的方子帮助解决一下。

医者佛：用老姜搓背的方法甚好，极合于自然之理。可以试着用桂枝汤加点附子，量要小，应该有效。

510775302：真不知道抑郁症这种顽固的病还能治？

医者佛：抑郁症如果久服西药，阳气日衰而病邪日进，逐渐精神崩溃。即使如西医所谓之已经治愈者，试看其精神与其面色，与其反应速度，皆大不如前。此非为治愈，是病邪深伏三阴。

西方的抑郁症发病率很高，特别是在深秋和冬天。因为人居天地之间，自然界的阳气内藏，以致阳气不能上养神明。我用针灸治疗此病，效果相当满意。

另外，中医治疗精神类疾病效果相当不错，不仅仅是抑郁，即使如癫狂型精神病，也都可用中医中药控制住，大可不需要服西药镇静安神。民国时上海名医祝味菊写了一本书，叫《伤寒质难》，书中记载了作者弟弟因为高热而发狂，第一次用中药，数剂而痊愈。数十年后复发，改用西医的镇静治疗方法，不幸一月即被治死。

猫宅主人：鼻咽癌患者想熬些甲鱼汤喝，但不知道是用鳖好还是乌龟好？鲫鱼、海带都应该可以吃吧？

医者佛：用鳖好一些。但这也有个度，因为鳖是阴性的。到一定时候，如果感觉效果不明显了，就要停止了。鲫鱼可以经常吃，作汤最好。海带可吃可不吃。

猫宅主人：我家那位一直都有这些小毛病：经常口腔溃疡，过敏性鼻炎（不算严重，就是经常不停打喷嚏）。去年我给他吃过几次四逆汤，后来发现过敏性鼻炎好像一直没犯了。最近几天他又有点打喷嚏的迹象，还口腔溃疡，我没别的办法，就又上四逆汤，结果喝了3服竟然也都好了，就是舌头上的包还没好完。

医者佛：四逆对于阳虚引起的相火上浮有效。病人经常会表现为上热下寒诸症，当然，用潜阳丹配合封髓丹会更好一些。

浪人：这两天，咱威海也是刮大风，气温骤冷，我以前气管不大好，这两天有时感觉呼吸不太顺畅，是不是也是受了天气的影响？

医者佛：风属木，木旺则阳升。肺金不能制肝木，则金伤。可以喝白萝卜汤，晚上睡觉前喝一杯，连喝一个周。

百合：现在口臭的人越来越多了，每每碰到这样的人我都本能地得出这人要么脾胃不好要么睡眠不好的结论来。有一个疑问，除了阳明症会口臭，其他六经症里还有那些症会口气很重的？

医者佛：口臭是阳明热症。但阳明热症的本质是阳明不降，也就是右降不利了。右降不利的人当前远比左升不利的要多得多，这就是为什么口臭的人特别多的原因。另外，像高血压、糖尿病、中风等病，基本上是右降不利。

第三章 养生之道

养生之道，以养为主，以治为标。

治病之道，是圣人不得已而为之。人之不病，方为大道。

第一节
养生五宜

中国的老中医为什么普遍寿命长，就是他们懂得阴阳平衡的原理。《黄帝内经》说："上古之人，其知道者，法于阴阳，和于数术，饮食有节，起居有常，不妄作劳与神俱，而尽终其天年，度百岁乃去。"这提示我们在养生上当挖掘中国传统的健身法，盲目学习西方，只能是越学路子越窄。

基于对疾病与健康的理解，我们提出养生的五个态度，简称为"养生五宜"：宜淡、宜宽、宜动、宜静、宜通。病人以此养生，配合中药治疗，可取得相当不错的效果。

宜淡

养生一定要讲究清淡。一方面饮食宜清淡，主要讲的是食物的味道要清淡，不要太多的肥甘厚腻。过食肥厚油腻的食物，易致生热、生湿、生痰。但可隔三差五吃一点猪蹄、鱼、羊肉、牛肉等。另一方面是欲念的清淡。人要淡泊名利，以使心静。心静则内火少，这个内火是阴火，阴火上炎即可导致各种热气病。

饮食清淡，可以减少食火；欲念清淡，可以减少心火。否则，内火燔灼于内，水火不平衡，而疾病丛生，如肿瘤、咽喉炎、糖尿病、心脏病、肾炎、各种肿块等。

宜宽

养生要心宽,是宽容大度,待人宽松、宽容。所谓心宽能容,心静则安。一旦人能做到心宽待人对事,则减少许多烦恼与困惑,心胸狭窄,嫉妒心重的人是难以做到的。古代医家指出:"悲哀忧愁则心动,心动则五脏六腑皆摇。"七情致病是当前不少慢性大病的主要原因之一,包括女性乳腺增生、月经不调、痛经以及各种胃肠溃疡、炎症等。

宜动

"生命在于运动"。锻炼身体,确实可促进健康长寿。运动目的在于促使气血的流畅,因此,我们认为:生命在于流动,气血流动则百病不生。运动要因人而异,运动的量更要因人而异。一般养生运动不可过量,必须选择适合每个人自己的锻炼方法,而且要养成有序运动。动太多或者不按时而动就成了妄动,那是消耗机体气血的做法。比如,当前病人多属阳气不足,因此建议不要剧烈运动,以免耗伤太多阳气,不利于疾病康复。凡服补阳药的患者,都不易运动量太大,特别是高血压、糖尿病、心脏病、肾病等,切忌太过劳累。

宜静

"养生在动,养心在静"。不适宜剧烈运动的病人,可以静养。静养,就是养心、养脑。古人云:静炼精气神,养生在养心。养心即是养生之道。养心之法,静坐最宜。通过静坐,可使人体阴阳平衡,经络疏通,气血顺畅,从而达到益寿延年之目的。实践证明,静坐对神经官能症、头痛、失眠、高血压、胃肠道疾病、冠心病及心理障碍等均有良好的作用,且可美容。静坐的方法非常简单:端坐,头颈正直,下颌微收,背伸直,两肩下垂,全身放松,闭目闭口,舌抵上腭,两手交叉放于腹部,排除杂念,缓慢腹式深呼吸,意守腹部,徐徐静养。每天随时都可进行,慢性病患者建议每天静坐两次,每次半小时,以养正气。

注意,养心不是饱食终日,坐着不动,无所事事。

宜通

我认为,宜通不仅是以上"四宜"的总结,也是以上"四宜"的效果。

气血宜畅。中医认为,痛则不通,气血壅滞也。通则不病,气血调和也。邪自表入里,导致经络的气血阻塞不通,产生疼痛、麻木、酸胀、痒痛以及肿块、增生、囊肿、溃疡等。气血不通,不仅要靠中药,还需要病人积极的养生态度。

饮食宜下。六腑气血通畅,则饮食自然下行,后天之本(脾胃)运作正常,生命得以长全。我非常重视饮食,因为它代表了脾胃这个枢纽的运化作用。饮食不下,则生呃逆、恶心、呕吐以及消化不良、肥胖、腹泻等病症。

二便宜通。饮入于胃,经过运化,精气上行,浊气下行,糟粕通过大小便排出体外。慢性便秘,则易致高血压、中风、老年性痴呆、早衰、面色晦暗以及各种退行性病变。小便不畅,则可能是肾或前列腺的疾病。大便通畅对于女士美容非常重要。但如何通畅则有讲究,盲目地用苦寒药泻下,如排毒养颜胶囊之类则属于妄通,其法不可取。

不仅仅是病人,就是不病之人如果能做到以上几点,明天肯定就会比今天好,后天又会比明天好。如果能坚持养生之道,即使不用药物,很多病也都会自然痊愈。

养生之道,既是防病之道,也是治病之道。懂得养生,何患有病?反之,既已生病,何不从养生开始?世人都相信医生能治他的病,岂不知真正能治你的病的不是医生,也不是药物,是你自己的心。孟子要养的"浩然正气",其实就是养生之道,就是不病之心法,也是治病的良药。

第二节
养心与养神的几个方法

佛法中有念佛治病法。其法,如有病痛,皆属业作,当悉心念佛,如念阿弥陀佛,久之病痛自去。其能有效,则是真理。而病痛莫不由心而生,且心主神志。若心神能清静,恰如清泻心火之针刺或者中药一样,让心神得安而诸痛自止。比如我们在跑道上比赛时,即使摔倒出血,亦不觉其痛苦。为什么?因为当时我们的心神用在比赛上,而未放在肉体上。而比赛过后,即觉疼痛,是心之神所主之痛。其理一以贯之。所以说一心念佛,一定能治疗病痛。心安而神安,神安而痛苦自去。佛家所追求的远离痛苦,即是安自己的心。

平常人如若无事,当静坐养神,不可多笑或言语无度,久则必伤心神,则亦致病痛产生而不能自止。故养心之法,皆可养神。民间中医三七生先生有养生箴言,十分精辟,极有益于健康时养生者,或欲从病中康复的朋友。我选择其数条养心方法,附录于下,并为之小注,以广其意而明其旨,从而助各位安心静神,于养心中悟得大智慧。平时不注意养生的朋友注意了,生命在我们一生中只有一次,赶紧参照自己过去的错误行为,认真地反省,并切实地实施起来吧,对于养心养正必有收获。

三七生养生箴言说:"以默养气,以瞑养血,以睡养精,以静养神。名过伤肺,色过伤肾,财过伤肝,食过伤脾,睡过伤心。肺病者宜逃名,肾病者宜戒色,肝病者宜散财,脾病者宜节食,心病者宜减睡。减食以助药,增睡以节耗。舒以养体,缓以却劳。无病时以劳动养阳,有病时以安静养阳。动能生阳,亦能散阳。静能伤阳,亦能敛阳。"

三七生先生妙悟阴阳,圆通医理与佛理,其理论境界极高,所言诸法非常有指导意义。其言也善,其法也易,其效也久,唯世人不明养生之道,但一心一意追求名利中事,不死不悔,死也不悔,把其有限之一生,投身之于无限的名利场中,其乐一时而其苦在后。况且因此而影响了健康,实在不值得。

以默养气:静默者,非为昏睡也。静默者,可为静坐,可为安静不语,可为默言而心中自明,则必然不会消耗人身之正气。气者为动,静默久则可养其气之潜力,则心神可养,心气自足。

以瞑养血:瞑者,闭目也,似小睡而非睡。闭目打个瞌睡,可以养血,观世人不少黑眼圈者,肝血不能静养而瘀滞于肝也。肝气不能清升,则浊邪必然陷下,积之于目下。平日闲来即略瞑数分钟,胜过晚上呼呼大睡数小时,其精力必然因此而足。

以睡养精:此处指按时睡眠,如晚上在子时前必然要开始入睡,则木气自然清升,则肝血可养。肝肾同源,肾精自旺。世人不喜睡者,或久而不睡者,必然暗耗肾精,而生大病重病。观青少年有数日不睡而玩游戏得以暴死者,肾精耗尽也。有中年人为工作狂,小病因此而大病,中年而逝者,肾精虚极也。有科研工作者,每夜晚工作至天明,久之多见面部菜色,或突然而逝者,肾精不能奈久耗也。

以静养神:平时多静,不嘻嘻而闹,则神必不能伤。何为神?人身的所有生命活动皆是神的表现。如果能收敛一下我们的生命活动,则可以减少神的消耗。

名过伤肺：名之为名，世人皆喜之。概其可以满足虚荣心，满足成就感，满足诸事争第一的愿望也。名人每多言，言多则损肺气。

色过伤肾：色字头上一把刀，肾精过泄则诸病同生。且肾精一伤，百无一治。肾精为我们的生身之本，为先天之元气所化，伤则不可补充。观世上之皇帝少有长寿者，色太过也。所以说，肾病者宜戒色，色鬼每亏精，精亏则损肾气。

财过伤肝：财多则思虑不安，则肝血不能久充。患得患失，肝之魂不能久藏。能视钱财如粪土者，肝气自旺。肝病者宜散财，财主每使气，气盛则损肝气。

食过伤脾：食入于胃，先是胃气动而化食，既则脾气动而升清降浊。过食则脾胃气皆在动，久必伤脾伤胃。所以说，脾病者宜节食，食客每多纳，纳多则损脾气。

睡过伤心：睡可养心，盖心气因睡而火自旺。但过睡则心火焕散，心气自伤。我自己有体会，多睡后非常懒散者，心气不振之象也。而病家多睡，则是因心气不足，需要久睡以养之。但以适度为佳，不可过于恋床，恐病而反复。医者当知而病者当戒。随太阳而睡起，方是养生之道。逆之，首伤在心。所以说，心病者宜减睡，睡虫每多眠，眠多则损心气。

减食以助药：减食可以减少胃脾的负担，则脾可升清，胃可降浊。脾胃为戊土己土，主一身之升降枢纽。清代名医黄元御在其书中论之最详，其理最易明了。知晓了土气升降之机枢，则治病养生但以中焦为本，皆得其要。

增睡以节耗：但睡则睡，不可硬撑。如此可以节省一身之能，此能节省下来，久之可增寿。

舒以养体：适当动作，舒展肢节，是养气的功夫。从传统来看，有八段锦，有少林内功，有易筋经，有五禽戏者，近来有不少比较好的气功，如捧气贯顶法、形神桩、十二微玄气功等，皆在引关节以顺气养生。另外，佛家道家也都主张舒展身体以顺畅气机，此为养生第一要义。且不需要意念气功，但活动肢体即可。

缓以却劳：缓者，慢也，静也，减也。配合深呼吸调节机体的阴阳平衡，慢慢地，静静地，深沉地呼吸动作，可以提神养神以退劳累之苦。劳者，累也。一身劳累，何可祛之？但以舒展肢体，呼吸吐纳即可。但要在缓。缓以养正而不伤正。缓以舒之，则养体而却劳。其法，从呼吸而论，六字诀最好。从舒展筋骨而论，上述各种功法均可选其一二而动之。另外，太极拳也是非常优秀的舒展筋骨、缓以却劳之功法。

无病时以劳动养阳，有病时以安静养阳。动能生阳，亦能散阳。静能伤阳，亦能敛阳。此处强调我们需要劳动，但戒在过劳，但以舒展肢体，适当劳累即可。过劳则必然伤正气。如长跑等均属耗阳之劳动，不可以之为养生之法。病时正气不足，无力抗邪，则需要养正气。而静可养正，此处之静也有缓意。缓而舒之，亦是养生之法。但静而久睡，则会耗伤心气，不是扶正之道也。真正的养生之道，必顺应阴阳四时之变化，则人气应之。

以上我分析了三七生先生关于养心的精辟观点，希望愿意养生的朋友可以学到真正的好方法。对于大病重病患者来说，若能结合中医养生以及正确的中医治疗，相信对于康复也极有好处。按以上方法去养心，久则必然心神清静而身体无病，再继续坚持下去，则能生慧生智，改变性格，改变人生态度，产生意想不到的功效。

第三节
醒脑的几个方法

有时,我们工作又多又忙,再加上心中烦躁,脑袋也好像被浆糊给蒙住了。这里提供几个小招式,可以帮助你马上恢复精神,赶走疲劳。

首先,先放下手头的工作,把心放松下来。然后深呼吸几次,用胸式呼吸,即吸气则肺鼓起来,呼气则肺憋下去,吸满后憋气数十秒钟效果会更好。当然最好能到户外呼吸到新鲜空气。再选取下面的任何一种或者全部方法,认真做几次,会产生意想不到的效果。

1. 按压风池穴。

风池穴在脑后两个大筋附着于枕骨处的外侧凹陷处。这个穴位的深层是中脑与脑干部位,重刺激风池穴可以醒脑开窍,提升阳气,舒解少阳经气。方法是用两手的大拇指按压在风池穴上,其他四指抓在头顶部位。拇指用猛力按压风池穴三五下,一压一松,这样可以促进脑部的气血循环,让脑子一下子清醒起来。平衡针法里专门把风池穴定为醒脑穴,认为此穴可以调节心理、调节神经、调节内脏、醒脑明目、镇静安神、抗衰老、保健。可用于治疗神经系统、呼吸系统、消化系统、循环系统等引起的脏腑功能紊乱、更年期综合征、旅游综合征、颈肩综合征、高血压、低血压、神经衰弱、糖尿病、白血病、慢性肝炎、慢性肾炎、慢性支气管炎等慢性疾病。我认为,此穴为强身保健的首选穴位。

2. 掐手指端的井穴。

每个手指的末端都有一个井穴，它是各条手部经络的起止点，都连通到头面以及五脏六腑的不同部位。其定位在指甲的根部两侧，距甲根1至2毫米处。简单来说，就是用一侧拇指与食指的指甲去掐对侧手指的甲根两侧，稍用力掐三五下即可，以痛为度。每个手指的根部都要掐到。从中医的经络理论来看，拇指根部联通手太阴肺经，食指联系手阳明大肠经，中指联通手厥阴心包穴，无名指联通手少阳三焦经，小指联通手少阴心经以及手太阳小肠经。并且，以上所谈到的手三阴经络从手指末端向头面循行，而手三阳经从头面部位向手指末端循行。刺激各条经的井穴可以促进气血向头部运行，从而醒神开窍。而且还可以预防治疗手三阴三阳经所联通的相关脏腑的各种疾病。一般掐时如果有的井穴特别疼痛，那就表示此条经络有病变，要多掐几次，而且要经常掐，可以疏通此条经络，然后疼痛会越来越少。配合着掐指甲，还可以刺激双手指节。方法是双手交叉，翻掌向外伸出，努力反折手背。再搓捏各个指关节效果会更好。从手部全息来看，手掌是躯干，手指就是头面。俗话说十指连心，中医认为心主神，所谓的醒脑即是醒心之神。

3. 颠脚跟。

这个方法可以参看《从细节上养生之一——颠脚跟》所谈到的方法，此处不做详谈。

4. 按压耳垂。

按全息规律理论，耳朵就是一个倒垂的婴儿，而耳垂就相当于头部。其方法非常简单，先用双手的拇指与食指按压并且向外扯两个耳朵，以耳朵发热为度，然后重点揉按或者牵拉耳垂几下，并用两食指捏住下耳窝的下端横面向下拉，让耳垂有麻辣辣的感觉即可。从耳部全息穴位来看，耳垂对应着面颊、耳、下颌、眼等部位，而下耳窝的下端横面对应着脑、皮质下等部位。按压这些部位即可给相应的大脑头面部位一定的刺激,促进脑部的气血循环,从而可以醒脑。

5. 几个辅助方法。

大家知道,头部的气血循环来自颈部的血管,因此如果能促进颈部气血运行,也可以达到醒脑的目的。那么,身体的哪些部位对应着脖子呢?我们先来看看,身上还有哪里叫脖子的。手腕我们叫手脖子,脚踝我们叫脚脖子,都是脖子。那么这同样的名字也与颈部相关吗?当然相关。按全息理论,如果以手对应头部,那么手腕即对应着颈部,同理,脚踝也是这样。因此,活动腕关节以及踝关节可以达到刺激颈部的目的。平时没事时,比如等电梯、等车,或者坐着休息时,就可以左右上下旋转脚踝,也可以以一手的拇指与其他四指相对握住对侧的手腕,反复旋转摩擦几圈,以皮肤微微发红为度。如果能配合着前后左右缓慢地旋转颈椎则可以达到更好的效果,因为这样可以牵引全息经气上达局部。

当然,还可以刺激头面局部,比如用十指搓面,梳头,鸣天鼓(即双掌相对盖住耳朵,用食指与中指在脑后弹打,可以听到咚咚的声音,如敲鼓一样。十几次后,双掌稍用力按压,再突然松开,使耳朵有一种猛得压力减轻感,这样可以促进耳朵的气血循环,有益于预防治疗耳鸣耳聋)。

以上这些方法都可以配合应用,如果能经常练习这些动作,可以保证头脑气血运行通畅,既可预防相应的头面部疾病,比如头痛、头晕、耳鸣、耳聋、眼睛病变等,更可以醒神明目开窍益智,其功能不可胜数。

第四节
从细节上养生

大家都知道，锻炼身体是养生的好办法。但养生不只是每天坚持做八段锦、打太极拳，也不是一定要跑步、游泳。从另外一个角度来说，养生更多的是在细节上用功夫。

颠脚跟与养生

脚跟与人体的肾经、膀胱经以及大脑关系密切。脚跟的中央就有一个安眠穴，从全息定位来看，脚跟相当于我们的大脑部位。因此，每天经常轻轻地颠一下脚跟，对于预防、治疗疾病以及保健极有好处。下面我详细地说明几点颠脚跟的功效，千万不要因为其简单而忽视它。要知道，凡是真理，往往是简单而直接的。

可以健脑。现在流行的足部按摩图没有重视脚跟的全息定位，只是在足跟的中央安排了一个安眠穴，其实还远远不止如此。我另有一个足部全息定位方法，综合考虑了经络循行、全息理论、脚的特点以及手足相参等方面的信息，重新分配了五脏六腑的定位。我把足跟这个部位整个地定位为头部，包括大脑、小脑、脑干、脊髓等都安排有一定的位置，而整个脚跟中间就是一个大脑定位图。脑位于人的最高处，其对应点当然会在最低处有所体现。刺激足跟部，可以促进脑部的气血循环，坚持用脚跟行走,不仅可以拉伸膀胱经以及肾经,还可以让脑得到更多的地气。小孩子如果有脑发育不全,或者有相关的脑病,就千万别忽视了刺激脚跟这个脑的全息反应区,而跺脚跟是最简单而实用的治疗方法之一。

可以醒脑。学生功课压力大,经常感觉脑子不够用的,读了一节课,脑子嗡嗡的,闷闷的。那就趁下课的时间,来刺激一下脚跟嘛,可以让脑马上充满活力,其效果比按摩风池穴都明显。

可以放松紧张的神经。缓解紧张的方法很多,比如搓手、吹口哨、散步、深呼吸等,还可以按摩头部的穴位,如风池、百会、太阳等,都有效果。当然,如果能刺激一下脚跟上的大脑反射区,也有不错的效果。所有这些方法都比紧张时吃口香糖好多了,既省事,又有保健作用。反过来说,口香糖是用薄荷之类的东西做的,既寒凉伤阳,还有一些成型剂、添加剂等,都不利于健康。

可以抗抑郁。抑郁是三阴经病,是因为阳气不能上达以润养脑髓,导致脑部的气血循行不畅,浊阴蒙蔽了清窍所致。颠脚跟可让更多的气血上达头面,边颠脚跟边深呼吸,又是快速补脑的窍门。配合针刺治疗,可以使阳气上充脑髓,阳气宣通则浊阴自降,这是快速让抑郁的病人恢复阳气的好办法。同时可以刺激到膀胱经以及足三阴经,包括肾经、脾经、肝经,足三阴阳气一足,自然可以宣通阳气于上。

可以补肾扶阳。扶阳不见得一定要喝四逆汤,也不见得一定要灸关元穴,只要找到关键处,往往一个简单的动作即有大效果。肾气虚弱、肾阳不足之人,往往有怕冷畏寒、足跟冷痛、下肢浮肿等症状,颠脚跟就可以补助肾气,以促进肾气的通阳气化作用,且效果明显。在寒冷的冬天里,经常颠颠脚跟,就是扶阳大法。

可以治疗小便不畅。小便不畅,按西医来说,这是前列腺病,多见于前列腺肥大、前列腺炎等。从中医角度来说,这是由于膀胱气化不利所造成的。脚跟外侧即是膀胱经所循行之处,如果坚持用脚外侧走走路,就可以健运膀胱,使小便通畅起来。展开来说,刺激脚跟即是治疗前列腺病的一个方便法门。而前列腺疾病不仅会导致小便不通畅,还可能会导致阳萎、早泄、性功能下降等。这些病都可以考虑配合这个方法治疗。

可以治疗腰痛。由于风寒湿邪客入膀胱经,导致气血运行不畅,不通则痛。刺激膀胱经可以开通经气,通则不痛,自然可以治疗腰痛,还可以治疗颈椎病、后头痛等。因为颈椎、后头等部位也是太阳膀胱经的循行部位,自然都会有效果的。

可以预防和治疗中风。中风的原因不外乎两条,或者是脑缺血,或者是脑出血,都是由于脑部气血瘀滞所导致的。刺激脚跟不但可以刺激脑部气血运行,更重要的是可以引浮阳下行,从膀胱经、肾经而下归于足底,这是一种潜阳的方法。曾经见过不少老人患中风病后,坚持半年的时间踩脚,中风竟然神奇地消失了。这比吃什么药物都有效果,而且方便可行。另外,如果有中风先兆,出现面红、头晕、手足发麻、血压升高明显,就要及时地预防,而踩脚跟即是一个有效的预防手段。从这个道理上讲,踩脚跟可以潜阳,引火下行,大凡阳气上浮、虚火上炎的疾病都能有效,比如高血压、头晕、美尼尔氏综合症、三叉神经痛,等等。再说现在人生活在一个快速而紧张的社会里,压力增大,人际关系紧张,处处是赶时间,人人是拼工作,哪个不是虚火上炎,哪个不是阳气上浮,自然都应该考虑一下这一方面的实用的招式。

大家如果练过八段锦的,都知道最后一招叫"背后七颠百病消"。什么意思呢?就是说刺激脚跟可以保健预防疾病,还可以治病,可以让全身所有的病都消失。也许有人不相信这样一个简单的动作会有这么大的效果,但与其人云亦云,何如自己实践一番呢?说不定因为自己的实践,就尝到了甜头呢。

但是要注意,颠脚跟要循序渐进,千万不要用力过猛,否则易导致足跟疼痛。如果不小心弄得有些疼痛,不用担心,休息几天,用热水泡泡脚,很快就没事了。实在痛得不舒服,可以吃几付四逆汤扶扶阳气,效果也不错。

提肛法补肾

提肛补肾的方法,非常简单,而且实用。

什么叫提肛法?其实就是配合呼吸收紧肛门处的肌肉的一种锻炼方法。具体如何做呢?非常方便,什么姿势都可以,全身放松,注意力集中在会阴肛门处。收缩腹部、臀部和盆腔底部肌肉,随着呼吸将肛门一紧一松,一提一放。吸气时肛门收缩上提,呼气时放松。

我们知道,人身气机不过是一升一降,一呼一吸,即是左升右降。如果能配合提肛,则升降的幅度会更大,气血更容易通畅周身。因此,提肛法的第一大好处在于能促进气血的升降运动。人生病了,或者是左边的肝血升不上去了,出现头晕、乏力、色苍白等症,或者是右边的肺金降不下来了,出现高血压、高血脂、高血糖等病症。比如便秘即是右降不利,下肢静脉曲张即是左升不利,这些都需要调整人体的左升右降平衡。提肛即是一个方便法门,不可不知。几乎各种慢性病,莫不与气血升降失常有关,知道了这个道理,也就明白这个方法的妙处了。

提肛法可以活动肛周的肌肉,促进局部血液循环,清除瘀血,促进排便畅通。从中医理论看,提肛可使中气升提,脏腑强壮,并可调节气血阴阳,因此对于预防和治疗痔疮等肛肠疾病大有好处。有痔疮、慢性结肠炎以及大肠功能失调的病人跟着学吧!这个方法还有助于防治轻度脱肛、痔疮脱垂、肛门括约肌松弛、肛裂等病。另外,肛裂、瘘管等疾病术后的病人也要做这个提肛法,可以促进伤口愈合。没有痔疮的,如果整天吃火锅,还不赶紧地多做一做这个法门。

提肛的同时,也可以提一下管小便的肌肉,就是忍小便时要收紧的那种感觉。这样可以加强升提中气的效果,可以调理五脏,对于各种脏腑下垂性疾病大有好处。如胃下垂、肾下垂、子宫下垂等,都可取得不错的效果。并且,这个动作可以按摩前列腺,促进会阴部的静脉血液回流,使前列腺充血减轻、炎症消退,对于预防与治疗前列腺疾病很有帮助,包括前列腺炎、前列腺肥大、尿失禁、小便不畅、遗精,等等。

肥胖的人也要学习这个方法。俗云:十个胖子九个虚,什么虚?中气虚呀。所以治疗肥胖就要补虚,而不是泻大便。凡是用泻法来治疗肥胖的,一个也不会有效果,不但越泻越胖,而且越泻越虚,体质急剧下降。试看那些用排毒养颜胶囊来减肥的人,后悔都来不及。提肛的同时,配合腹部一开一合,还可以运动腹部肌肉,自然也是一个锻炼减肥的方法。

提肛法不仅可以补虚,还可以按摩骨盆下面的两个重要的穴位,即会阴穴和长强穴。这两个穴位位于任脉和督脉从丹田向下开始上升的地方,如果提肛的同时配合舌抵上腭即可沟通任督,促进任脉与督脉的气血循行,是真正的健身之道。中医认为,元气之所行,与任督二脉关系密切。元气根之于肾而行于任督,故李时珍说:"任督二脉,人身之子午也,此元气之所由生,真息之所由起。"因此,提肛法既可升提中气,又能促进任督通畅,是很好的延年益寿之道。如果是一般的小病轻病,如感冒、发烧、咳嗽等,即可用提肛法,舌抵上腭并配合意念交通任督,即可快速治愈。

提肛法可以锻炼骨盆底的肌肉软组织,而且能按摩长强穴与会阴穴,因此与这些组织和穴位相关的疾病都将有可能改善,比如对便秘、尿频、尿失禁、小便不畅、下腹胀痛等病,都将起到治疗作用。特别是对男性来说,这个方法可以增强耻骨尾骨肌,有助于改善对射精的控制,因此可增强性功能。但过度纵欲却会泻伤肾精,用此法者不可不慎。

看到提肛法有这许多的好处,大家会问,什么时候做合适呢?

我认为,此法不分时候,每天任何时间都可以做一下。据史料记载,清代的乾隆皇帝就喜欢在上朝时做此动作。早晨起床前以及晚上临睡前最好能躺在床上做数十次提肛法,对于升提元气有莫大的好处。另外,大小便以及性生活后要紧接着提肛十数次,以防止大小便及泻精时元气随之而泄出,可升提固脱。干重体力活时也要做一做提肛法,可以保护元气不泄。

提肛法十分简单易行,一提一松,配合一个呼吸,即是人体气血一个升降运动。平时没事的时候就练习一下,有百益而无一裨。清代医家汪昂在《勿药元诠》里提出养生十六宜,特别强调"谷道宜常撮",指的就是这个提肛法。

预防性病

别人刚刚坐过的椅子千万不要直接一屁股坐上去。要知道,十人九痔,有痔疮的人坐过的地方,会有疮毒存在,这是一种热毒,能瘀滞督脉,诱发痔疮发作。再者,有性病的人其下阴部也有毒性极强的病气,病人离开后也会暂时残留在椅子上,最好不要直接坐上去。否则,这些病气熏蒸下阴、肛门,慢慢地会使人生病。

临床上我经常见到一些性病患者,其实他们非常正派,绝没有乱交、吸毒等行为,只是因为用了病人的内衣,或者用了公共场所的浴具,结果染上了性病。病人痛苦异常,其家属也不能理解。因此,平时要注意避免一些错误的生活习惯,比如,共用卫生用品,使用公共厕所,或者坐在病人久坐过的椅子上,等等,都需要特别地小心。

养正护元

保健康,不仅是不受到病邪的侵袭,还要注意在日常生活中保护自己的元气。比如每天的小便也是养生的最佳时候。不知道大家平时注意了没有？

小便时是肾气发动，阳气化浊而阴水排出。小便时阳气也会有一定程度的外泄，因此如何小便也便与养生相关了。我们每个人每天都要小便，也都可能泄掉一部分不该泄掉的阳气，如何才能把这些阳气保住呢？这时最好闭上眼睛，屏住呼吸，一直努力坚持到小便结束。这样做可以不使肾中阳气随小便而去，还可以补益精气，强肾健腰。小便时最忌讳开口说话，或者大笑，这会导致阳气随小便而泄出。

吐唾沫是一种非常不好的习惯。古人讲"远唾远伤，近唾近伤，不唾不伤"，又有"远唾损气，多唾损神"之说。什么意思呢？唾，指唾液，为肾之液，其藏于脾而归于肾。吐唾沫会损伤脾气与肾精。由于肾主藏神，精能化气生神，故多唾远唾可使阴精损耗，即可损气、损神。吐得远，则对于脾肾的损伤大，吐得近也是吐，也照样有损伤。最好是留住唾沫，不要轻易地吐出去。现代研究也认为唾液中含有大量的消化酶，可以促进消化，吐掉可惜。

以上谈了一些关于养生的细节，如果各位能坚持数月，即有小效，坚持三五年，必见大效。大家都想养生保健，何不先从生活的细节上入手呢？

第五节
自然规律与养生之道

中医是讲阴阳的。而阴阳的不断运动变化规律影响了我们生活中的各个方面。这里具体谈一下自然规律与养生保健的理论。

自然界是人类生命的源泉，自然界的千变万化必然会直接影响人体的生命活动。人与大自然是一个有机的整体，每时每刻都与自然界有着物质、能量、信息等方面的交换。中医提出"人与天地相应"的观点，人既然是自然界的一员，就必须顺应自然界的规律，才会健康长寿。

人的生命本身就在规律之中。人从出生到长大，到壮年，到老年，一直到死亡，无时无刻不受着规律的影响。因此说，规律就是生命。顺应了规律，人就长寿；逆之，就生病。从这个角度来理解，所谓健康，就是顺应了自然的规律。所谓疾病，就是逆了自然的规律。

2000多年前，我们的古人就已经开始对天地的规律与健康的关系进行了探索，并且发现顺应自然规律而长寿的道理。据《黄帝内经》记载，上古时候人的寿命是比较长的，"春秋皆度百岁而动作不衰"，就是说随随便便就能活一百岁，而且可以生活自理。后世则不然，"年半百而动作皆衰"，到了五六十岁就动作不灵活了。现在这样的病人有的是。试看那些高血压、中风、肿瘤、关节炎的，不都是半百而衰吗？

为什么同样是一个人，其健康差别如此之大呢？《黄帝内经》中黄帝也有这个疑问，于是就问岐伯。岐伯于是把健康长寿的秘诀讲了出来：

"上古之人，其知道者，法于阴阳，和于术数。食饮有节，起居有常，不妄作劳，故能形与神俱，而尽修其天年，度万岁乃去。"岐伯告诉我们，只要按照"法于阴阳，和于术数"的总原则去做，我们就能够健康长寿，能活到一百岁。那么这八个字究竟是什么意思？

这八个字是养生的总原则。《黄帝内经》养生之道其实就是这八个字，整部《黄帝内经》也都是在诠释这八个字——"法于阴阳，和于术数"。

"法于阴阳"就是效法阴阳。什么叫阴阳？阴阳是天地间的变化规律，是宇宙万事万物的总的运动规律。这是古圣先贤给我们提出来的非常重要的思想，就是阴阳的思想，阴阳之道。中医的思想就是建立在这上面的。中国人都知道阴阳，但实际什么是阴阳就说不上，总觉得是个虚而不实的概念。实际上阴阳深入到我们生活的每个角落：日出日落也是阴阳，人体上下左右也是阴阳，疼痛疾病都离不开阴阳。如果离开了阴阳来谈中医，不异于西医看病不用西药手术一样。

人们生活在世间阴阳千变万化之中，必须顺从于阴阳的不断变化，这些变化包括人们所处的地理、气候、季节等不同的环境。只有适宜于这些变化了的环境，才能使人们达到机体内部和外部阴阳双方消长对立的统一平衡，保证人的健康长寿。

什么是规律？规律最主要、最本质的东西，还在阴与阳上面。虽然我们的一生是由时间决定的，但时间的规律也是由阴与阳两者变化而组成的。

如何理解阴与阳在人生规律中的作用？最简单的理解，我们可以把一天分阴阳，白天是阳，晚上是阴。再从一个月来看，上半月为阳，下半月为阴。从一年来看，春夏是阳，秋冬是阴。这两天天气变冷了，大家都感觉到秋天到了，这就是属于阴的时间到了。

知道了时间的阴阳属性，我们如果要健康，应该如何做呢？大家都知道，天冷了，要穿得暖和一些。保暖就是适应了天冷的这个规律，这样才能不生病。也就是说，阴的时间里，我们要保住阳气，反过来，在阳的时间里，我们就要释放一些阳气。比如夏天，你穿着棉衣试试，身上会不会上痱子！这就是顺应自然阴阳规律的保健方法。晚上是阳气休息的时间，我们要睡觉，让阳气休息，休息好了，白天阳气才能兴奋，我们可以尽情地学习、工作。如果晚上阳气得不到休息，第二天哪里有精神来学习呢？久而久之，阳与阴就形成了不平衡的状态，这个状态就是疾病。阴阳不平衡，也自然不能长寿了。因此对高明的中医来说，如何治疗疾病呢？根本上也是根据阴阳的道理来分析判断。因此，询问病人的生活规律是一项很重要的指标，由此可以分析病人五脏六腑阴阳的盛衰，从而应用中药或者针灸进行调整。

术数，是修身养性的法则，《黄帝内经》中谈到的养生、养长、养收、养藏之道就是术数之一。可以说，"法于阴阳，和于术数"，这是"道"的总原则，不是抽象的、虚空的，它就实实在在地表现在我们每一个人普普通通的日常生活当中。

具体应该如何做呢？岐伯指出，养生就是一种生活习惯，一种健康的生活习惯。什么是健康的生活习惯？就是在普普通通的日常生活中处处按照"法于阴阳，和于术数"来做。具体表现在三个方面，这也是我们每一个人天天都在经历的。

1. 食饮有节。

上古的人懂得养生之道，饮食是有规律，有节制的。简单来说，按时吃饭，吃饭要吃个八分饱，好吃的也不能多吃。想想我们，是不是做到了呢？

2. 起居有常。

起居，不仅是起床、睡觉，还包括日常的活动。起居要有规律，不能有事早起，没事睡大觉；也不能晚上半夜不睡，忙于享乐，等等。

3. 不妄作劳。

就是说劳动、运动不应过分，也就是要守常规，要适度，不要太过，也不要不及，不做分外之事。至于现代人搞马拉松、搞铁人三项，这就属于妄作劳。还有冬天用洗凉水澡、冬泳、冬季长跑等，也都没有按自然规律收藏阳气，是属妄作劳之一种。

只有这样做，才能"形与神俱"，形体和灵魂合在一起。形体与灵魂是不能分开的，如果分开了，人就死了，或者成植物人了。我们活着的状态是形神合一的，神离不开形，形也离不开神。形是神的依托，神是形的主导。我们说人死了是魂飞魄散了，形体还在，但神走了。

饮食、起居、工作和劳动，这三方面是每一个人在日常生活中都会涉及的。保健养生说到底就是在说这三个方面的问题。按照以上的方法来养生，就能保持精力充沛和精神旺盛，就能健康长寿，即"形兴神俱，度百岁乃去"。

这四个方面贯穿了我们的日常生活，你可能会说了，这不容易吗？这不是谁都能做到的吗？关键是你能不能坚持住，不是坚持一天两天，而是一辈子，每时每刻都这么做，把它变成一种生活方式，变成一种生活习惯。所以说养生其实没有什么高深的难度，它就是一种健康的生活习惯。

后世的人是如何养生的呢？岐伯说："以酒为乐，以妄为常，醉以入房，以欲竭其精，以耗散其真，不知持满，不时御神，务快其心，逆于生乐，起居无节，故半百而衰也。"

歧伯针对人们现实存在的生活习惯来说明为什么会半百而衰，进而说明不是时事的不同，而是人事的不同，一切都是人自己没遵循"道"所致。

我们来分析一下这些错误的生活习惯。

1. 以酒为浆。

凡物之有浆者，味甘而美，把酒当成味甘美的东西来吃。酒是什么？不是食品，最初是用来作药用的。大家都知道酒伤肝。酒味辛辣，能升阳开阳，导致肝阳过升过耗，少服精神兴奋，那是阳气上升的缘故。再服至醉则精神恍惚，萎靡不振，那是阳耗太过，正气不足之象了。长期过量饮酒，必然会导致肝阳不足，温升无力。

2. 以妄为常。

古人认为，人要养生，应该"春夏养阳，秋冬养阴"。也就是说，春夏要帮助人体阳气温升，秋冬要帮助人体阳气收藏。如果不知道根据四季阴阳的不同而保养阳气，则会导致阳气该升不升，该降不降，必然阳气受损而生病折寿。这里也意味着要按自然规律来养生，不能忽视自然规律，否则必然遭受自然规律的惩罚。

3. 醉以入房。

以情欲而竭其肾精。肾精是父母遗传给我们的生命之本，肾精越多，我们的寿命越长，也越健康。肾精耗光了，生命之火就会萎缩。年轻人当精满时不知道保持肾精，过于耗伤，就会为一时之快乐而导致神与形分离的严重后果。

歧伯说的不仅是人的健康，也包括自然。因为人是自然的一部分，适应于人的道理同样适应于自然界。地球也是一个生命体，气候的变化是地球生命健康状况的表现，地球发烧发冷取决于天地的媾合是否顺利。现在人类无节制地开采石油、煤矿，这一样是逆道而行。石油开采，植被减少，就像现代人之"饮食无节，欲竭其精以耗散其真，不知持满，不时御神"，地球生病了，又如何能天地媾合顺利呢？地球上不时的台风、地震、海啸以及全球变暖就像一个阴虚阳亢的病人，四肢发热，精神萎靡，全身酸痛，时而发烧时而发冷。我们要身体健康，同样我们也要我们生存的环境健康。所以我们既要保证自己身体不生病，同时还要尽量减少对自然的消耗。而简单生活,多食素少吃肉,不失为一个两全的办法。

看看现在的人的所作所为,是不是跟岐伯在两千年前讲的一模一样。这三条是两千年前的古人对当时人们的忠告,也完全可以看作是对当今人们的规劝。起居无常,饮食毫无节制,不仅损伤脾胃,也容易耗精伤神,久而久之,百病乃生,不可能健康长寿,反而会半百而衰。在当今的社会中,这种现象仍屡见不鲜。所以现代人的寿命很难突破120岁,也大量地出现了半百而衰的情况。岐伯时代的人已经开始不知养生了,到了我们这个时代依然如此。为什么现在疾病这么多,各种慢性病盛行? 大家想一想,岐伯所分析的情况是不是根本原因。

所有说,生活有规律,人就会延年益寿;生活没有规律,人就会早衰短寿。

第六节
预防中风

现在中风的人太多了。一旦中风,任你曾经是聪慧灵巧,学高八斗,皆成一场空。这么多的人中风说明人们对于中风的认识尚有不足,而且不会预防中风。因此,重视中风的预防,对于我们的人生有着无比重要的意义。

中风有先兆

重视中风先兆，即可有效地预防中风发生。在中风发生前的数日或数月内，常出现各种各样的先兆。因此老年人，尤其是患有高血压、动脉硬化、冠心病、糖尿病等慢性疾病的老年人，如果出现下列先兆，如单眼一过性发黑、频繁打哈欠、眩晕、手足麻木等，就要想到是中风的可能。此时因为元气不足于内，营卫之气也必然虚弱，头部和四肢的血液得不到强有力的气的推动，必然流动缓慢而容易导致气血不足的征象。及时服中药、针灸可以有效地预防中风的发生。

中风当治本

有上面这些慢性病的患者，应当经常看看中医，做些针灸、吃中药、推拿等治疗，可以有效地扶助元气、调节脏腑阴阳平衡、疏通经络气血，也就不容易得中风了。治疗的频率不用太高，一周一次两次即可。关键是要坚持长期地巩固治疗的成果。不要只知道天天吃西药，结果吃了一辈子，还得了中风，因为治标没有治本。中医的预防措施比每年去医院挂水以疏通血管要高明得多，也有效得多。西医只知道疏通血管，却不知道补充元气。元气不足，必定会使血栓再生，这就是中风患者出院后极易复发的原因。所以，疏通血管是治标，补充元气是治本。况且，挂水虽然可以暂时地稀释血液，但药性寒凉，既伤阳气，又会引邪入里，远不如扶阳理气中药有效。

中风的多发时节

中风发作多在秋冬之交，此时气温骤降，阳气潜藏不足的人就容易中风。因此，平时需要保暖，以保护阳气。根据节气变化而配合养生，以使五脏气机顺应自然天地气机变化，则可保健康。比如《黄帝内经》明确指出："秋三月，早卧早起，与鸡俱兴。"秋季人身阳气开始收敛、收藏，此时阳气在内，阴气在外。早卧可顺应阳气的收藏，且能养肝胆少阳之气；早起以顺应阳气的舒达，防止阴浊上瘀于脑部，可避免中风的形成。

中风可预防

1. 房事不可纵。

中风发作之前是虚证，是元气不足引起的。中风发作了，就成了实证，或者虚实夹杂证了。平时顾护元气，是预防中风的根本之法。包括节制房事，不妄作劳、饮食调养、少生气或不生气等。而最关键的是在房事方面，一定要少。即使中风治愈了，两年之内，也要绝对禁止房事，否则一定复发。

2. 适当运动。

有的人每天早晨大量运动，不是明智之举。早晨阳气初升，尚不健旺，大量耗阳只会导致下午困倦。建议在下午3−5点时运动最好。且运动量不必过大，以微微汗出为度。要知道跑马拉松是伤阳的运动，不值得提倡。尤其是冬日，运动量一定要小。阳气此时处于收藏收敛的状态，不要经常扰动它，应该静以养阳之藏。

3. 睡前一杯水。

每天睡前一杯温水，可养肝胆少阳之精。中风多是肝阳上亢，而肝阳为什么上亢,与肝胆少阳空虚有关。因为木喜濡润,水可以生木,即可以生肝胆。晚上 11 点前入睡,人体一阳之气逐渐生发,正是气功家所谓的"活子时",正常人此时安静入眠,胆气即自然升发,得水之润而气机通畅,则全天阳气升降运化自然。人的生命是由每一天组成的,每天都是一个生命小周期,天天阳气健运,则不易生病。

4. 平时要注意养脾肾阳气。

现在的人多属阳气不足,因此,有必要经常服些理中丸、桂附理中丸、桂附肾气丸等,可以预防中风的发生。脾主运化,主四肢,为后天养生之本。阳气充足则运化正常,自然四肢气血通畅而百病不生。养脾阳关键在于饮食,切记不可过食寒凉。肾主阳气,为先天养生之本,此阳气不可耗伤,则能得长寿。少耗精气包括节制房事,不妄作劳,按节气养生,等等。

5. 饮茶预防中风。

平时可经常饮用藤茶、乌龙茶、普洱茶等,对预防中风有益。绿茶多偏寒凉,多饮恐伤脾胃,只可稍稍饮用。花茶或玫瑰花茶,其他功能复杂,最好在医生指导下饮用。

中风愈后要保证不复发,可以吃下面的方子。组方:

防风,独活,秦艽,生黄芪,白芍,党参,茯神,白术,川芎,山茱萸,山药,肉桂,厚朴,升麻,丹参,水牛角,五加皮,防己,牛膝,石斛,地骨皮,生甘草各 60 克;麻黄,制附片,远志,橘皮各 45 克;生姜 30 克,菊花 45 克,薏苡仁 120 克,生石膏 90 克。

用法:上药共研粗粉,每次 60 克,纱布包,加天门冬 5 克,麦门冬 5 克,生地 10 克。水煎服,日服 1 次即可。

第七节
节气养生

　　大家都想要健康,但坚持长期服药或者其他治疗往往不容易做到。其实,保健也并非要那么辛苦,如果能掌握时机,在关键的时间段里做做治疗,往往事半功倍。

何为节气

　　按中医理论,我们人体是顺着天地自然的变化而变化的。自然界存在着气机的循环往复运动,运动的变化形成周期。小的比如一天,其中有早午晚夜的周期变化。再大一点儿,有月亮的变化,形成一个农历月,也有月出、上弦月、满月、下弦月以及月晦(就是月亮消失了)。再大还有一年的变化,春夏秋冬,往复不止。再大,还有六十年、六百年、六千年、六万年等以六为单位的气机循环运动。比如我们人类的寿命,应该是两个六十年的循环,即两个花甲子。但事实上,我们很难做到,因为我们的生活没有完全遵守自然的规律,没有与自然天地的气机变化相符合。

　　这个道理是根据《周易》而来的。《周易》理论是整个中医理论的基础与核心,其中的许多思维模式决定了中医的治疗思路。完全抛开《周易》的思想来谈中医,就相当于抽去了中医的灵魂,剩下的只是浮浅的中医治疗技术了。《周易》理论就特别重视人体与自然间的适应与协调关系,并且提出了适应自然的中医治病与防病思想。

我们就从太阳的运动规律入手,来掌握自然的规律。所谓节气,实际上是太阳运动在地球上的一种反映,二十四节气的每一节气,都是表示地球在绕太阳运行的轨道上的一定的位置。地球通过这些位置的时刻就称为交节气,表示这个节气刚好在这个时刻通过,所以我们看日历,说是某月某日某时某分某个节气开始,就是这个意思。因此,按天文学来理解,在某个特定的时间里,一个新的节气开始了,而这个节气持续一段时间后,又会交出另一个节气。按一年365天来分24节气,则每一个节气的时间是15天多一点儿。所以说,所谓的节气变化,不过是太阳与地球位置的变化。从我们在地球上所体会的情况是温度的变化,这是节气变化的本质。因此,节气变化,即是阳升阳降的循环运动。天地如此,人必感之。

太阳日复一日的东升西降,一天之中就形成了白天与黑夜,并且有早晨、中午、下午、晚上的交替变化。那么每一天的变化的本质是什么?也是阳的运动。

由于阳的变化,形成了一天。当然也由于阳的变化,形成了一年。每一年之中因为阳的运动轨迹与状态的不同,就形成了二十四节气。一年分四季,有阳气的升降规律,也就是春生夏长秋收冬藏。同理,一日也有它的升降规律。人身元气也跟着自然的变化,在每一天、每一年产生升降的变化。简单来说,早晨阳气升,中午阳气最盛,下午阳气沉降,晚上阳气就收藏了。一年之中也是这样,为什么会有二十四个节气?这表示的是什么意思呢?其实,二十四节气是中国的先民根据一年之中太阳的不同位置而确定的二十四个关键的阳气变化点。

理解节气,还要了解一点天文学与物候学的知识,特别是不能把节气与天气的温度混同一谈。

比如,我们说立秋,按字面意思来看,是秋天开始了。但事实上,在黄河流域生活的人会发现,立秋之时,天气照样非常炎热。只是到秋分时节才算是完全凉爽起来。这里就有几个问题要搞清楚。

第一,先秦时代中国人观察物候变化时,所在的位置基本是在中原,也就是黄河流域,像今天的河南、山东、安徽、陕西一带。这一带正好是黄河所流经的区域,也是中国古文化的发源地。我们看节气变化,也要从这一带的气候出发来观察。如果按南方或者东北的节气来看,则二十四节气基本上不符合实际情况了。但即使我们没有感觉到明显的节气变化,也照样要按照节气的变化规律来养生。这条原则是不容质疑的。

第二,四季变化有节气以及物候学两个方面的不同。我们往往能体会到,按节气来看,所谓的立秋应该是秋天开始了,但温度仍然很高,天气很热,不太符合秋天开始的季节变化规律。而立春之时,正是五九将尽、六九开始之时,天气还相当寒冷。往往到了立春之时反而是天气最冷的时候,把最冷的立春作为春天的开始,显然有些不太合情理。物候学上是以春分、夏至、秋分、冬至作为春夏秋冬四季的开始,这样的四季划分实际地反映了自然界的物候的变化规律。

我们谈中医,谈天人合一,就要完全按自然的规律来分析疾病,养生保健。我认为,节气的规律是阳气的变化之始,而天文学是以物候出现的规律来分析的。一为阳气之生,一为阳气之成,并不矛盾,反而更具体地反映了阳气升降的变化规律。比如说,从天文学来看,夏至之日太阳最高,白天最长,但是不是夏至之时天最热呢?一定不是。因为夏至之时虽然太阳的光最足,地面吸收的热量也最多,但地面没有达到积累和保持热量的极限。夏至之后,地面吸热减少,但温度却在继续升高,直到地面吸收的热量等于它所释放的热量之时,地面的温度才不再升高。这时便是最热的季节了,一般相当于大暑节气。大暑一过,气温即慢慢地下降。同理,也可理解为什么大寒时节最冷,而不是冬至。

第三,自然界阳气的变化虽然有节气的大规律,但也有每天每时的小的变动。因此,按节气养生的同时,也要注意观察节气前后的气候变化,从而按自然规律以养生。中医从来都是灵活而变动的医学,它以自然界的规律为转移,绝不是一成不变的死理论,因此,养生保健时不可拘泥。

节气养生的道理

节气的"节"字,就像是竹节一样。节与节之间往往是滑利的,但一到节上,气便不能通畅。宇宙大气,交节必郁而后通。大气郁,人体元气必应之。所以久病之人,交节前三日多容易死亡。久病之人,腠理干塞,交节不能通过,所以多见死亡。临床所见,凡是在交节之前病情有所起色的,节后的恢复必然很好。

民国名医彭子益解释得非常好:"二十四节气,简言之,就是夏季太阳射到地面的热,经秋降入土下,经冬藏于土下的水中,经春由土下的水中升出地面,经夏浮于地面之天空,再同夏季太阳射到地面的热,降入土下。秋收冬藏,秋降冬沉,春生夏长,春升夏浮。升者,阳热升也。浮者,阳热浮也。降者,阳热降也。沉者,阳热沉也。藏者,藏阳热也。收者,收阳热也。长者,长阳热也。生者,生阳热也。"

我们如果能顺着阳气的变化规律而养生,就可以取得良好的效果。

二十四节气的日子里,自然界的阳气变动非常剧烈,人亦应之。如果身体虚弱,元气不足,就很容易在这个时候生病,或者病情加重。临床所见,凡是在节气前后病情变化的,大多是元气亏虚之人。其治疗也非常简单,先扶足元气,然后根据各个节气时阳气的不同状态稍作升降调整,即可很快取得效果。

在节气的日子里,人体的元气变化比较大,最需要好好地休息,并适当地减少运动,不可房事。建议需保健的人在节气的那一天里吃素食,或者只吃点水果,喝点水,不吃饭。因为肉食需要调动人体的不少元气来消化它,而少吃肉食可以让元气更好地休息,以保证身体平静地度过。

节气时,也可以吃点四逆汤以帮助身体补充元气。

制附片10克,炙甘草10克,干姜10克。

水煎,分两次或三次温服。

节气时在可能的情况下,最好少吃或者不吃西药,因为西药伤害元气。亦不可熬夜,不可过多饮酒,不可大食冰冷食物,如此这般小心翼翼,方可使身体元气不伤,顺应自然而健康。

有的人仗着自己年轻,身体好,平时不知节制,在节气时也任意造作,那是对自己生命的极端不负责任。等元气消耗差不多了,疾病跟着也就来了,而且来得很快。

二十四节气养生,其实就是借天之力,利用季节转换的特殊时机以将养人体的阳气,它的意义在于提前预防自己的身体在未来将要产生的危机。这就叫上工治未病。

下面我先详细地讲解两个最重要的节气(冬至、夏至)的阳气变化规律及其养生要则。读者可触类旁通,了解其他节气的阳气升降规律,从而得出养生法则。

冬至养生

至者,极也。冬至,表示寒冷的冬天就要来到了。冬至之日白天最短,而夜晚最长,表示阴旺盛到了极点而开始衰退,阳亏虚到了极点而开始升发,这是阴极而阳生的关键时刻。此时阳气沉降到了极点,开始返回上升。如果能好好地帮助一把阳气,就可以使一个新的周期顺利开始。如果阳气在这个时候升不上来,就可能会影响到一年的整个阳气运行平衡。

冬至阳生,古人讲交节病作,就是指的冬至。此时伏邪外出,人容易不舒服。特别是患过大病重病或者各种慢性病的人,冬至的当天会非常疲乏。临床上经常见到病人在冬至前后病情加重,或者死亡。我的家乡有句俗语,说"冬至收老头儿",什么意思呢?就是说冬至时节,人体的元阳发动,升发开始。但如果身体的元气已经非常亏虚,已经无力把仅存的一息真阳升发上去,结果阴寒凝滞而真阳不升,生命的最后一口气也就结束了。谚语有"伤寒偏死下虚人",其实说的就是下元亏虚的人,不耐阴寒,但也无力升发阳气。

冬至之时,如果天暖不冷,或闻雷,或起雾,人体阳气本该缓缓升起,反而因自然的不当变化而阳气外泄,便会导致上热下寒,下虚的人往往容易病情加重,来年春夏病会更重。冬至之时,人的下部阳多,阳多则动,多病遗精白带。

冬至之后是小寒与大寒,天气应该越来越寒冷。只有这样,才能把地上的阳气更好地收藏到下面,如果冬至后天气非常寒冷,那么阳气就会收藏得充足,根本深厚,来年的生机自然旺盛。所以说,冬至后寒冷,明年乃能丰收。对于人体来说也是这样,冬至后天寒的年份,往往不容易在春天发生一些危险疾病。甚至于在南方,冬天向来没有冰雪,亦须寒冷,这样才能少生病。地下水中封藏的阳热,升出地面,则成雷,成雾。冬季阳热应当封藏,而反升泄,根本拔起,这时病情加重,要重扶肾阳。比如重庆冬天的雾大,病人就要多用附子补阳。现在我们住在城市里,很少能在冬季体会到严寒了,表面上看是身体舒服了,其实这多导致元阳外泄。长此以往,阳气必然虚衰而上浮,那么高血压一类的病就应该发生了。

所以说，冬至这一天，最好的保健方法就是休息。不要操劳，不要思虑太多，不要房事，静静地养自己的元气。如果可能的话，可以用艾条灸一下肚脐下三寸的关元穴，对于元气的升发有着莫大的好处。实在不舒服，可以吃点四逆汤扶扶阳气。

冬至之时开始，可以常服四逆汤加味方以助阳气升发，一直服到立春为止。其方如下：

制附片10克，炙甘草10克，干姜10克，乌梅10克，冰糖30克，生龙骨20克，生牡蛎20克。

水煎服，日服两次。

夏至养生

夏至，表示炎热的夏天就要到来。夏至之日白天最长，而夜晚最短，表示阳旺盛到了极点而开始衰退，是阳气升极而降。冬至为阳热降极而升之时，夏至为阳热升极而降之时。夏至之后，经小暑大暑，于是立秋。冬至之后，经小寒大寒，于是立春。立春则阳升，立秋则阳降。夏至阳降，必经小暑大暑之热，然后降。冬至阳升，必经小寒大寒之寒，然后升。升降的范围大，则气机运动必然充足。所以夏天极热、冬天极冷的地方的人，往往特别聪明。冬至以后，交立春而后阳升。夏至以后，却未交立秋，先有初伏、中伏，而阳已先降。造化之道，唯恐阳气不降。因为阳性本升，而不容易降。所以《黄帝内经》认为，虚损是由于阳气外出所导致的，而壮实之人必是阳气内入。阳升则出，阳降则入，所以人的机体每逢春夏之交则倦怠，是因为机体里面的阳气不足的缘故，而逢秋冬则健康，是由于体内的阳气充足起来了。

中医有句话，叫"春夏养阳，秋冬养阴"，是说春夏之时，人体里面的阳气虚了，就要养阳，要扶阳；而秋冬时，体内的阳气容易外泄上炎，就要让阳气降下来，收藏起来。夏至之时，正是阳气开始沉降的关键时刻，这时就要帮助阳气下降。要补阳，还要引阳下行。就不能过用升发的中药，反而要用沉降的药物了。在夏至时治疗，就要用生龙骨、砂仁、磁石，等等，都可以引阳下归丹田，配合扶阳之品，往往可以取得不错的效果。

夏至之时，除了节气的注意事项之外，最好能用艾条灸一下足三里、涌泉穴。这可以引阳下行，并能扶助阳气。

有的人素体阳气不足，属于三阴体质，往往因为阳气不足而虚阳上浮。这样的人在春夏之时特别难过，总有心烦、失眠、焦虑等症状，往往在夏至时症状极重，而夏至一过，特别是立秋后，即开始舒服起来。还有一些高血压头晕的患者，也会在夏至前后症状加重，也是由于阳气过升不降所引起的。这样的人，就要扶阳，潜阳，引阳归根。这种人在夏至之时，就要注意多用沉降性药物以引阳气下归丹田。可以用这个方子，一直服到立秋之时。其方：

制附片 10 克，炙甘草 10 克，干姜 10 克，生龙骨 30 克，生牡蛎 30 克，白芍 20 克，山萸萸 30 克，黄豆 1 把。

水煎服，日服两次。

网友求医问答

自由人：所有含附子的药，是否都是补阳药？补阳的过程是漫长的,能否从外观上判断阳气上升了?比如说,指甲上出现了小太阳。(虽不是太大)原来身体特怕风,现在比以前好多了。这些是否都是阳气上升的表现?

医者佛:所有含附子的药都是扶阳药。完全可以自己判断,所谓有诸内必形诸外,你的这些表现,是阳气开始升腾的表现,但仍有所不足而已。

稀饭泥:孕期似乎总有些不知所以的毛病出现,如果不严重的话是不是就不要理它好了?比如说背部某块肌肉神经痛,小腿长小红点瘙痒之类的。长小红点是不是传说中的胎毒呀?

医者佛:建议孕妇如果要看病,最好用针灸,有效且不伤胎气。据我在奥地利的经验,针灸对于孕妇的妊娠反应、腰痛、下腹痛、周身不适以及保胎、催产等都有不错的效果。另外,尽量食养,胜于药方。

小红点不一定是胎毒,就算真的是胎毒,也不需要清,但可活血化瘀。

平常心:现在正是萝卜的收获季节,请问:吃中药是不是不能吃萝卜?吃萝卜都推荐白萝卜,我们老家可都是青萝卜呀。

医者佛:如果是吃补益气血的药,最好少吃或者不吃萝卜。如果是消利之药,吃萝卜反是好东西。白萝卜、青萝卜都可以。秋天和冬天是吃萝卜的好时候。秋冬吃萝卜既适应天时,又是本季食品,还可以养生保健。大自然送给了我们这么好的保健食品。

第四章 治疗之方

病都可以治，没有治不好的病，只有治不好病的医生。《黄帝内经》里早就说过："言不可治者，未得其术。"

第一节
咳嗽验方

咳嗽是病，也不是病。关键是要理解为什么会咳嗽。外邪犯肺会引起咳嗽，反过来，"邪之入路亦即邪之出路"，邪气从三阴经向外透发，经过太阳经时，也会咳嗽，这时的咳嗽就是病将愈的表现。否则一概把咳嗽当成病来治，就可能加重病情，或者导致咳嗽持久不愈。

明代著名医家周慎斋就提出："内伤久病，必转病而后阳气活动。伤风咳嗽是太阳经阳气通也。阳气通，则病自退。"意思是说，对于各种慢性病、重病、大病、危病等，要把阳气扶起来，等阳气足了，就能冲开阴邪，则邪气必然会自皮毛散出去，而在从内向外走的过程中，会经过太阳经，引起咳嗽，这种咳嗽很像是伤风感冒，却是邪气排出的必然反应。

俗云"名医不治咳喘"，其根本原因还在于不理解咳喘的本来病机，只是见症治症，那的确是不容易治好了。这样的名医，大概只是徒有虚名吧。或者，虽有名声，但心中不明白，也不算是"明医"。做医，要做明医，而不是名医。

咳嗽并不难治，关键是要掌握六经理论，知道正气在哪个层次上与邪气抵抗。《黄帝内经》早已明言："五脏六腑皆令人咳，非独肺也。"真正的"明医"治咳嗽需要考虑到全身各个脏腑，不单单是肺脏。麻黄汤、桂枝加厚朴杏子汤、小青龙汤、二陈汤，等等，都是治疗咳嗽的实用方子。但贵在辨证。

下面举个我在威海治疗的一例小儿咳嗽案。

某小儿,5岁,咳嗽一月余,痰多,呼吸音粗。当时仅仅是感冒,挂水后未愈,逐渐转为咳嗽,西医诊为急性气管炎,曾经挂水、用抗生素等治疗数日,效果不明显,西医要求继续挂水治疗。因机缘,其母亲带来寻求中医治疗。当时为处方三服,并嘱可来信改方。以下是病人与我的交流问答,未作任何删节。

2008年8月26日问:我是那天……让您瞧病的五岁小男孩的母亲。非常感谢您,孩子吃了您开的药方,现在病情已经大有好转。孩子共吃了三服药,现在医生听着气管里面已经好了,只是呼吸音有点粗,每天偶尔咳嗽一声,好像还是有痰。因为孩子小,他不会吐痰,所以还要麻烦您,看是需要换个药方还是继续吃现在的药方? 谢谢!

上次的药方是:

桂枝8克,白芍8克,麻黄8克,干姜5克,细辛5克,法半夏8克,生甘草5克,五味子5克,陈皮8克,制附片5克,杏仁8克(打)。

回复:根据病人的情况,原来的方子稍作调整即可。

桂枝8克,白芍8克,麻黄8克,干姜5克,细辛5克,法半夏8克,生甘草5克,五味子5克,陈皮8克,制附片5克,杏仁8克(打)旋覆花8克(包煎),生姜2片。

再吃两服,基本上就好了。

8月27日问:今天早上吃完饭两个小时后,才给他喝了半剂,喝完他姥姥领他上超市，还没买完东西就吐了，吐完了现在好像也没什么事，该吃吃该玩玩。我们也不知道怎么回事，是因为药刺激胃，还是别的原因，所以还要麻烦您给指点一下。谢谢！

回复：吐出来是好事，把肺里的邪气吐掉，病也就好了。这服药不是帮助吐的药，吐是身体的排邪反应。可以继续吃完这服药，病该好了。不用担心。

9月2日问：经过您的精心调理，我儿子的病已经好了，非常感谢您！如果方便，我还有一个问题想请教您，我儿子免疫力很差，从去年上幼儿园开始就经常感冒，基本上一个月一次。一感冒，肯定支气管就会犯病，咳嗽，重的时候还会喘。吃药不管用，没办法只能打吊瓶。我想问问您，有没有什么药方能增强他的抵抗力，少犯病？谢谢！

回复：这才是中医治本的地方。用点中药慢慢就能完全地改变你的小孩的体质。以后，把西药彻底地停掉。有了小问题，用点中药要直接得多。

党参10克，白术10克，茯苓10克，炙甘草6克，制附片6克，桂枝10克，白芍10克，生姜3片，大枣5枚（切）。

五服水煎服，日一剂。

9月2日：谢谢您，中医确实很神奇！你的医术也很高明，吃了几服药就好了，而且现在孩子状态很好，胃口也很好，真不知道该怎么感谢您。祝事业有成，快乐每天！

分析：此病例非常典型，是当前许多家长都应该了解的一个病倒，从中可以看到中医治疗小儿疾病的快速与神奇。小儿感冒后，如果治疗不及时或者滥用抗生素，非常容易把在表的邪气压到里面去，也就是说，把还在太阳经的邪气向三阴经里头压。这个5岁小男孩身体尚属不错,邪气未能直入三阴,但停在肺部,这是手太阴的位置,发为气管炎,痰多,咳嗽。

根据六经辨证的道理,要扶助正气,开表祛邪,也就是要用温性中药把脾胃的功能补好,然后再开肺化痰止咳。所幸此病例时间尚短,只有一个月的时间,西药没能把正气消灭干净,因此,病人的正气充足,尚能抗邪,所以表现为持续的咳嗽。如果病人的正气虚弱了,邪气就会乘虚而入,直入少阴。

一般会出现这种情况,病人本来仅仅是个感冒咳嗽,突然变成急性心肌炎,或者急性肾炎,这就是邪气从太阳进入少阴了。(手少阴是心,足少阴是肾)

这样的病人,其体质多是虚寒性的。而这种病态的体质与长期应用抗生素、激素等非常有关系。病人一般怕冷、易感冒、体质虚弱、食欲不振、手足冰冷等。但也有些病人平时表现一切正常,但一感冒,极容易变成少阴病(心肌炎、肾炎),这种情况反而更危险,因为少阴的阳气已经空虚了,所以在表的太阳的邪气容易内陷少阴。

怎么办?首先是要扶少阴的阳气,平时要多服四逆汤。然后,根据感冒咳嗽的病情,适当地宣肺开表,健脾化痰,往往可快速治愈。

如果一旦变成急性心肌炎,或者急性肾炎了,千万别再找西医治疗了。西医先用抗生素,再用激素,慢慢地消耗你的生命元气,让你从急性的变成慢性的,然后变成缠绵难愈的大病重病。其中的花费以及病人所受的痛苦尚不计算在内。

如果找中医,就当成感冒来治,三服药基本上可以治好。就是这么简单。因为中医的六经辨证非常清晰明了,邪气在哪个位置,正气在哪儿抵抗,一清二楚的。只要对症用方,找到邪正相争的关键处,就会手到病除。我曾经治疗过朋友女友的急性肾炎,也是由于感冒治疗错误而引起的。三服药，好了，没有任何后遗症。

看病，最怕按照西医的病名去看。我看肿瘤也罢，看感冒也罢，根据脉症，想的都是正气在六经的哪个层次上抵抗邪气，再根据正邪的抵抗程度考虑用方用药，效果不错。如果先想到这是个肾炎，那是个肿瘤，根据化验单来开中药方子，那岂不是牛头不对马嘴。

第二节
感冒的治疗

感冒是常见病，也是易治病，但目前的情况是感冒变得不易治了，一个感冒，往往耗时长，花费多，还不见好。可能不少人要问：感冒既然是个小病，真的不能快速痊愈吗？中医治感冒行不行？感冒会不会有后遗症？在此我提供一些关于感冒的知识和几个实用的感冒方子，只要辨证准确，会立即见效。

感冒的病因

感冒是邪气侵入我们机体的表层，体内阳气奋起抵抗的反应。一般来说，感冒是太阳病，也就是邪正在太阳经的层面上斗争。如果正胜而邪退，感冒痊愈，诸症状全部消失。如果邪胜而正退，则感冒的诸症状也消失了，但邪气进入身体深层的三阴经，表现为机体抵抗力下降，畏寒怕冷，精神不振，食欲下降，手脚冰凉等症状，这是阳气受损，阴邪内伏的必然症状。

所以说,治感冒其实很简单,就是打开太阳经,把邪气赶出去即可。这时一般伴有汗出而邪去。中医治疗感冒一定要开太阳经,这是不容质疑的原则。如果相反,不开太阳,反而攻下或者寒凉伤阳,则正气大虚而邪气自表乘虚而入于里。这时感冒就会从一个小病,一个表病,变成大病,变成里病。

几个实用的治疗感冒方子

我喜欢用经方,就是医圣张仲景的方子。经方治病,效果快捷方便,治大病往往一服即效,数剂即可愈。以之治疗感冒,更是药到病除,效若桴鼓。为什么经方治疗感冒有效呢?因为按六经辨证,知邪犯何经,有是证即用是方,方证相合,自然效好。

先按六经分析一下治疗感冒的基本原理。感受外邪后,根据病人六经虚实的程度,会出现不同的反应。比如太阳经阳气不足,则邪气可能直入少阳,发为少阳病。如果素体阳明热盛之体,则可能深入阳明发为高热或者便秘,这时是标准的阳明病。如果素体阳虚,三阳抗邪无力,邪气也会直接深入三阴,发为三阴诸病。因此同样是感受外邪而感冒,其人不同,六经虚实亦不同,其治法当然也会完全不同。同是麻黄汤,用于太阳表实证效若桴鼓,但用于太阳表虚证就会伤阳。小柴胡汤也不是什么人感冒了都可以用,是少阳证的一用即灵,不是少阳证的,用也白用。麻黄附子细辛汤扶少阴开太阳,用于少阴阳虚证一定有效,但如果是太阴阳虚外感,则必然效果不好。因此,治疗感冒一定要辨证,就是要辨清这个六经的证型,然后对号入座,方可无误。

这里我列出八个治疗感冒的经方,病人可对症用方。只要症对其方,其效果必然十分明显。但要注意,服一至两服后如果无效,就不要再服,当咨询医生。小儿感冒后病情往往变化极快,病人不要自用中药,当及时看医生。以下用量皆为成人用量,不适合于小儿。治疗感冒的方子取其攻表祛邪之悍气,皆煎煮一次即可,不必再煎。

（1）病人外感风寒,如果出汗,并且周身肌肉疼痛,怕风吹,怕寒冷,食欲减退,没有或者略有发烧,就用桂枝汤。其方：

桂枝 20 克,白芍 20 克,生姜 5 片,炙甘草 20 克,红枣 10 枚(切)。

每服药加入六碗水,大火煮成两碗。

每三小时空腹喝一碗。

一般服用后会有微汗出,效果最好。如果没有出汗,就喝点热的米粥以帮助发汗。注意发汗后要马上换衣服,以防受风后反而会加重感冒。

这个方子很常用,是治疗感冒的一个最实用的方子。它既可以调节阴阳平衡,又可以调和营卫气血的平衡,因此不仅仅是用于感冒,也用于不少大病的治疗。如果辨证准确,以桂枝治疗感冒,一服即可痊愈。

（2）病人外感风寒,如果无汗,并且周身肌肉关节非常疼痛,甚至于痛得就如鞭打一样,而且非常怕冷,发烧,怕风吹,怕寒冷,就用麻黄汤。其方：

麻黄 20 克,桂枝 20 克,杏仁 20 克(打碎),炙甘草 20 克。

每服药加入六碗水,用大火煮成两碗,空腹时服用。

一般用麻黄汤多是在冬天,或者天气突然变冷的时候,病人一般都有受寒史。注意，如果有心脏病，就不要自己服这个方子，免得出现意外，需要请医生帮助处方。

（3）病人外感风寒，如果发烧，甚至于高烧40度，但病人自觉体内热而体外寒，怕冷，无汗，且周身肌肉关节疼痛，口渴，能喝水，食欲减退，就用大青龙汤。

其方：

麻黄20克，杏仁20克（打碎），石膏30克，灸甘草20克，桂枝20克，生姜5片，大枣10枚（切）。

每服药加入六碗水，用大火煮成两碗。

每三小时空腹喝一碗，服后会汗出。

大青龙汤是标准的治疗感冒发烧的好方子。奈何西医不识，平庸中医更不敢使用，结果一个如此有效的方子被扔在故纸堆中。大凡是感冒高烧，我用此方退烧，百用百效，从不失手。

一般来说，凡是发高烧，多与外感邪气有关。而且，凡是能发起高烧的，一定是病人的正气尚未被伤害，因此，用此方最是时候。如果发烧后先去挂水吃西药，久之高烧既退，却低烧不断时，那就表示人体的阳气被伤害了，对病邪的抵抗力下降了，已经发不出高烧了。这时就要用当归四逆汤配合四逆汤来扶阳气、退低烧了。

（4）病人外感风寒，如果出现后项强痛，头痛，怕风吹，身体肌肉疼痛，喉咙痛，口渴等症状，就用葛根汤。

其方：

葛根 30 克,麻黄 20 克,桂枝 20 克,白芍 20 克,生姜 5 片,炙甘草 20
克,大枣 10 枚(切)。

每服药加入六碗水,用大火来煮成两碗,每三小时空腹喝一碗,服后
会微汗出。

葛根汤是治疗感冒后脖子后面紧或者咽喉痛的好方子。一般小孩
如果感冒后发烧,喉咙痛,或者出现脊柱强直抽搐时,就用此方。往往一
服而烧退。退烧后有时小孩会全身起水痘,这是邪气祛出体外的反应,
病人父母千万不要着急,其实病已经好转,烧退后自然一切都会恢复的。
当小孩胃口恢复正常时,即可停药。

再者,大凡是感冒后出现口渴时,多认为是温病,是热盛伤津。此时
时医多会用上银花、连翘、芦根、淡竹叶等清热解毒凉血中药。而葛根汤
即是滋阴退热的好方子,功胜他方许多。

不但是治疗感冒发烧咽喉痛,葛根汤治疗颈椎病也极有效。一般病
人如果脖子后面疼痛,牵引到手指麻痛,或者伴后头紧痛,或者转头则头
晕等症状时,都可以用葛根汤来打开太阳,疏解筋急。

(5)病人外感风寒湿邪,如果出现咳嗽,痰多且色白,自觉身体冷痛
且沉重,无汗,不渴,也没有胃口,喉咙痒,有时感觉背后两肩胛骨之间有
一片冷冷的区域,转动肩胛有不顺畅感,或伴有发烧,此时就用小青龙
汤。其方:

麻黄 20 克,白芍 20 克,干姜 20 克,桂枝 20 克,五味子 20 克,炙甘草
20 克,法半夏 20 克,细辛 10 克(后下)。

每服药加入六碗水,大火煮成两碗,每三小时空腹喝一碗,服后会有
汗。

小青龙汤是治疗外感寒湿的主方。此时病人所患之感冒,不单独有寒邪,还有湿邪。因此用此方时,病人多有在水中或者雨中受寒史。小青龙汤治疗寒湿型感冒,服汗出即烧退,咳嗽就会好转。

小青龙汤更是治疗咳嗽有痰的一个常用的方子。一般病人不管是新久咳嗽,只要有咳嗽,咽痒,有痰,且痰稀色白,病人怕冷,面色苍白,就用此方。我用小青龙汤治疗过数例久年咳嗽,配合金沸草散,效果十分明显。

(6)病人外感风寒,一会儿发烧,一会儿又畏寒怕冷,反复发作,数天不愈。食欲尚可,不渴。此时可用麻黄桂枝各半汤。其方:

桂枝10克,白芍10克,麻黄10克,生姜五片,炙甘草10克,大枣4枚(切),杏仁10克(打碎)。

每服药加入五碗水,大火煮成两碗,每三小时空腹喝一碗,服后会有汗。

麻黄桂枝各半汤既解表寒,又温腠理,是治疗寒热交作,反复难愈的好方子。这个方子也可以用来治疗疟疾的寒热反复发作。

如果感受风寒或者风热,病人或热或寒,或汗出,或症状不明显,辨不清该用麻黄汤还是桂枝汤时,即可先处以此方以开表透邪。

(7)病人外感风寒,如果出现忽冷忽热,恶心,口苦,咽喉发干,食欲减退,心烦,眼睛发花,同时两胸肋部位有胀满感,即可用小柴胡汤。其方:

柴胡15克,法半夏15克,黄芩15克,党参15克,生姜3片,大枣10

枚(切),炙甘草 10 克。

每服药加入六碗水,大火煮成两碗。

早晚餐前空腹时各喝一碗。

小柴胡汤是治疗少阳感冒的主方。一般病邪初客人体时,正气在太阳经上与邪气斗争,此时所患之感冒即是太阳病,多属麻黄汤或者桂枝汤证。如果感冒持久不愈,渐而出现以上症状时,就表示邪气已经侵入到太阳经下面的少阳层次了。此时就要赶紧用小柴胡汤来疏解少阳,以排邪外出。另外,有的病人素体少阳不足,也容易感冒后直接出现少阳证,那就直接用小柴胡汤。

再有,女子如果逢月经期而感冒,多容易出现少阳证,此时即可先用此方。并且,女子经期气血不足,感冒后很容易因正虚无力祛邪而变成反复难愈,结果以后每逢经期即发作感冒,痛苦异常。小柴胡汤即是治疗此类病症的一个主方,效果十分明显。

平时身体素质比较差的人,感冒后往往不容易康复。因为正虚,所以经常反复感冒,前面的感冒未愈,紧接着又来一次新的感冒,病人甚至于常年处于感冒状态之中。此时也可用小柴胡汤配合桂枝汤来治疗虚人感冒,往往效果明显。

(8)病人如果不知道是不是感冒了,反正经常出现鼻塞,头痛,打喷嚏,流鼻涕,嗓子痛,舌苔白腻,口中有腻感无味,四肢无力等症状,就用麻黄附子细辛汤。

其方:

麻黄 20 克,细辛 20 克,后下,制附片 20 克。

每服药加入六碗水,大火煮成两碗。

早晚餐前空腹时喝一碗。

麻黄附子细辛汤是一个帮助机体排除外邪的常用方子。因为各种原因，我们的阳气常常会有不足，有时感受些风寒湿气，并没有明显的症状反应，也没觉得不适。这是正气无力抵抗，但不表示我们一定不生病。这些侵入的病邪会潜伏在三阴层次，以后等身体正气一旦大虚，即可与新的外邪里应外合，引起大的疾病。

有没有什么方法可以预防呢？我认为，一方面我们可以常服四逆汤以增强机体的阳气，加强防病保健作用；另一方面，还可以适当地排一排伏于体内的邪气，就用麻黄附子细辛汤。服这个方子时会微微汗出，即可达到效果。

上面的方子大多有发烧症状，服这个方子时一般病人没有发烧，但多伴随有面色苍白，平素手脚冰凉，畏寒怕冷等阳虚症状。也就是说，这是典型的少阴体质所用的方子。凡是少阴体质，多需长期扶阳，但也要时时用此方来扶少阴以开太阳，祛邪外出。一般服后面色转为红润，畏寒减轻，即是佳兆。

关于虚人感冒

什么是虚人感冒？就是体虚之人出现感冒。体虚包括气血阴阳的偏虚，其既有遗传因素，也有后天失治、失养或者误治等因素。虚人如果感冒，极易出现反复发作，持续不愈。有时病人会一年到头都处于感冒状态，十分痛苦。

虚人其气血阴阳有所不足，表现为太阳的不足，即抵抗邪气的能力下降。如果感受外邪，太阳经无力鼓动起来抗邪，则邪气往往易于通过太阳经向少阳经或者向三阴经走。久之,侵入机体的邪气会在三阴层次潜伏下来。一旦病人又出现外感,则内外相应,引起各种复杂的病症。所以说,虚人外感,表现的症状虽然是感冒,但其机理却不尽在于太阳受邪。《伤寒论》说:"血弱气尽,腠理开,邪气因入,与正气相搏。"说的就是虚人感冒的病理机制。

根据这个道理,治疗虚人感冒,就不能仅仅局限于扶正解表(一边补虚,包括补气、补血、补阴、补阳,一边开太阳,祛邪外出),更需要考虑到虚人感冒的本质,即使出现了太阳表证的恶寒、发热、身痛、咳嗽等症状,这些也只是病之标,是表象,其实质是腠理空虚,邪气与正气相搏于少阳的层次。可以从少阳为枢考虑,用枢转少阳的方法来鼓舞正气,达邪于表,则太阳标证亦可除。因此,可以用小柴胡汤配合桂枝汤治疗虚人外感。其方:

　　柴胡 15 克,桂枝 20 克,白芍 20 克,黄芩 12 克,法半夏 15 克,生姜 3

片,大枣 6 枚(切),炙甘草 10 克,党参 15 克。

　　每服药加入六碗水,用大火来煮成两碗,每三小时空腹喝一碗,服后

会微汗出。

如果不出汗,要喝点热的稀粥,以帮助出汗,这样才有效果。

临床上我应用此法治疗不少虚人感冒,效果十分明显。特别是对于虚人反复感冒,这次感冒初愈,下次尚未感冒时,及时服此方可以有效地预防再次感冒。遇到流感或者天气大的变化,正常人也可连服三服此方,可以帮助预防感冒。平时总觉得身体虚弱,似有病又无病,但又浑身不适的人,即是虚人,可服用此方十余服,既可消除不适的各种症状,又能改善体质,调整阴阳气血平衡。其实,这是从少阳与太阳两个层面来

修复机体的。

再者,常服玉屏风散亦是不错的扶正固表的好方法。其方:

防风 30 克,生黄芪 60 克,白术 60 克。

一服,共研成极细末,每日 2 次,每次 6 克,开水送服。

但要求是感冒已愈时服用此方。如果正在感冒期间,以不服为好,以防敛邪之弊。

另外,还有一个快捷的法门,大凡阳气素虚之人,若有外感,就可试用参苏饮这个方子,也有不错的效果。其方:

苏叶 10 克,杏仁 10 克,法半夏 10 克,茯苓 10 克,陈皮 10 克,前胡 10 克,桔梗 10 克,枳壳 10 克,生姜 3 片,大枣 5 枚(切),党参 10 克,木香 10 克,葛根 10 克。

水煎服,日一剂,分三次服。

治感冒风寒,头痛发热,恶寒咳嗽,涕唾稠黏,胸膈满闷等症。

感冒好了,怎样才能预防下次不发作呢? 我认为,适当地锻炼身体是必要的。但并不建议剧烈运动,平时我们都要工作,能抽点时间散散步,打打球,或者打一趟太极拳极可,要以微微汗出为度,如果不出汗,效果就不太好。因为不出汗,太阳经没有打开,那就不能把正气疏布到表层,也就不能排邪外出。要知道,汗出是排邪的。微微汗出就是机体排出邪气的最佳方式。大汗淋漓可不一定排邪,弄不好还会伤津脱水,导致津亏。所以大汗时一定要及时擦干身体并避风寒。如果不注意,反会招致邪气客入太阳经,因为毛孔全部打开了,极易被外邪乘虚而入。

不少人喜欢一年四季天天洗澡,这个习惯对健康可不太好。特别是阳虚之人,最好不要养成这样的习惯。因为水湿浸体,极易引起汗出,如果护理不当,则阴寒邪气因而内客。冬天天气寒冷,腠理内闭,热水洗澡即是打开太阳,则阳气外泄。久之,必然引起阳虚。会出现面色苍白或者偏暗,面部黄褐斑,精神不振,容易感冒,体力下降等症状,甚至于容易出现我在《何为阳虚》一节中所描述的各种症状。所以说,经常洗澡,虽然身体干净了,但并不利于养阳,反而会耗阳,引邪内客。在冬天如果不得不洗澡,那就要马上擦干净,而且要吹干头发。不少人喜欢洗完头后让头发自然干,如果在冬天,头发的湿气蒸发时,会带走头部大量的阳气,这样容易导致头内阳虚。阳虚则寒盛,如此久之,必患头部寒痛。所以说,常洗澡的人而不注意防邪,必然阳虚邪伏,要吃点麻黄附子细辛汤才好。

注意:临床上疾病非常复杂,也不是全用几个方子就能治好感冒,也需要辨证加减用药。因此,病人不必执著于原方。再者,今人多偏于三阴体质,单纯地攻表逐邪有时力有不足,需要扶中阳以滋化源。因此,常配合理中汤于诸方之中以加强扶正之力,则正复而攻表有力,表解而阳气不伤。

治疗感冒是预防内伤大病的基础。按照邪气的入侵途径来看,外邪先侵入皮毛,次之到肌肤,次之到腠理,次之到六腑,最后到五脏。到了五脏,病情已经很重了。所以当年扁鹊见蔡桓公,初见还愿意给他治疗,以后病邪越来越深入,就成了不治之症了。这说明了治病是有时机的,也是有顺序的。外邪初客机体,要用解表的方法,把邪气祛除,以后病邪渐深,又需要合解少阳,或者清泻阴浊,或者扶阳抑阴等方法,但最基本的、最开始的方法一定是解表法。而解表法也是治疗感冒的大法。因此,擅于解表不仅可以治疗感冒,更可以预防邪气步步深入。如果病人既有内伤杂病,又有感冒,那应该怎么办呢?基本原则是:只要有表症,有邪气客入皮毛的情况,就要配合解表法,或者先用解表法把外邪透发出去,然后再重点治疗内伤杂病。也就是说,安内必先祛邪。

什么叫感冒治好了?就是所有的感冒症状都消失了,而且病人食欲恢复,面色红润,小便通利,手足不冷,周身舒畅,精神清爽。如果有这些表现,那就恭贺你感冒已经痊愈了。反之,如果治疗后虽然没有了感冒的诸多症状,但病人出现了食欲减退,手足冰凉,精神不振,小便略涩,欲卧欲睡等表现,就表示病邪不是排出去了,而是压进三阴层次了。这不叫病好了,而是病邪深入了。千万别再用西药了,也别用寒凉中药了,赶紧找好中医帮助调理身体吧。

第三节
中风偏瘫

中风急性期,是救治的关键。一旦错过了急救期,往往预后不好,或者留下严重的后遗症。

中医有非常宝贵的中风治疗方法和经验,认识或理解了这些方法和经验,有助于我们预防中风,保身健体。

中风急性期的救治

家里要常备安宫牛黄丸,特别是有患高血压、高血脂、中风先兆的老年人的家庭。凡见中风,即在最早的时间里,用温水把安宫牛黄丸研化了喂下去,一天一丸,先用小勺取下 1/3,用少许开水在碗中化开,慢慢地喂到嘴里。如果有效,可以连续三天服用。早用此药可以促进病人及早苏醒,且可以减少中风后遗症。安宫牛黄丸最好是用北京同仁堂生产的,含有真牛黄的,价格在 300 元左右的那种。有的是用人工牛黄的,虽然价格便宜些,但效果要大打折扣。

这里还可以给大家提供两个方子。第一个方子先吃两付,可以多加水,煎的时间稍为长一些,但不要超过两个小时。一服药煎两次,把煎好的中药合在一起,分三次喂下去。一天一服药。

生半夏 15 克(打),生南星 15 克(打),生附子 15 克(打),木香 10 克,蜂蜜 150 克,三七 10 克,桃仁 10 克(打),生姜 30 克(切),红花 10 克,全瓜蒌 10 克,薤白 10 克,黄酒 30 毫升,石菖蒲 30 克。

水煎服,日一剂。

同时每天用麝香 0.5 克,分两次用药液冲服。

中风急性期一过,就要紧接着用下面的方子。这是药王孙思邈创制的方子,叫续命煮散,孙思邈近百岁时自己中风了,他说:"吾尝中风,言语强涩,四肢朵颐,出此方,日服四服,十日十夜服之不绝,得愈。"就是说,这个方子是他自己用过而且有效的。李可老中医善读古书,发现了此方,并建议用于中风症,包括急中风、慢中风、中风后遗症等。李可本人 2007 年 6 月份在深圳中风时,右侧麻木,舌头发硬,讲话困难,回去就开始吃这个药,半个月就基本恢复了。所以说,这是个宝贝方子,大家一定要重视它。

麻黄 45 克,川芎 45 克,独活 45 克,防己 45 克,生甘草 45 克,杏仁 45 克,肉桂 30 克,生附子 30 克,茯苓 30 克,升麻 30 克,细辛 30 克,红参 30 克,防风 30 克,生石膏 75 克,白术 60 克。

用法:上药共研细末,每天取 14 克,纱布包,加生姜 50 克,再加 1000 毫升水,煮成 500 毫升,分 3 次服。

日日不断,至少连服十日,必有效果。如果病很重,就可以加倍,而且 24 小时不断药。

正确的治疗思路

把中风者送到医院治疗。如果是西医,就不太注重病人的大便情况,这多少有些遗憾。因为大便通畅与否直接反映了浊气是否降了下去,它是中医治疗中风时非常重要的体征。一般中风病人多是便秘,甚至于十几天大便干结不通。此时就属于阳明腑实证,大承气汤重剂以通畅大便就是救急,是治疗中风的第一关键步骤。而仅仅是挂水则显得无足轻重了。比如,我会诊过不少急性病中风病人,早期及时通畅大便后,第二天即见舌面长出舌苔,这表示中气已经开始恢复,其效果远非西医挂水所能比拟。另外,还要观察舌象,一般中风多见舌红,少苔,这表示阴虚于内,虚火内灼,肝阳上亢,治疗要急下存阴、滋阴降火。但还有苔黄厚腻的,这时就要清化痰热。总之,详细观察病人,往往就可以得到正确的治疗思路。

针灸治疗中风效果神奇

一般认为,中风者经西医抢救后,十几天病情就稳定了,再配合针灸康复。岂不知这样早已耽误了病情,导致严重的后遗症的发生。大家可以看到当前经过西医治疗过的中风病人,极少没有偏瘫后遗症的,有的甚至终生不愈。这说明这样的治法是不对的。如果能在中风病的急性期就配合针灸治疗,可以帮助病人极大地提高康复的效率。而且越早应用针灸,治愈率就越高,后遗症也就越少。在中风的第一时间里,那时一般是在家里,等120急救车来那就太晚了,要自己动手为病人针刺。取一支小的缝衣针,或者用一支细的注射针头,消毒一下,在十个手指尖上轻轻地刺一下,出点血即可。刺完再在指肚上挤压,以放出更多的血来。刺完手指尖,再刺十个脚趾尖。另外,再刺一下鼻子尖,也是刺一下出点血。大约每个穴位出三四滴血即可。虽然是如此简单地治疗,但对于病人的苏醒与康复意义极大,千万不要忽视了。

在中风的康复期,也要配合针刺治疗,这样才能有效地减少后遗症状,并且使中风的转归和预后更好。世界卫生组织也积极主张用针灸配合中风康复,因为针灸能改善脑组织病灶周围细胞的缺血、缺氧的状况,增强脑血流量,促进脑侧枝循环的建立,提高脑组织的氧分压,改善病灶周围组织的营养,起到活血化瘀作用,可加速脑组织损伤的修复。

救治中风应注重的问题

1. 注重早期的家庭治疗。

中风早期,特别是脑出血的病人出现神志昏迷,此时如果能让病人神志清醒,对于减少死亡率,降低残废率有莫大的好处。如刚刚发现中风,在送医院之前慌慌张张的时间里,病人亲友可以用针刺激人中、足三里、四关、十宣(十个手指尖)、鼻尖,配合艾灸关元穴等,对于病情恢复非常有益。要知道,中风极早期的家庭治疗是最关键的步骤,到了医院往往都在数小时之后,那时很多病人已经错过了恢复的最好时期了。

2. 饮食宜清淡。

不用考虑营养不足,目前大多数人的营养不是不足,而是太多了。不少人喜欢膏粱厚味饮食,过食咸辣等,容易导致痰浊瘀毒,上攻大脑,即导致神明失聪。这就是中风。因此,中风病人一定要清理一下胃肠,不要吃太多的肉食,因为肉生痰,痰浊随肝风而上,加重病情。千万不要吃有翅膀的禽鸟,如鸡、鸭、鹅、鸽子、鹌鹑等,也包括各种蛋类。中风本来就属于内风太多了,导致肝木太旺,化火化风。再吃风类的东西,岂不是在体内的风火上再加把风,病人怎么可能痊愈呢?

3. 不可用镇静剂。

中风后数天会出现浑身抽筋、痉挛的现象,这是阳虚而不能潜藏,虚阳上越的反应,此时切记不可用镇静剂,因为镇静剂伤阳,导致病情恶化,甚至死亡。一定要用四逆汤、参附汤等扶阳的中药,以使真阳振奋起来,则真阴上升,虚火下降,大脑自然清凉,浑身痉挛的症状也就自然消除了。

4. 不能过早进行体育锻练。

传统主张早动早康复,其实是错误的。因为患者属于元气大伤的状况,锻练更会损伤元气,会使病情更加严重。必须用恢复元气的治疗方法,使元气和脏腑功能恢复一半以后,才能开始锻练。此时的锻练,才会对恢复肌肉和体力有所帮助。

其实中风不可怕,最可怕的是错误的治疗。如果遇到庸医,滥用西药,把一息尚存的正气给伤了,那就回天无力了。因此,在中风急性期,一边抢救,还要一边扶助正气,用中药是最好的办法。

我治疗中风病人非常多,效果也很好。四年前曾治一位中风 17 年的西班牙病人,他坐了 17 年的轮椅。治疗一个月,他可以站起来,推着轮椅走路。2007 年初治疗一英国病人,中风三年,走路要靠拐杖。治疗两周,他扔掉拐杖自己走路了。这就是中药加针灸治疗取得的效果。

中风病人度过急性期后,身体出现功能障碍,可以配合用下面的方子常服,以培元固本,促进身体康复。这是李可老中医的自创方,叫培元固本散加减方。我给病人试用后效果不错,因此推荐给大家。

三七 10 克,琥珀 10 克,细辛 10 克,五灵脂 10 克,水蛭 10 克,全虫 10 克,蜈蚣 2 条,地鳖虫 10 克,血竭 10 克。

用法:上药共研极细末,每次 5 克,温水冲服,日两次。

第四节
肝郁脾虚是什么病

最常见的就是女性的月经病,包括更年期综合症。具体表现如不喜欢说话,心情不好,喜欢独处,喜欢安静,不喜热闹,怕见生人,容易烦躁,易上火,稍有点儿小小的不如意即大发雷霆,自己很难控制好,等等。另外,也多伴有手脚发冷,食欲不振,面色苍白等脾虚症状。

这样的病千万不要只吃逍遥丸,没有用的。即使当时有用,过后也没有什么效果,反而会使病情越来越重。

治这样的病,关键在于扶元气。人体的元气不足才是生病的本质原因。看看小孩子,元气充足,也就永远不会肝气郁结。肝气郁结的首要条件在于元气的不足。

因此,治疗此类病症,但扶元气即可治愈。用下方保证有效,根本不需要吃什么逍遥丸之类的。

先用炮姜 20 克,炙甘草 20 克,水煎服,日服两次。

五服后,用制附片 20 克,干姜 20 克,炙甘草 30 克,水煎服,服至病好为止。

此方屡用屡效,病家无须怀疑。

第五节
使你更聪明的方子

经常有朋友说,最近记忆力下降了,记不住东西了。中医认为,心主神明,心是管记忆的器官。如果心气不足了,就可能记不住东西。这时要明白,不能再继续消耗心神了,应该考虑养心补心了。

古代有一个方子,叫孔圣枕中丹,这是一个可以使人聪明的方子,专门主治读书善忘,是治疗健忘、失眠最常用的基础方剂,也可兼治神志恍惚、头昏、心跳、耳鸣、梦遗等症,久服令人聪明。以本方随证加减,治疗脑神经衰弱,或脑供血不足而致失眠、记忆力减退、精神不易集中,甚至头脑发昏、昨事今忘、无精打彩等症有效。又治思虑过多、阴虚火旺、健忘、烦躁、心烦、噩梦、恐惧畏事、易惊、痰厥头痛、心悸怔忡、头晕、梦多、梦遗、盗汗、癫痫、精神障碍、失眠、智力下降、心神不安,健忘等。有补心、安神、益智之功。本方服之可治健忘诸症,使人聪明,读过之书易诵易记,所以我给它起个新名字,叫聪明散。对于读书的学生,往往苦于精神不集中,记忆力差,服此方一定有效。组方:

九节菖蒲30克,炙龟板30克,远志30克,生龙骨30克。

用法:上药共研极细末,每次取3克,用黄酒冲服,学生可以温水冲服,日三次。作汤剂时,龟板和龙骨可各用15-30克(先煎),其他两味可各用10克左右。并可随症加味。

第六节
便秘也有好方子

便秘的人真多,从中医理论来说,便秘是阳明不降。而阳明不降是因为阳气不通,或者是阳气不足了。因此,这个方子主治便秘症,但目的在于扶正通便,不伤正气。今人多阳虚,更兼运化无力,胃降失司,发为便秘。其治不可强通下,强通下,则恐伤正气而便秘成顽疾。更不可常服番泻叶、黄连上清丸、排毒养颜胶囊等寒凉泻下药，必致正气大伤，元气不固，易继发高血压、糖尿病，甚至于猝死。组方：

肉苁蓉 10 克，当归 40 克，制附片 50 克，厚朴 40 克，枳实 20 克，生大黄 20 克，炒莱菔子 90 克，桃仁 10 克，陈皮 20 克，柏子仁 10 克，杏仁 10 克，火麻仁 10 克，党参 30 克，升麻 10 克，干姜 10 克，生甘草 10 克，细辛 10 克，乌梅 20 克，芒硝 20 克，白术 40 克。

用法：上药一料，共研粗末，每次取 20 克，加生姜 3 片，水煎服。只煎一次即可，分两次服。并常服附子理中丸以扶脾气。

此方不仅可治疗便秘，也用于降血脂、降血压。病人如果没有便秘，需要减少生大黄与芒硝的用量。服此方后如果大便已经通畅，即可停药勿服。此方虽然考虑到扶阳益气，但仍恐久服伤正。久患便秘者可以断续服用此方以保持疗效持久。

第七节
痛经的方子

痛经是当前女孩子的多发病、常见病。其原因颇多，但主要原因在于少腹阳气不足，阴寒凝滞，经络不通，不通则痛。因此，我设计一个温通少腹的方子，基本上对于各型痛经都有不错的效果。且不拘年限久远，都可试服之。组方：

小茴香 15 克，炮姜 30 克，元胡 30 克，五灵脂 60 克，没药 60 克，川芎 60 克，蒲黄 90 克，肉桂 30 克，赤芍 60 克，丹参 90 克，制附片 30 克，香附 60 克，当归 90 克，益母草 90 克。

用法：上药共研粗粉，每次取 50 克，加米酒 100 毫升，水适量，煎服，日两次。一般治疗痛经，可以在经前一周开始服药。连续服至经来，然后停药。等下个月经前七天再开始服一周。连续两三个周期就会有明显的效果了。

另外，针灸或者中药治疗痛经即时发作，效果十分明显。特别是针灸，可以说针入而痛止。我已经治疗过数十例痛经，皆是一两针而痛止。即使病人是抱着肚子剧痛不安，也能马上取效。在奥地利我曾经让不少痛经病人立止疼痛，而且那些反复发作数年的痛经患者，也在数次治疗后彻底治愈。

第八节
不孕不育

不孕不育症现在越来越多，根本的原因还在于肾气不足。中医认为，肾是主管生长发育生殖功能的。

女孩子只有肾气充足到一定的时间,才能产生月经,有月经是肾气充足的标志,也是可以生育的标志。《黄帝内经》有详细的说明:"女子二七而天癸至,任脉通,太冲脉盛,月事以时下,故有子。……七七任脉虚,太冲脉衰少,天癸竭,地道不通,故形坏而无子也。"到了更年期,肾气不足了,月经也停止了。也就是说,女人已经失去了生育能力。所以,更年期来得越晚,表示机体的肾气越是充足。更年期来得越早,甚至于四十出头就到更年期了,那表示她要重视自己的健康了,多年的消耗已经让你失去怀孕的能力了。

总之,只有在肾气充足的情况下,妇女才能怀孕生子。适龄而不孕的妇女要好好考虑一下,是不是因为过度劳累消耗了肾气了,对有些生活习惯、饮食习惯以及其他可能影响肾气的工作、行为,都需要认真思考一下。

西医认为,不孕或是输卵管阻塞,或是排卵异常,或是激素不平衡,等等,因此,西医有大量服雌激素的治疗方法,也有试管婴儿的治疗手段,这些治疗方法都逆反了自然,不可能产生良好结果的。

按照西医的方法,即使侥幸怀上了孩子,也不见得是好事。就说激素疗法,通过大量的激素冲击,调动出人体肾中所藏的元气,以刺激产生卵子。这种条件下,人体是勉力而为,其所产生的卵子有着先天的不足,其中所包含的肾精也必不足。在勉强条件下所生产出来的婴儿也必含有其母亲先天的不足,这样的孩子容易生病,也容易短寿。如此孩子,你愿意要吗?

再说试管婴儿,那是逆天道而得的孩子。卵子与精子只有在母亲的体内受精,才是自然的生育之道。在受精的一刹那,有着灵魂与神魄的交流,更有不可思议的信息在传递,那是非常神圣而了不起的时刻,而生命的诞生也只能在母体内才能完成。如果把这一过程放在机器里,即使成活了,也是残缺不全的生命,其生命历程中必然会出现这样那样的问题。天地的规律是我们不能改变的，我们能改变的，只能是我们自己。逆天而行，天必责之。如果勉强生育，不如不生。天道如此，人不必强之。

但中医中药在治疗不孕方面有着非常巨大的优势，而且这种治疗是天然的，不是逆天而行的。不孕症的主要原因在于肾虚，而补肾也成了治疗不孕的主要方法。但肾虚的原因非常复杂，除了劳累消耗外，还可能存在肝气郁结、气滞血瘀、痰浊阻络、肾水不足等多种原因，因此，单纯地补肾不能完全治愈不孕症。

数年来，不管是国内还是国外，我曾经用中药以及针灸帮助不少不孕妇女成功地生育了健康的婴儿，伴随着不孕的治愈，病人全部都变得更健康了，这也证明中医治疗不孕是一种自然疗法。有的病人脸上的黄褐斑自动不见了，有的病人畏寒的毛病也消失了，有的手足也暖和起来了，更有的全身的病痛都自然消失了。紧接着，当机体完全恢复健康时，居然怀孕了。听着病人告诉我时的欣喜表情，我知道，是中医产生了这种神奇的效果。我为自己能掌握这门世界上最自然的医学而骄傲。

提供一则治疗不孕不育的药酒，对于久不怀孕的夫妇可能会有所帮助。组方：

生黄芪15克，党参15克，当归9克，枸杞15克，川芎9克，白菊花9克，女贞子9克，仙灵脾9克，首乌9克，熟地9克，牛膝9克，杜仲9克，巴戟天9克，锁阳9克，制附片9克，茯苓9克，肉苁蓉9克，木瓜9克，桑螵蛸9克，白术9克，黄精30克，桂圆肉30克，红枣120克，黑枣120克，远志9克。

用法：米酒10斤，浸10天后开始服用。每次一小杯，日两次。夫妻同服。

另外，张仲景的温经汤是治疗女子不孕的一个非常实用的方子，临床疗效极是不错，可惜不少中医没有引起重视。在《伤寒杂病论》的此方原文下有"亦主妇人少腹寒，久不受胎"之语，可见此方不仅温暖子宫，且为治疗不孕而设。我多年来治疗妇女宫寒不孕，遵用此方此法，每每获效。临床以月经后期，经量偏少为主要适应症。我认为，该方法度多非后人思议所能及，因此不可妄加更改处方用药以及比例。组方：

吴茱萸5克（开水冲洗七次），红参10克，桂枝10克，炙甘草6克，阿胶10克（烊），生半夏10克（开水冲洗七次），生姜3片，麦冬12克，当归10克，川芎6克，白芍12克，丹皮10克。

用法：水煎服，日一剂，分三次服。必须在行经期服药，三五剂后，经净而止，以后每月皆如此照服。假如经期不来，则多已受孕，不必再服。亦不可轻易做妇科检查，以免手法粗糙，导致流产。

第九节
排出毒素，一身轻松

生活在现代的我们，每个人的体内都蓄积了不少毒素，包括各种食物添加剂、防腐剂、农药、抗生素、激素，等等，这些东西会极大地消耗我们的元气,并导致经络阻滞,脏腑功能衰退,甚至于各种慢性病的发生。试看我们周围的许许多多的病人,有几个不是由于体内大量蓄积毒素而引起的。再想想我们的身体,几十年下来,吃的,喝的,也都可能已经蓄积了不少身体本不该有的毒素,只是暂时还没有生病而已。

因此,为了健康,为了不生病,为了早日康复,我们需要排毒!我们要把体内蓄积的毒素排出去,让我们的血液干净起来,让我们的组织重新充满活力,让我们找回失去已久的健康。

根据各类毒素的特点以及人体对于毒素的反应,我设计了一个处方。这个方子表里通治,名之为"排毒散",是指能排出阳明表里的毒素,而这些毒素正是积聚在我们人体的阳明经部位。

按中医的道理,毒素是属于各种致病因子的,一般来说,这些毒素主要会导致人身之痰、寒、湿、瘀等,而紧接着气血会瘀滞不通,产生疾病。这个方子就是帮助人体把这些致病因子排出去。其方:

川芎 30 克,白芷 30 克,生甘草 30 克,茯苓 30 克,当归 30 克,肉桂 30 克,白芍 30 克,生半夏 30 克(先开水冲洗 7 次,再晒干备用),陈皮 60 克,枳壳 60 克(炒),麻黄 60 克,苍术 240 克,干姜 40 克(炒),桔梗 120 克,厚朴 40 克,生附子 30 克。

用法:上方除肉桂、枳壳另外研成粗末外,其他药物共为粗末,再用慢火炒一遍,等药粉的颜色稍变化即可出锅。摊冷加入肉桂、枳壳粉末,拌匀。每次取 20 克,用纱布包好,加生姜 3 片,加 1000 毫升凉水,慢火煎成 400 毫升。日服 2 次,早晚饭后各服一次。

另外,这个方子还有其他妙用。比如因外感风寒或内伤生冷,或胃中积冷,或痰湿内停,或气机不畅,出现发热无汗,头痛身痛,畏寒畏风,项背拘紧,胸满恶食,呕吐腹痛,妇女月经不调、气血不和、心腹疼痛、痛经、或经来乳胀、头痛身重等症状,都可以服之。

这个方子疏通周身气机,偏益于久坐少锻炼的白领者,也可以用于平时应酬多,喝酒多的人。另外,这个方子可以祛湿浊,降血压,降血脂,降血糖,并能预防中风以及心脑血管疾病。这类病患可以经常吃几服这个方子,慢慢地三高都会降下来。

按中医理论来分析,这个方子有解表、温中、除湿、祛痰、消痞、调经的功效,一方而统治多病,大大有益于以上诸病患者。没有病的人也可以服用,因为它可以预防疾病,有"治未病"之功效。平时气候变化比较大时,或者周围有人感冒时,要赶紧先服这个方子来预防。

越是体内毒素积累多的人,服用这个方子后越是会出现不少的排毒反应,要自己心中有数,不要因此而放弃,否则殊为可惜。具体的反应,请参看《排邪反应》一章。

第十节
保健长寿的方子

《黄帝内经》有谓:"年四十而阴气自半也,起居衰矣。"指出不知养身之人,年到四十,肾中阴精已经衰减一半了,人也就开始衰老。这个阴气,是指肾中的阴精,也就是我们父母所遗传给我们的肾精,是藏在我们的肾中,用来保证我们长寿的东西。这个阴精如果消耗完了,人也就油枯灯尽了。两千年前《黄帝内经》时代的古人的寿命较现在略短,按照现在的寿命来计算，大约是六十岁，但四十岁时阴精已经减半了。

阴气不是阴阳的阴，相反，它是指阳。父母遗传给我们的阴精是通过产生阳气来维持生命的运转不休的。阴精的不足，也必然会导致阳气的不足，产生一系列的衰老性反应，并且出现各种慢性病症。其本质不是阴虚，是阳虚，是阳气不能维护机体的健康了。

这个时候，我们要怎么办呢？不是吃六味地黄丸来补阴，相反，要吃四逆汤来补阳。只有阳气足了，生命之火才能更加灿烂，我们也才能更健康。

从当前的社会来看，凡年过六十者，多属阳虚之体，普遍存在着阳的功能下降的情况。或者伴随有各种慢性病，如高血压、心血管病、糖尿病、肿瘤、前列腺病、关节炎，等等，或者伴随着更年期的各种症状，甚至于表现为内热的类似阴虚火旺的病症，其本质都是阳气的虚衰。绝对不是阴虚，如果按照阴虚的方法来治疗，则越治越虚，越治越重，以致把阳气消灭干净了。

因此，我认为年过六十岁者，都应该常服四逆汤以自保，无病的保证更健康，可预防各种慢性病的发生，有病的可以扶助阳气以治疗疾病。

我们经常会看到，有人到中年而突然死亡。这是因为生活、工作中的不停消耗使人阳气虚惫而后继无力了。这样的人多见于科技工作者，年轻人因长时间地玩电脑游戏而暴亡，也是这种原因。这样的人也需要及时地补充阳气，四逆汤正是合适的方子。其方：

制附片 10 克，炙甘草 10 克，生姜 10 克。

水煎服，日一剂。

第十一节
杂谈补肾

中国人都知道肾是先天之本,肾不能虚,要补肾,但什么时候补肾,如何补肾,补到什么程度,有哪些注意事项,等等,对于这些问题,可能不是每个人都知道的。

中医的肾是干什么的

按中医理论来说,肾是先天之本,里面藏有肾精,肾精化生为肾阴与肾阳。肾阴与肾阳相互依存、相互制约,维持人体的动态平衡。当这一平衡遭到破坏后,就会出现肾阴、肾阳偏衰或偏盛的病理变化。什么是肾阴呢?肾阴是我们生命的物质基础。我们能产生器官,能有各种组织,有不同种类的细胞,这些都是肾阴所生。什么是肾阳呢?肾中有相火,这个火是藏在胆而寄于肾的。相火在肾阴之中慢慢地燃烧,产生了细胞组织器官的各种不同生理功能,这就是肾阳。

肾精是父母遗传给我们的生命之精,这个精主宰着我们的身体健康情况、生命长短以及对病邪的抵抗力量。所谓一生二,太极生两仪,就是在肾里生出来的。那大家要想了,能不能把肾精补一补呢?但遗憾的是这个肾精不能增加,只能慢慢地消耗。肾精就如同地球深层所蕴藏的煤与石油,只见减少,不可能增加。所谓的补肾,并不能增加肾精,不过是关紧了消耗的阀门,增加了化生肾阴肾阳的质量,或者说提高了肾阴肾阳的利用度而已。所以,所谓的先天之本,其实就是我们生命的能量,补充能量的最佳途径莫过于减少无畏的消耗。大家如果能理解这个意思,也就知道补肾的真谛了。至于历代帝王为什么早死,史书上不是早就写得清清楚楚了。

肾为什么不能虚

肾是管生长、发育、生殖的。肾精化成阴阳后,肾阴主髓,肾阳主骨生髓,二者相互作用,让我们慢慢地长大,成熟,生育,并慢慢地老去。这个功能一旦不足了,就可能出现一系列的问题。比如小儿发育迟缓,问题就在肾上;再如小孩子提前发育了,也必然是肾出了问题;女的不能怀孕了,月经周期改变了,男的阳萎了,或者精子成活度不够了,必然是有相关的病理因素影响了肾;骨髓生病了,如白血病,那是病在肾上。如此等等,几乎临床上的大病重病危病都关联到肾,都应该从肾的功能上去考虑。所以说,肾不能虚,虚则必然生病。

相火温煦五脏六腑,并保持身体的生理功能平衡。这是肾阳的功能之一。如果肾虚了,相火不能正常工作,可能会发生各种疾病。如面色苍白或黧黑,腰膝酸冷,四肢发凉,精神疲倦,浑身乏力;男人阳痿早泄,女人不孕,性欲减退;大便不成形,尿频、小便清长,夜尿多,舌淡苔白,五更泻,等等。具体可以参看《何为阳虚》一节。如果是肾阴虚呢?那表示身体的物质基础出了问题,书上说肾阴虚非常多见,其实,正好相反,肾阴虚并不常见。所谓的那些肾阴虚症状,如面色潮红,腰膝酸软,眩晕耳鸣,齿松发脱;男子遗精、早泄,女子经少或闭经;失眠健忘,口咽干燥,烦躁,动则汗出,午后颧红,形体消瘦,小便黄少,舌红少苔或无苔,等等,大多是相火上浮或者相火不足而引起的,根本就不是真正的肾阴虚。那临床上到底有没有真正的肾阴虚呢？当然有，肾阴虚最关键的反应主要有两个，一个是五心潮热，一个是阳强不倒。有其中一条都表示是真正的肾阴虚。

临床上我们常见的是肾阳虚，真正的肾阴虚并不多见。因此，补肾就是扶阳，这个观点一定要搞清楚。但注意了，是扶阳，不是壮阳。这两个名词的意义是不同的。扶阳是扶肾中的相火，使肾阳的功能更为协调，更能发挥温煦作用。而壮阳是把肾中的相火补大补强，让它更快地燃烧。这样短时是可以取得功能上的发挥，但久了必然会导致肾中相火更虚更弱。所以说，补肾不是壮阳。如果把满大街的壮阳广告当成补肾佳品，像什么"男人要加油"、"补肾圣品"等，那不但不能真正补到肾，反而病得更重，或者死得更快。壮阳的做法其实是促进肾阳的快速消耗，是一种错误的补法，也是最容易出问题的补法。因此，补肾就是壮阳的观念是一个误区，千万要认识清楚。

肾虚不仅仅是性功能的障碍，许多人认为肾脏是影响男性性功能的最主要器官，肾虚就会性功能不好，吃了补肾药就能补肾壮阳。实际上根本就不是这样的。性功能障碍的原因很多，年轻人最常见的是压力太大，导致肝气郁结，木郁不升，疏泄无力，导致性功能障碍。年纪大的人可能是由于肾阳虚引起的，此时可以适当地补补肾阳，有一定的效果。再者，阳萎本身并不是病，应该是身体的一种保护反应。身体太虚了，不能再泄了，因此，机体自动地把消耗最大的性功能给关闭了。这是保命的一种自我调整，奈何不少人不懂得这个道理，反而继续用伟哥以及各种壮阳药物来刺激性功能，结果泄精过度，先天之本亏虚，大病紧跟着就来了。

综上所述，肾病有肾阴与肾阳的不同，其病可能不在肾之本身。可以说，五脏六腑全都依赖肾阴与肾阳的协调工作，肾一虚，则可能百病丛生。

怎么知道自己是不是肾虚

在中医理论中,肾不仅仅是指腰后的两个肾脏(这是西医的肾脏,只管排尿与排毒,没有太多的功能),还包括脑垂体——肾上腺——性腺这样一个分泌轴,是调整机体功能平衡的一种重要器官。肾与人的精神、骨骼、头发、牙齿等的生理病理变化密切相关,其范围较西医要广许多。

肾功能好的人,其表现为:精神清爽,行动灵活,走路轻快,一定量的运动不觉疲乏,睡眠好,二便正常,耳聪目明,面色红润有光泽,等等。相反,肾功能差的人则表现为:精神不振,容易疲乏,二便不正常,夜尿多,常常头昏眼花,腰痛腿软,眼圈发黑,容易脱发,水肿,耳鸣耳聋,面色不润,等等。大家可以自己对照看一看,自己是不是肾虚了。

另外,判断自己肾功能的好坏还要注意日常的尿量,一般正常人每天的排尿量应该在1000－2000毫升左右,多于2500毫升或少于800毫升都可能是肾脏出现了问题。

当然肾虚的表现非常复杂,也不是就此几点。一般凡是久病、重病、危病的患者,多伴有肾虚。而且,如果慢性病突然加重或者恶化,一般是由于肾虚而引起的。久病多虚,其虚即指肾而言。因此,患有慢性病的朋友应该知道,适当地补补肾是非常有必要的。

再者,凡是长期服西药的人,多伴有肾虚。像抗生素可以伤肾之阳气,激素过多地消耗了肾中的精气,维生素之类的也会增加肾的负担,其他像抗抑郁药、抗精神病药、止痛药等都有极大的肾脏副作用。几乎所有的西药都是从煤和石油中提炼出来的,这些都是没有生命的死的阴性的东西,进入机体后必然会消耗阳气,影响肾的功能。因此,多数西药都会伤肾,伤肾则会导致肾虚。(部分西药是从植物或者动物中提取出来的,比如银杏叶片、青蒿素等等,这些就有生物活性,是西药中的精华,如

果对症用药,既可取效又不伤身体)

什么时候应该补肾呢

为防止未老先衰,现代人,尤其是现代白领一族,应当加强身体锻炼,并及时对症滋补,改善肾虚、衰老症状。如果不是极度虚弱的病人,补肾应以平和为主,而且要因时、因人、因地而异,根据不同的季节、体质和气候,选择不同的补肾方法,需要在医生的指导下进行。这里我专门谈一下对于普通人的补肾问题。

肾主水,其色为黑,其应时为冬季。也就是说,冬天是肾所主的时间,此时补肾,恰到好处,最容易取得效果。

冬季补肾,方法很多,可以针,可以灸,可以服中药煎剂或者丸剂,还可以服膏方。一般这些方法都有不错的效果,这里我重点谈一下膏方。江南一带流行冬天服补肾膏方,颇成气候,不少人入冬即开始找中医制作膏方,并坚持服食。膏方是一种剂型,就是把中药煎煮后加蜜制作成膏,每天服一点,有补肾的效果。冬天服膏方,不仅仅是进补,更可在严寒中补足体内的阳气,调整阴阳的平衡,从而达到四季身体健康、抵抗力增加、不易生病之效果。

不是每个人都可以服一个膏方的。膏方同其他中药方子一样,需要辨证论治,不同的人,不同的病,其方也有不同。因此,最精确的办法就是找有经验的中医诊脉后开一个膏方。如果没有办法找到好中医,也可以服通用的膏方。这里提供一个我常用的膏方,经试用数年,有比较好的补肾效果。这个方子药味比较复杂,用量也比较大,大家可以照方制作。根据不同的病症,此方可以调整。

这个方子主要应用于以下一个或更多的症状:面色苍白,畏寒,四肢不温,头晕,精神不振,易累,心悸,食欲不佳,腰脊酸痛,腿痛足冷,大便溏薄,夜尿多,舌体胖大,舌边有齿痕,脉象沉迟无力,等等。一般吃完一料后,身体状态会大大地改善。妇女服之,亦可补气血,美容颜,润肌肤,调月经。此方用于肾虚诸症,唯宜冬天服用。四季其他时候需按医生处方。

此方大补肾阳,兼补脾土。服此方一个冬天后,如果感觉很好,可以每年冬天都照此方制作,进行温补。此方剂量可以吃一个多月。我于冬天经常照此方制作膏方,不少人服后说身体暖和起来了,也不觉得冬天冷了,而且各种慢性病也有一定程度的改善。此膏方味道很好,要慢慢地吃,但不可因为味道好而多吃。

黄芪 150 克,党参 125 克,仙茅 100 克,锁阳 75 克,阳起石 120 克,肉苁蓉 75 克,巴戟天(盐炒)75 克,补骨脂 75 克,桑寄生 75 克,白术 150 克,牛膝 75 克,制附片 120 克,肉桂 45 克,杜仲 75 克,狗脊 75 克,核桃(打碎)75 克,覆盆子 75 克,菟丝子 75 克,五味子 45 克,仙灵脾 75 克,蛇床子 75 克,韭菜子 60 克,川续断 75 克,桑螵蛸 75 克,制香附 75 克,沉香 30 克,当归 75 克,陈皮 75 克,女贞子 75 克,枸杞子 75 克,炒谷芽 120 克,生龙骨 120 克,炒麦芽 120 克,神曲 120 克,川芎 75 克,桂枝 60 克,吴茱萸 25 克,薏苡仁 120 克,金樱子 75 克,芡实 75 克,麦冬 120 克,玉竹 180 克,生牡蛎 120 克,龟板 100 克,鹿茸 25 克。

制作方法:将以上药物用大盆清水浸泡一昼夜,其中制附片与龟板可在快火上先煎 30 分钟;沉香一味具挥发性,需要后入药,将其他药在快火上连煎三次,然后过滤,去渣取汁,再在文火上慢慢熬煎浓缩。浓缩到一定程度后把鹿茸粉兑入,慢慢搅拌使之均匀。另用鹿角胶 125 克,龟版胶 100 克,浸于 250 毫升黄酒中烊化以备用,用冰糖或蔗糖 400 克,趁热一同冲入药汁之中,再加蜂蜜1斤收膏。所有这些均趁热一同冲入药汁之中收膏,要不停地搅动,不可煎糊掉。等膏稠状如米糊时,即可停火。整个收膏过程,必须是小火慢火。待其冷却后便可收瓶装好,慢慢服用。

在服用上方之前,要先用开路药调理一下。其方:

党参20克,白术15克,炙甘草10克,肉豆蔻10克(打),砂仁10克(打,后),生山楂30克,神曲30克,炒麦芽30克,木香10克,生姜5片,陈皮10克。

五服,水煎服,日一剂。

吃完后胃口大开,即开始服上面的膏方。

膏方服法:每日2次,每次服食1汤匙,温开水送服。千万不要多吃,以免太过温补,出现问题。

注意事项:

(1)每天清晨一匙膏方,开水溶化,空腹服用,有时为加强疗效,也可早晚各服一次。如空腹服用出现胃肠不适,可在半饥半饱时服用。

(2)储存配制好的膏方应放在阴凉处,若放在冰箱冷藏更佳。为防霉变而隔水高温蒸烊后,一定要把盖打开,直至完全冷却,方可盖好。在膏方罐中放一个固定的干燥汤匙,以免把水分带进锅罐里造成发霉变质。

(3)忌萝卜、绿豆、滋腻膳食。

(4)如有感冒发热、急性泄痢、胃肠不适等情况,应停服几日。如果出现纳食减少、胸闷腹胀、牙痛鼻衄、口苦便秘,应暂停服用,先咨询一下医生。

（5）一般全家男女老少都可服用。小儿需稍减用量。

（6）出现鼻出血，是阳气渐通的反应。小儿见此即可停服，成人可适当减少用量继续服用。

（7）服膏方后如果消化功能下降，可以暂停数天，调整饮食，然后再服。重者可以加服开路药方。

肾虚在日常生活中要注意什么

肾虚之人除要服药之外，还要重视平时的生活养护。应该这样说，肾虚是在日常生活中造成的，也需要在日常生活中进行保养，这才是补肾的关键。

性生活要适度，不勉强，不放纵。

饮食方面，经常多吃些黑色食品，如黑五类等。中医认为，黑色入肾，吃黑补肾。乌骨鸡加点黄芪、当归煮汤可以补肾。鳖、海参这类血肉有情之品可补肾中精血。

经常进行腰部活动，擦腰，颠脚跟，提肛，捏脊，搓涌泉，等等，这些运动可以健运命门，补肾纳气。脚心的涌泉穴是肾经在身体最下面的穴位，这是补肾阳，降浊气的关键穴位，经常按摩涌泉穴，可益精补肾、强身健体、防止早衰，并能舒肝明目，清喉定心，促进睡眠，增进食欲。

充足的睡眠也是恢复精气神的重要保障，工作再紧张，家里的烦心事再多，到了该睡觉的时候也要按时休息。什么时候是该睡觉的时间呢？一般春夏季十一点之前，秋冬季十点之前，必须上床准备睡觉。过了这个时间，就要消耗肾中的阳气了。

第十二节
因天气变化而服保健方

暑月三伏天大热养生方

夏季天热，更兼进入三伏天，天气炎热。人居天地之间，顺天地而阳气升发而浮之于上，则中焦下焦必阳气不足。如果更兼烦劳、冷饮等伤害中阳，则易虚阳无根，相火外泄。出现心烦、易怒、心中不静、失眠、痤疮等症状。热极则木气疏泄失根，易致呕吐、恶心，食欲下降，小便不利，神昏而中暑等症状。其脉必浮大而无根，沉取无力，舌苔白厚，皆属阳根不固，相火浮上而不能归根。此时当扶助中下焦阳气，顺畅木火左升之路，兼以右降阳明以收相火。

鉴于此，余制九火汤。其方：

乌梅 10 克，冰糖 20 克，黑豆 10 克，黄豆 10 克，绿豆 10 克，红小豆 10 克，白扁豆 10 克，薏苡仁 10 克，白豆蔻 5 克，杏仁 10 克。

水煎服，日一剂。

或者，多加水，久煮成稀粥，适量喝其粥即可。暑月三伏大热之日，全家均可同服。

分析：乌梅配冰糖，酸甘化阴，降胆火，安肝木，敛相火而大补木气，以顺畅左升之道。收而不涩，能生津液。且冰糖甘温补中而不横滞，缓以养阴而不滋腻。

黄豆与黑豆可以养木和中，平疏泄，兼降胆火以滋津液。绿豆养木和中，兼清肺热。白扁豆补土养中，可使木之疏泄不伤中气。红小豆除湿气，清暑热，利小便。

相火浮散，木败金伤，中下大虚，即成温病。迁延数日之后，火浮于土上，则生湿气，故需薏苡仁与白豆蔻。薏苡仁健土燥湿，白豆蔻温运中气，二者相伍，可温润养中，不伤津液。中气运则肺金可降，肺金降则相火可降，相火降则中气通畅。浮散于外的相火既已降入土下的水中，则木气得根，能行疏泄，湿气自消，热气自降。此为治本之道，清代名医黄元御论之最详。

杏仁降肺气，开敛结以降相火，从右路敛降阳气。

此为功参造化之方，临床用之，必有效验。不仅仅用于夏季大热之时，凡病人感受湿热之邪，或风温，或湿温，体内出现高烧，精神不振，热气上蒸，烦躁不得眠，脸上多见痤疮，或者口腔溃疡，等等，都可服用此方。

且此方多取平时食用之物，平和清淡，酸甜可口，不伤正气，且能清降暑热，化湿和中，诚夏月三伏天可常服之方。特别是两广一带，夏季多热而湿气较重，此方可为通用之剂，大人小孩，不分男女，同在炎暑之中，宜时常服之，可保不病。

夏季当热而反寒之保健方

夏季天热，木火左升，化阳为热，这是自然的常态，人身气机也一定要顺应自然,如此才能完成一升一降的气机循环。

夏天本应该热,如果反而天气变冷,这是天地生病了,这时人受天地气机影响,就容易跟着受病。病则人的阳气上升不足,阳气不能完全透发出去,容易郁而生成痹证,如关节炎、类风湿,以及各种疼痛病症等。特别是三伏天,天气极热,忽然变冷,人很容易生病,或风寒感冒,或咳嗽,或周身疼痛,或关节不适,凡此种种,都是人体气机紊乱,不能顺应自然所致。因此,在天气变冷的情况下,我们要帮助机体升发阳气,以抗寒邪。

这时可以服下面方子,名之为"加味麻黄汤"。

桂枝 10 克,炙甘草 6 克,麻黄 10 克,生姜 30 片(切),大枣 10 枚(切),白扁豆 10 克,制附片 10 克,杏仁 10 克。

水煎服,日一剂。

分析:桂甘化阳而左升阳气,麻桂开太阳,以助阳气升发。姜枣培育中土,养营血,以助生发之本。附子扶阳根,壮太阳,兼祛外寒。杏仁降肺气,佐麻黄一开一降,宣通肺气,使肺气不受外寒而闭滞为咳,二者配合,兼开皮毛以祛表邪。白扁豆培住中气,使麻桂开发而中土有根。

此方可以预防夏季天热而突然变冷而生病。另外,如果夏季感受风寒而生病,也可用此方以助阳开表,扶正祛邪。因此,也可为夏季感冒风寒之方。

如果感受湿邪,或者热邪,舌苔黄厚,高热不退,则此方万万不可滥用。

冬季打雷或大风或起雾或天暖之保健方

冬天是藏的季节,此时天气寒冷,阳气深藏于地下之水中,不宜外露,以待立春以升发之。冬天如果天气突然变化,出现不该暖而暖,或者出现大风,或者打雷,或者起雾,就是深藏于水中的阳气透发出来的表现。这意味着水中的阳根妄动,阳气过早地上升,这是自然界的不正常之气。人与天地相就,人气必然感受此气,导致体内肾中所藏的阳气过于疏泄,不该升而升,不该出来而出来。这是肝木之气妄动,而肾阳不固是根本。当此之时,急当固住肾阳这个根本。千万不可再行疏泄,不可开表,不可升发以运动阳气,否则,阳根不固而阳气外泄,导致阳藏不住,而升发之机紊乱,春天会生大病。

冬天阳气不固之时,当收敛,潜藏,固本,因此制乌梅固本汤。

乌梅15克,黑豆20克,绿豆20克,黄豆20克,冰糖30克,杏仁10克。

三服,水煎服,日一剂。

分析:乌梅收敛从左逆升的阳气,以降回水中。三豆清上部之热,且不伤中气。杏仁降肺气,以助收敛。阳泄过热,则肺气不降,杏仁可降之。冰糖甘温以培土固中。

天寒时一定要下雪,雪是阳气下降的标志,表示阳热已经降入土下之水中,阳气归根。来年春天阳气上升,化为木气,即是自然不病之象。俗语"瑞雪兆丰年"就是这个意思。冬天下几场大雪,自然界的阳气才能更好地归根,只有归根的阳气才能更好地升发。人与自然界相应,冬天寒冷，就是好现象，这样才能让秋天收敛的阳气深藏在肾水之中，然后来年春天始能升发。现在冬天多用空调、暖气，人们极少出门，也不容易体会到冬天的严寒，人是过得舒服了，但并不利于身体健康。为什么俗语说"冬练三九，夏练三伏，练出一身汗，小病不用看"？这其中就蕴含着一个天地阳气升降的道理。冬天在最冷的时候让身体感受一下寒冷，阳气可以更好地收藏。夏天在最热的时候让身体感受一下炎热，阳气可以更好地升发。这样就是一个完整的阳气循环。这个循环越是幅度大，人体越是健康无病。越是幅度小，人体越是容易生病。现在人住得越来越舒服，但身体反而不太健康了。农村人为什么少生病，一方面是运动得比较多，另一方面，也与生活的环境有关，在农村生活能真正地感受到冬天与夏天的变化。人不能太过安逸舒服，如果弄得房间冬天不冷，夏天不热，这种环境一定会慢慢地消耗人的健康。

如果冬天阳气未能收藏好，阳气过早地疏泄升发，则春天容易发作温病，即各种传染病。其治疗思路不仅仅是清热降火，更要考虑阳虚，这才是根本。所以如果冬不收藏，春夏诸病都要重视扶阳，以固阳根。重庆冬天经常大雾，这就是阳气外散之象，所以要用附子以补阳。中国南方往往冬天不冷，甚至于经常出现暖冬现象，所以南方往往要比北方用更多的附子，道理就在这里。

网友求医问答

翔岚：食欲不振，饭量很小，身体瘦弱，可有良方？

医者佛：要健运脾胃才行。可以先吃几天桂附理中丸以扶中阳，要吃大蜜丸，效果才好。然后对症治疗即可。针灸效果也极好，就取手指缝的四缝穴，用三棱针刺一下，挤出一两滴透明的液体即可，往往针一次即有效。一周一次，三五次就可以了。

童童妈：如果只是单纯的胆固醇偏高，能用你网上提供的方子吗？

医者佛：可以。但用此方亦可：生山楂 20 克，葛根 20 克，决明子 30 克。水煎服，日一剂。服用一月余，有一定的效果。不过，最好是辨证论治，效果更明显。如果有寒证，可以在上方基础上适当加扶阳之品，如加制附片 10 克，干姜 10 克，桂枝 15 克。可扶阳而不伤正。

上弦月：为什么有那么多人不信服中医？我个人认为其知识面不够全面，对中医完全不了解也是其中的原因之一。因为我曾经也是一个完全不信中医的人，但通过网上、书上的一些资料，慢慢地对中医有了一些初步的认识，这才发现，原来那种只信西医的做法是多么愚蠢。我也是一个中医的受益者，上次因为右腿关节突然疼痛不能弯曲，请董博开了一处方中药，二服后症状基本消失，中医的神奇真不是西医可比的。

医者佛：记得给你开的是麻黄附子细辛汤加熟地。祝贺你二剂而愈。其实要人相信中医，就得给人希望与疗效。否则都是空话大话，不切实际，更易生反感。

现在普及中医，要的不是空口号，是实实在在的行动，是切切实实的疗效。如果天下的中医都能给出疗效来，何虑中医不能深入人心。

第五章 针灸是最高明的医疗手段

古人云：针灸不药，药不针灸，皆非良医。针灸之道，至精至微，治病去疾，效若桴鼓。

灸可扶阳。重视阳气就应该重视灸法。历史早有证明，灸法不但可以防病，更可以养生长寿。

第一节
理解针灸

　　针灸在中国的历史要比中药还早，可以说，我们的先人最早发明的医疗技术是针灸。两千多年前的中医经典《黄帝内经》，其中一半多是针灸理论与技术，可以说，每一种疾病都可以使用针灸为主要治疗手段。黄帝说："余子万民，养百姓而收其租税。余哀其不给，而属有疾病。余欲勿使被毒药，无用砭石，欲以微针，通其经脉，调其血气，营其逆顺出入之会。"指出针灸的目的是取代药物和砭石（放血疗法），以针灸治疗一切疾病。

　　应该说，中医是由中药临床与针灸两个大部分组成了，我们现在比较重视中药的临床，因为中药有经济效益。而针灸是完全的技术活儿，效益低，因此不受大家的重视。但事实是，针灸治疗疾病又快又效，几乎是对于各种疾病有针入症消的神奇效果。

　　我在国外几乎完全用针灸治疗各种病症，每年治疗的病种非常之多，从一般的感冒，到中风，到肌肉萎缩，等等，既有脏腑病，也有经络病，有大病，也有小病，甚至于还有大量的急症。所有这些，我都只用针灸，效果非常不错。在国外，针灸几乎成了中医的代名词了。甚至于有的外国人认为，针灸包括中医中药。

　　从事中医临床者，不可不通针灸。古人有"学医不明经络，开口动手便错"的劝诫，可惜当前搞中医内科的人少有精通针灸经络的。这不能不说是中医走下坡路的原因之一了。

我从事针灸研究与临床十数年，非常珍爱针灸。我觉得，如果学好针灸，几乎可以治疗目前的各种病症。

既然如此，援就临床常用腧穴整理数则，结合易理医义，以为临床有所思。

杂谈四关穴

四关，即合谷与太冲，左右共四穴，合称四关。

首先，让我们侧方向上举起上肢，横分开双腿，站立。这样的体位更便于分析四关。

关者何？是门户，是关卡，是一个通行的地方。什么东西在这个关卡通过呢？我想应该是气吧。也就是说，关首先是气之关，是气之门户。四者，四肢，居于人体的四个侧位：左上，右上，左下，右下。（四正位是上下左右，上者，头顶天，上焦心肺，通天气；下者，中下焦，通地气；左者，肝胆少阳左升，右者，肺胃大肠阳明右降）

我们来详细地分析这四个穴位的功用，或对于人体气机运动会有更清晰的认识，或对这四个穴位有更明确的认识。

合谷属大肠经，属阳明。合谷所属的大肠经的属性，属金，即此穴为阳明燥金，以降为顺。合谷位于上肢的末端，上举及天，居于天位，本穴又处于阳经。其所禀者，天气之降也，从天气而下降于地。

太冲属肝经，属厥阴，其所属肝经属木，即此穴为厥阴风木，以升为顺。太冲位于下肢的末端，下踏于地，居于地位，本穴又处于阴经。其所禀者，地气之升也，从地气而上升于天。

观人体诸经，阳经下行，阴经上行。皆禀天气地气而或降或升，循行于自然天地之中。合谷之气在阳，禀天气自然下降；太冲之气在阴，禀地气自然上升。这就是天地阴阳，是自然之道。合于自然则长全，天地已经给了我们可以长全的物质基础了。我们如果善加利用，岂不是可以呼吸于天地之间了嘛。

人身有左右，即阴阳之道路也。厥阴居左，禀气之升；阳明居右，禀气之降。四关正好适合了厥阴与阳明的升降属性，主我们机体的左升右降。

中药里有柴胡法，那是讲的左路的升的问题，由此产生了众多的柴胡剂，都是调理的这个左升的问题；中药里还有承气法，有白虎法，那是讲的右路的降的问题，都是调理的这个右降的问题。也就是说，左升右降，就是一个左与右的平衡与协调问题。这个问题处理好了，我们的气机就能左右升降了，气不通的病自然就没有了。气不通会生什么病呢？百病皆生于气。气在经络里运行，气不通则痛，气通则不痛。因此，这个气机的通畅是治疗百病的首要问题。

我们人体是一个上下站立的机体，我们与其他动物不同，它们更多地禀于地气，因此，是横着长的。只有人才是上下的。我们禀地气，但也禀天气。我们能成为健康的人，必须把天气与地气协调起来。这个协调的工作，就是要使地气上升，使天气下降。在六经里面就落实到了厥阴与阳明这两位的头上了。厥阴与阳明协调好了，天气自然地下降，地气自然地上升，上下气机通畅了，百病也就好了。从这个意义上来说，四关是不是非常重要？

不仅仅是气机的上下，四关还关乎于阴与阳的上下问题。合谷属阳而功在下降，太冲属阴而功在上升。开四关可以交通上下阴阳，使天地泰。从这个意义上去讲，四关在阴阳功能上还有交通作用。

因此，可以说，四关穴即人体在四侧位上的远心端的四个关卡。这个关卡关于气机的升降，对于阴阳的平秘，对于协调人体的"天与地"升降至关重要。

或问曰：四关穴既然内含左右升降之理，临床上是不是也能产生了不起的功效呢？我的问答是肯定的。四关穴的作用非常大，几乎可以治疗任何气机不畅之病。

我在临床上一般应用四关穴于以下几种情况。

1. 各种痛症。

气不通则痛。人身任何地方的气机不畅，开四关都是最佳的整体治疗方法。《标幽赋》有句话："寒热痹痛，开四关而已之。"就是说，这四个穴位把天地上下给通畅了，身体各种痛症自然有减轻，更别说手脚不利、关节风湿疼痛了，甚至对癌性疼痛也有很好的效果。而且，对于肝阳上亢引起的头晕、头痛、目眩，四关清降血压，引相火下行而能产生卓越的止痛效果。

2. 各种精神疾患。

人为什么会有精神方面的问题，也就是神的问题？我认为就是一个天与地、阴与阳的气机上下的问题。或阳不下降，或阴降太过，导致实阳上越，或者虚阳上扰，则神不守舍，就会导致精神方面的病症，这是一个天地否的卦象。如果能使阳下潜而交于阴，阴上升以合于阳，自然阴平阳秘，何神志病之有？四关交通上下，即是交能阴阳。阳为上，阴为下。使阴阳上下通畅，则阳下交于阴，阴上合于天。阴阳交合，地天泰，自然神安。所以，诸如癫痫、精神分裂症、精神不集中等神志病患，都可使神志自然地安定下来。

3. 失眠。

什么是失眠？阳气处于阴之上，我们人就是清醒状态，行使阳的功能，为阴之使。睡着了，就是阳气居于阴之下了，这个状态就是睡眠状态，阳在阴之内将养，是为了下一个生命周期（即明天）阳的自然释放。这就是阴与阳的协调平衡，也就是健康状态。失眠就是阳不居于阴之下了。阳一直处于阴之上，处于释放状态。那阳什么时候休息呢？如果阳的休息不好,自然其释放也不好,人就处于困乏没有精神的状态。这就是失眠。四关可以潜阳于阴,提阴于阳,使阴阳平衡。各种烦躁,易于上火,易发脾气等病症,也是这个机理,也可以应用四关穴。这样就把四关扩大到了治疗亚健康上来了。

4. 郁证。

这种病现代比较多见,不但是中国,欧洲也多的是。插个题外话,我发现在国内我摸的脉沉的多,所以,用补阳法比较多,多用附子辈;在欧洲反而是弦脉多,用药多是逍遥、柴胡疏肝辈。郁证,《医经溯洄集》中有"郁者,滞而不通之义",其病机在于气机郁滞不通。《丹溪心法》讲得比较透彻:"气血冲和,万病不生。一有怫郁,诸病生焉。故人身诸病,多生于郁。"阳禀天气,以降为顺,阴禀地气,以升为顺。或阳郁而不能伸,不能降,居于阴之内,阴反出于阳之外,阳之上;或阴郁而不得升,不得上,不得伸,胶着于机体某处,阴阳不能自协调,出现精神抑郁,漠漠不欲识人、情绪不宁、易怒善哭、失眠等症。中医有六郁之说,包括气血痰火湿食等,其治皆在调整阴阳平衡。四关其穴正对其证,可以伸张阳气,上提阴气,平衡阴阳,以使阳道自降,阴道自升,左升右降气机通畅了,何郁之有?临床发现,用四关治疗抑郁,效果明显。针入后,病人很快就感觉心中非常平静,气机顺畅。这是阴阳自相协调的表现。

以上四种病症,主要是从气机阴阳上下升降之理进行分析。其实,只要掌握了这个道理,四关的治疗范围非常广泛,可以应用于所有与气机失畅、与阴阳失调等相关的病症。这个道理,简而言之,曰:左升右降而已。

四关在临床上如何应用补泻呢?

我的观点,天气易降,当补合谷,以促阳明阳气之降,以轻刺激,补法;地气易升,当泻太冲,以提厥阴地气之升,以重刺激,泻法。

当然,具体病证要具体对待,这里只是谈一个大略治法,临证不必拘泥于成法。

我们谈到了四关的左升右降，其实结合的是洛书的理论。也许有人会问，你讲了这么多阳明与厥阴的左升右降的道理，好像是符合了洛书其理，但合于术数者何？

这个问题其实正揭示了四关穴协调人身气机左升右降的本质。让我们复习一下洛书的原文"天三生木，地八成之。地四生金，天九成之"。木的生数是三，成数是八；金的生数是四，成数是九。生数是什么？是事物发展的初级阶段的数，也就是说，生成主事物之发展；成数自然就主事物的收获。木气（厥阴风木）要以三数以促进其发展，也就是促进其地气上升；金气（阳明燥金）要以四数促进其发展，也就是促进其天气下降。当然，木气收获了，就要用八数以暗合木之数；金气收获了，就要用九数以暗合金之数。术数的道理非常深奥，这里只言其简。

明白了生数与成数，有了这个认识，我们再来看四关。是不是太冲禀地气，应该有三之数，合谷禀天气，应该有四之数，这样才算是合于术数之理了吧。

我们看四关的实际之数呢？太冲正好是肝经三号穴，而合谷正好是大肠经四号穴。术数之巧，神鬼莫测，虽腧穴亦不能离其理。此之谓也。

有了这个四关合于术数的基础，在大家心目中，四关穴的理论与临床应用是不是应该再上一层台阶呢？

以上所论，是四关穴的大略。如果从临床来思考，其理甚深，其义甚妙。上论医理尚未能尽述其用，故再补充我临床应用四关穴的些许体会。

一般来说，四关是调整左右气机升降平衡的。因此，大凡左升右降不正常了，都可以四关治疗。比如，只要是脉显弦象，皆为左升之滞，可以先开四关。再如脉寸紧尺弱，皆为左升太过而右降不及，亦是四关的适应证。又如，左右脉或一大或一小，左右之脉不和者，皆为左右气机不畅所致,尽可开四关而后已。

取四关当在取他穴之前。也就是说,先把上下左右的气机调畅,再思其他治疗思路。抑郁症、失眠症、心烦喜怒、高血压等病症,一般都可先取四关调气。针后即可再摸脉,则脉多较针前显平和。对于四关的适应症,几乎每个病家都可马上取得相当的疗效。

开四关不必先针合谷,再针太冲,甚至于可以先下后上,或者先左合谷,再右太冲。皆需根据病症而针,不要执著于死法。因为穴为四个,稍显多了些。如果还要配合他穴,则此四穴有时也不必全取。取上下两穴亦是四关之意,全在医者意也。

我认为四关穴要活学活用。四关即可单独运用,又可与他穴配合运用,一主气分,一主血分,气血变化运用,则以辨证为准则。因此说,四关仅仅是左右上下的四个关卡,不可能包治百病。因此,四关之义理掌握即是,不需滥用。但若有适应症,不用实在可惜。

四关取效,多可由脉而定。脉当针入即变,如果针后脉未见明显变化,则或邪甚,或邪在血分,或正弱,则需因症而增加其他治疗思路,不必死执。

临床上因为经常用到此四关,我开四关比较灵活,甚至于有所改变四关的位置。临床疗效尚可。

或问曰:补合谷可解,为何要泻太冲以促进地气之降?此处补泻是关键。当补之时,从卫取气;当泻之时,从荣置气。补法,即从外向内,应天气而下降。泻法,即从内向外,应地气而上升。引天之气而入经络谓之补,引地之气从行于外谓之泻。

以上结合易理与医理,杂谈四关穴的穴性与临床应用。中医理论不仅仅是指导中药临床的,也是指导针灸临床的。因此,大家学了四关穴后,也可以尝试着结合中医理论、全息理论以及其他相关的理论去分析周身别的穴位,其道理都是一样的。一旦能豁然贯通穴位的道理,则理论无碍,针灸的临床疗效必然会大进一步,而且对于中医的认识也将大有提高。

百会穴补阳潜阳

百会,按照古人气功的气机运行,处于午位,即子午的午位,是阳气最胜的位置,是阳之极致。阳升之极则开始降。阳盛必阴,阴盛必阳。因此,此穴即是阳开始转入阴的所在,也是阳极之处。因此,此穴可补阳,更可潜阳入阴。

从这个意思说开去,还有就是对午时的理解。午时是太阳病欲解时,也是阳气最盛大之时。因此从阴阳上来讲,百会就是专注于阳。这个穴位是治疗阳虚的重要穴位,是一个可以使人体阳气盛大的穴位,特别是用灸法可以使衰微的阳气得到及时补充。故用于治疗阳气欲脱之休克,意识丧失这样的病,有明显的效果。想当年,扁鹊治国太子的尸厥,就是用的这个穴位,三阳五会,用熨法。当然,还熨了两胁下。大家可以想一想,是哪个穴位? 我分析可能是食窦穴。(这个问题以后再分析)

冬天,不少病人畏寒怕冷,这样的病,如果能在体内造成一个午时的格局,就会减轻。而百会正好是午时所主,应用于阳虚畏寒证。

百会补阳,效果明显。但百会亦可降阳,古人有亢龙有悔之说,在人身上,即是说的百会这个穴。因此,亢龙要降,要下。百会此穴配合足三里,或者昆仑,就是这个意思,可以使亢阳下降。

既然此穴功可潜阳入阴,那就可以治疗阳不入阴之证。什么病属于阳不入阴呢? 临床上多的是,如精神病,特别是狂证,或者失眠、高血压、中风等。治疗这样的病,百会是个要穴。临床上我常用百会治疗失眠,效果极好,即是从阳入阴,引浮阳潜入阴分,自然阳得休息而入眠。另外,我有一经验穴,取名有悔,乃亢龙有悔之意。如阳升太过,上扰脑神则为狂癫失眠中风等症,此时当属亢龙,为有悔。当潜阳入阴,故以此命名。其定位在后足跟部,当足跟后缘直下与足掌面交界处正中。其穴居足太阳经与少阴经之间,可引太阳入少阴,亦是从上而下,即是从阳入阴之义,用治阳不入阴之脑病有效。可针三分,或三棱针刺入放血一滴即可。

谈到潜阳入阴这个功能,可以等同于半夏。所谓半夏,即夏之半,夏过半则阳开始入阴。因此,半夏在这个功能上同百会是一致的。

百会穴是针灸临床中常用的一个穴位。有升提阳气,祛风散邪的功效。《行针指要歌》中有这样一句话:"或针风,先向风府百会中。"《医宗金鉴》也有这样的描述:"百会主治卒中风,兼治癫痫儿病惊,大肠下气脱肛病,提补诸阳气上升。"

临床如何应用百会穴呢? 有人提供了这样的病例,可以参考。

病例1:陈小姐,患系统性红斑狼疮1年,长期服用强的松。近日前额部出现带状疱疹,基底皮肤红肿,因为疼痛,反侧难眠,纳呆,困倦乏力。舌淡红苔薄白而干。脉细数。二便尚调。口干渴。先用五味消毒饮加白花蛇舌草,半枝莲,扛板归。用灯心灸疱疹处,并在大椎处刺络拔罐。治疗三天,病情没有任何改变。心想,患者长期患病服药,正气亏虚,故不能抗邪外出。嘱患者家属取红蓖麻叶捣烂炒热外敷百会。患者感觉有凉气从皮疹外达。疼痛即时减轻。次日皮疹干枯,消退。数日后病愈。

病例2:黄先生,建筑工人。上夜班时因寒冷的夜风吹及面部。加之下半夜卧于冰冷的水泥地。次日右侧面部麻木,嘴角向左歪斜。进食时食物滞留于患侧。右侧眼睑不能闭合。先用大秦艽汤加牵正散,针地仓,颊车,四白,阳白,太阳,合谷,足三里。为主穴,治疗7天无明显好转。于是,思考其病机。面瘫多因卫阳不固,脉络空虚,风寒或风热之邪损伤面部筋脉,"至虚之处,便是容邪之地。"以致络脉不和,气血阴滞,肌肉纵缓不收而致。治疗须升提阳气，扶正祛邪，通经脉。故加灸百会。三天后患者痊愈。

第二节
针灸的优势

我从事针灸研究十数年，一直在探索以针灸代替中药治疗杂病的优点与可行性，临床上也因此用针灸方法治疗了多种疑难杂症，取得了不错的效果。可以说，针灸治病优点非常突出，远胜过目前世界上流行的其他治疗方法。针灸是一大医学体系，其理论精深，其针法微妙，作为一名医生，不但要通晓中药治病，更要通晓针灸治病。想要取得非常好的临床疗效，针灸之术，不可不通，也不能不通。

速效

不论任何沉疴痼疾，大部分病人在针灸后，即感觉症候减轻舒适。《黄帝内经》里提到针灸的疗效："效之信，若风之吹云，明乎若见苍天。"古人把针刺之后的疗效比若风来吹云一样神速。其主要原因是针灸直接作用于穴位上，通过经络传导，外联皮毛肢节，内系五脏六腑，立即可以收到针到病轻的效果。

而且针灸治疗急症有优势。特别是对一些症状非常明显的病症，如各种急性疼痛、高血压危象、痉挛、炎症、哮喘发作，等等，都可以马上取得效果。这是任何其他医疗方法都无可比拟的。自两千年前开始,针灸一直是急症的重要治疗手段。但近年来,人们不相信针灸了,不知道针灸可以急救了,如此反而耽误了不少病人的病情,实在可惜。

什么是急症呢?就是因各种原因引起的突然的脏腑阴阳气血失去平衡。针灸有平衡阴阳、调和气血的作用,因此可以治疗急症。越是症状明显,针灸越容易取得效果。我在临床上治疗过大量的急症病,包括各种疼痛,如腰痛、三叉神经痛、牙痛、头痛、腮腺炎疼痛、带状疱疹疼痛、坐骨神经痛、胃痛、腹痛、颈痛,等等,都是针入痛止,甚至不少病人说,你还没针完,痛就没有了。再有急性哮喘发作,取三个耳穴,针入即止,丝毫不比西药效果慢。小儿高烧,针一次,当晚退热,这样的病例多得很。高血压危险期,血压高到 200 多,针上就能退下来,病人马上头就不晕了,也就是说,对于预防中风也非常有效。

方便

一针在手,立即就可以解除病苦,不用买药、煎煮等程序,是极为方便的治疗法。特别是在救急的关键时刻,针灸的优势非常明显。比如,在缺少医药的山里,我曾以针刺治愈了急性肠梗阻的山民,挽救了他的生命(下附此医案)。又如,中风突然发作的急性期,家庭成员在第一时间的针刺治疗,可以抢救病人的生命,极大地减少后遗症。

可以说,针灸擅长治疗临床上的各种病种。世界卫生组织认为针灸可以治疗近三百种疾病,包括亚健康状态、急性病、痛症、脏腑功能失调所引起的各种疑难杂症、神志病(精神病),等等。也就是说,针灸不仅能治疗机能性的疾病,对实质性脏器系统毁损亦有修复功能。也许有人不相信,针灸怎么可能对实质性的脏腑器官毁损有治疗作用呢?其实,针灸是通过经络的气机升降来治病的,而阳化气,阴成形。阳气得化,自然阴精可以成形,实质性的损伤自然得以修复,疾病得以治愈。以骨质疏松症来说,我治疗了数十例患者,经过三个疗程的针灸治疗后,骨密度得到了恢复,连西医都不相信。再如,乳腺肿块的病人经针灸治疗后,肿块完全消失。

千百年来,针灸在临床上创造了数不清的医学奇迹。还有什么理由怀疑针灸呢? 病人只是在西医治疗无效时才想起针灸,为什么不在早期就用针灸防患于未然呢?

我在奥地利用针灸治疗了数不清的病症,效果明显,也极大地提高了针灸在当地医学界的地位。

这里录一则 2004 年春节旅游时的病案。学过针灸的出门在外,别忘了带几根针灸针,会有大用,且能救人性命。

2004 年初,我再游湘东的桃源洞,住晓兰农家乐,晨起已有九点多钟了,晓兰的丈夫进门,说是一夜未曾入睡。讶问其故,说其妹夫昨天下午四时许打麻将时无故腹痛,绕脐疼痛,痛甚,不能食,尽吐胃之物及胆汁,服吗叮啉未能取效,直折腾了一晚上。晓兰丈夫知道我懂医,邀我为诊。急搜背囊,只找到一根一寸长的针灸针,急忙赶去。见患者四十左右年纪,半卧床上,面色苍白,表情痛苦,周围围观者近十人,满满一屋,议论纷纷。患者强起身以告病情,已痛十余小时,服药无效。大便不通,只是呕吐。查其舌微红,苔少白,脉弦紧。按脐周偏右侧痛甚,然腹软,无硬结,无板状腹。当时即知道,这就是急腹症,但不像急性胃穿孔,可能是肠痉挛,或者肠梗阻,或者肠套迭。推中医之理,是关格症,格症上不通,不能进食;关症卜不通,不能大便。所谓天气不降,地气不刀,内关外格,上下不通所致。六腑以通为顺,肠气不通,不通则痛。舌微红,苔少白,病未化热。其脉弦紧,为痛甚之脉。这种病最是紧急,如果不能尽快地排除梗阻,气滞血瘀稍久,瘀久化热,则肠道血肉腐败,必然会出现全身高热、腹痛拒按等腹膜炎征象,病将转危。

缘此,针以通腑为法,腑气得通,则痛可止,病可愈。山村无中药铺,叫病者夫人取萝卜籽加生姜数片,煎水喝之,以温中止呕降气通肠。因只有一支针,只得分先后取穴,先取朱氏头皮针之胃区,边按患区,边运气行提插手法。十余分钟,言稍轻。更取第二掌骨全息穴之胃穴,行重泻法。再按足三里、上巨虚区有明显压痛,以针取之,先右侧足三里,徐徐以捻转泻法,久之,患者逐渐眉目舒展。再行针,边按脐区,曰痛已下移。再做良久手法,病者深呼一口气,说不出的舒服畅快。不按腹部已经不感觉疼痛,唯按压有微微痛感。盖针足三里,此穴为胃之下合穴,泻之,可通下腑郁气。又可促进小肠蠕动,由上而下,逐渐通开,故病痛自上而舒。又取上巨虚,同法施治。冀大肠得通,腑气有降,天地之气上下交通,病可获安。两个小时后,病人笑着说,基本上好了。于是留针在左足三里穴上,叮嘱半小时后可自行出针即可。

考虑到患者体较弱,前患此病者数次,唯以前不似这次之重,又家居罗霄山上,下山治疗极为不便。为留中药处方,枳壳、香附、木香、陈皮、茯苓、白芍、甘草等理气通肠,舒肝止痛之辈。告之多购此方,今后凡再遇此痛,即以此方通之,如此可免腹痛之苦。并嘱静养,以粥微微进,勿食油腻肉类。

因为我们要游玩桃源洞其他景区,第二天我们往山下走,住在病者妹夫所开之吊脚楼客栈。听病人妹妹讲前两年,山上也有人患类似的病,腹痛难忍,等抬到山下,准备手术时,病人已经死亡。由是而感谢我救了她姐夫的命。早晨我们准备下山时,病家家属亲自赶来,称我为救命恩人,并一定要送野生蜂蜜三斤。后三日,回茶陵打电话再访,未再发作。

记录这个医案,更感觉到针灸可以活人扶危,简便廉验,非现代医学及中药所能比。从此以后,我每出门必身带数支针灸针。曾经在户外运动时为驴友止头痛于顷刻,在火车上为一急性胃肠炎旅客止痛。

高明

针灸是中医药学的最高境界。如果医学能创造奇迹,我认为首先是针灸。针灸治病,关键是气的通畅。而气的升降出入(气机)就是生命。针灸调整的就是气机,也就是调整了生命的状态。这一点不但在理论上可以得到证实,在临床上以针灸治疗杂病,的确能体会到针灸的神奇。可以明确地说,针灸治疗的能力是西医、中药所无法比拟的。

应该说,一个好的医疗方法所必备的几个条件,如无或少毒副作用,适于临床各种病症,操作应用方便、安全,具有一定的科学性,可重复,可普及推广,等等,针灸都具备了。

自然

针灸是真正的自然疗法。目前盛行的自然疗法是主张利用营养疗法及天然动物、植物、矿物类来治病救人的学派,但仍然依赖身外之物,不若针灸利用体内自有的气来治疗疾病,是完全以人体生理机制为基础的。

社会要认识针灸,了解针灸,我认为这是对我们自己的生命负责,是对家庭健康负责。针灸是我们的国粹,中国人学点国粹也是应该的。作为病人,更需要了解一些针灸的道理,这样可以帮助自己更快地康复。

第三节
针药结合是治疗疾病的最佳组合

针灸与中药在理论是完全一样的,都是建立在经络基础上的自然医学。只不过,中药用的是自然界的药物来影响人体的气血阴阳,而针灸靠的是针灸针通过经络的刺激来影响体内的气血阴阳。二者如果能互相结合起来,治疗各种疑难杂病将会发挥出非常大的作用。

十多年来,我一直在针药结合领域进行探索,成千上百的病例都说明了,二者结合将是治疗疾病的有效手段,其效果不仅不输于西医,且超出许多。

下面举个重症三叉神经痛的例子来看看针灸与中药相结合的临床效果。

黄某,男,47岁,广西民族学院教师。2002年开始出现右面侧刺痛,西医诊断为三叉神经痛。近三年来,经过针刺治疗后,略有好转,停针又复发。今年4月26日疼痛发作,一直到11月23日来诊,持续疼痛,痛苦难忍。影响睡眠,不能笑,张嘴即诱发疼痛,吃东西非常困难。常服卡马西平,副作用严重,已不胜其苦。通过熟人介绍来我门诊。现病人右侧面部微白,呈紧张面容,不敢笑。整个右面部疼痛,呈刺痛,时有电激样刺激,痛不可忍。每吃食或者饮水时加重,局部不敢稍碰。无畏寒,大便不干,一天一至两次。舌淡胖紫,有齿印,脉沉软无力,右尺明显。

分析:久病三年,邪在太阴少阴,上扰于三阳,发为疼痛。其本在三阴,其标在三阳。急则治标,当以止痛为急,次则温运少阴,以祛邪外出。以四逆汤合芍药甘草汤加味。

制附片 45 克,白芍 45 克,灸甘草 30 克,白芥子 15 克,干姜 30 克,生石膏 30 克,柴胡 45 克,麻黄 10 克。

煎附子、石膏半小时后,合诸药,再煎一个半小时。

三剂。

配合针刺,以扶正祛邪为法。以董氏奇穴为法。对侧下三皇、三重、灵骨、大白,同侧中平、太冲、行间。针入即嘱频作吞咽、咬牙动作,以顺通局部经络。针后即感觉轻松异常。

分析:病人舌脉呈现一派阳虚证象。四逆以温运少阴,芍药甘草汤重用白芍以缓急止痛。更加白芥子以祛皮里膜外之痰浊;生石膏以清解阳明邪热,因病位在阳明;柴胡以透解少阳郁邪;麻黄解太阳,与上方合成麻黄附子甘草汤,温少阴以解太阳之邪。

董氏奇穴以奇制胜,对于治疗急性疼痛往往针入痛止,效果不输于十二经穴。因此在临床上我经常应用于一些急性病症中。对于痛症应用最多,效果也较明显。

11 月 24 日,二诊。昨天针后非常舒服,回家服药后疼痛有所缓解。服药后手心、脚心汗出较多。舌仍淡胖,双脉沉细,寸关俱沉。已经停用卡马西平。

分析:药已中病,汗从手心脚儿透出,是阳气渐旺,有祛邪外出之象。此时万万不可见汗而减附子,恐正气不能继续增旺,则邪气不易祛除。此时即仲景所谓之"知",往往可增强附子用量。

对于汗出,可以这样理解。其一,《伤寒论》之桂枝条下有:"若不汗,更服依前法。又不汗,后服小促其间,半日许令之服尽。若病重者,一日一夜服,周时观之。服一剂尽,病证犹在者,更作服,若不汗出,乃服至二、三剂。"在治疗太阳病中,仲景把汗出作为阳气通畅的一个标志。

其二,《金匮》有:"赤圆方:方中有乌头(炮)二两,细辛一两,……先食,酒饮下三丸,日再夜一服。不知,稍增之,以知为度。"其中提到"以知为度"。什么是"知"呢?我认为,"知"就是病人服药后的感觉。可以是舌尖微麻,或是汗出,或是痛减,或是感觉通体舒服……所有这些,都是"知"。这个"知"就是度。掌握好这个度,治病时就会对于用药有非常明确的感觉,也就不用提心吊胆了。特别是有时用药较重,最有这个体会。

11月25日,三诊。原来局部伴有刺痛,现已经明显减轻。舌脉未见明显变化,继针。

11月26日,四诊。疼痛已经大减,可以顺利饮食。疼痛范围明显缩小,现局限在耳前至地仓穴一线。舌胖已经减,仅略见齿印。脉略沉细。继服上方五剂。

后两诊,舌淡胖已大减。此中焦虚寒之征已退,减干姜为15克。余药继服4剂。病人已经可以微笑,不觉疼痛。精神大振。

12月5日,五诊:精神非常好。自述近三天没有疼痛,且电激样痛已经消失。可以顺利地吃食物,喝水。面部肌肉已不紧张,谈笑自如。脉仍沉软。续针如上法。

分析:邪气已经得祛除大半,正气正渐旺之中。此时当固肾气,以求其本。上方加肾四味(枸杞子、酒泡菟丝子、盐炒补骨脂、仙灵脾)各30克。嘱再服数剂以巩固根本。如不再疼痛,可不必来诊。

病在少阴,呈现虚寒征象,此时但固其根本,则肾气充足,自然邪气得出。治病到七八分即可,不必尽其十分,以恐药重伤正。

分析:(1)前医针刺此病,多取局部穴。这是错误的。大凡三叉神经痛,切切不可只针局部,因为这会刺激局部神经,导致疼痛加剧。医者不可不识。且其邪气正盛大于局部,需从远端取穴以攻之。局部进针,扰动邪气,则邪易乱窜,痛苦增加。

(2)治各种慢性疼痛,不可只求其标,当标本兼顾。久痛多可入络,邪气易于下陷三阴,致病情顽固。细思三阴诸征象,可以找到邪之所在。

(3)祛邪要给邪以出路。何为邪之出路?邪之入路即其出路。因此,切切不可关门留邪,收涩止痛之品一定要少用或不用。开通邪出三阳之路,往往可以收到药入痛退的效果。

(4)三叉神经痛病位在面侧面,其所处多在三阳经,即太阳、阳明、少阳。除非能明确界定其所属经络,否则,不妨三阳皆治。我常用三药:麻黄开太阳、生石膏清阳明、柴胡理少阳。配入治本之方,多收捷效。

(5)见大病不要当大病来治。什么意思呢?就是尽量忘记西医的诊断,忘记西医的病名。这样才能真正从六经入手,寻求治病之大法。否则,拘泥于西医诊断,则不能正确理解邪之所在,何能愈病?

(6)六经辨证是治病大法,我认为其法要高于脏腑辨证。这是个人理解,与教科书所讲不同。

古人有这样的话:"学医不明经络,开口动手便错。"这说明了古代名医都懂针灸,且多应用于治疗急症,取得了相当不错的疗效。可惜当代的中医,中药和针灸知识同样丰富的实在太少! 当今中医的疗效不理想,与此有很大的关系。其关键还是大学教育出了问题,学中医的,不懂针灸;学针灸的,不懂中药。如此的中医师期望他们达到最高境界,诚为难也。

针灸学问浩瀚如海,虽一生钻研,亦难尽得其奥妙。但作为临床医生,我认为:临床出真知。所以要勇于实践,勇于探索。特别是对于初学者,一定不要轻易否定针灸、排斥针灸,先试试再说。对于急症重症患者,针灸医生自己要有信心。不要受常规医学思想影响,否则必难有大效。"言不可治者,未得其术也。"不要不相信针灸,不要只知道挂水消炎,医生当如此,病家也当如此。

使用一次性针灸针的优点

自从针灸跨出国门以来,国外针灸医师就已全部采用一次性无菌针灸针,但在国内各医院以及门诊,尚未广泛推广。这虽然降低了成本,但针灸针的反复使用增加了很多疾病通过体液传染和皮肤接触的机会,尤其我国作为一个肝炎大国,加上艾滋病的传播加速,都在一定程度上影响了针灸的推广使用。近年来,国家药品监督管理局已将针灸针纳入一次性医疗用品的管理范围。

我提倡并推广使用一次性无菌针灸针,用完后丢弃。这样能有效地杜绝各种传染病通过针灸针传播,针灸的安全性是完全可以保障的。此外,一次性针灸针也更加锐利,进针时可以更加有效地防止疼痛。

第四节

灸可补阳

如今的社会生存压力过大,时人多呈亚健康状态;加上环境污染严重,瘟疫不时爆发,防不胜防。而西医随疾病的普遍亦步亦趋式研究,抗菌素的大量使用,培育了不少身经百战的细菌、病毒,刚送走了 SARS,马上禽流感又来了,人们快到了徒呼奈何的境地了……如何提升每个人的抗病能力和健康状态,已显得非常重要。我提出重视灸法以防病养生的观点。

灸是火灼,是热,是阳。其实灸就是用外火补我们的内火,或者说客观一点,是调我们的内火。内火是什么? 不是邪火,是我们的真阳。这个真阳既有父母给的成分,这是先天的,也有后天我们从生活中所获取的,比如吃饭、呼吸等。这个真阳要护住不散,则生命可以久长,而身体不病。凡真阳虚衰,则未见有不病的。因为真阳维系着生命的真谛。这个道理,内经有谓:"阳气者,若天与日,失其所则折寿而不彰。故天运当以日光明。是故阳因而上,卫外者也。"人体的阳气,就像天空中的太阳一样,具有维持生命机能,保卫机体和抗御外邪的作用。没有了太阳,也就没有了生命。

我们非常容易耗损自己的这个真阳,这就直接影响了寿命与健康。但我们有灸法,这是回阳助阳补阳的最好的一个方法,用之得法,则可以补先天之不足,而达到长寿、保全不病的效果。

第五节
按时用灸以养生

那么什么时候用灸最好呢? 从每个月来说,月初的八天最好。这八天其实就是阳之升的八天,从朔月至眉月,再到上弦月。我用先天八卦来解释一下这个道理。

朔月,此时月相尚未出,但阳机已动,非为晦月之月终可比。彼为阳之终,此为阳之始。虽未明见,但其阳机则完全不同。此时可以坤卦配之,但为坤末,阳动之初。眉月,阳气始升,月相将明,故以阳气始生之震卦配之。值此时,当助阳以促阳之升。上弦月,也就是阴历的初八,月相半暗半明,阴阳相当,然其时月相虽明而犹亏,故以阴阳相搏之阴卦离卦配之。离卦从阴阳里讲,既是阴阳各半,也是阳之旺极之象,这是后天八卦的理解。因此,从坤到离,也就是少阳始升之时,这个时间段里,正好是农历的初一到初八。初八之后,阳渐旺至先天八卦之乾卦,已不需再用灸助阳。再之后,月望之后,开始出现下弦月,阳气开始下降,更不可用灸。但从阳明之法来思考,以下法、清法为常见。至晦则阳降极,以静养为是。

《黄帝内经》有云:"春夏养阳,秋冬养阴。"养阳,就是养阳之升,旺;养阴,就是养阳之合,阳之藏。春夏养阳,阳升了,也就是生命开始了,或者说,新的周期开始了。这个周期我们可以理解为一天,也可以是一个月(农历的),也可以是一年,或者是 60 个甲子年,也或者说是我们的一生。生命就是阳气循环往复的运动形式。这个运动停了,生命也就终结了。而这个循环的发动机在哪儿呢?大家想想,应该在阳升的那一瞬间。一旦阳升的运动开始了,生命也就开始了。是不是可以这样理解,就如汽车点火了,运动才能开始。

为什么古人讲"凡十一脏取决于胆"?我的认识是这个胆占了特殊的时间位置。气血运行到胆的时间恰恰就是子时,也就是阳升的那一个瞬间。胆就如人体生命周期的发动机,按时启动周期,即启动了我们的生命周期。其余的脏也罢,腑也罢,都是在胆启动了生命周期之后,才开始进行生命活动的。从这个角度来说,胆的作用大不大?胆的这个位置重不重要?胆能不能担负起这个"凡十一脏都取决"的重任?答案是肯定的。

时值夏秋之交,一年之中唯此时节是灸关元的最好时机,无所谓多少壮,越多越好,这是长命百岁益寿延年的灸时机;传统文献中都是选在此时来灸关元穴,主要因为这时节就是温疫好发的时节,不但可以强身健骨,绝对可以预防禽流感的。

秋天是保健用灸的好时节,希望大家把握时机,尽力所为。我的观点是,秋天了,天之阳气开始下降了,因此,机体也应该顺应这个自然的变化,使我们的阳气随之而降。这才是顺应自然。而秋天所对应的是阳明。阳明讲的就是一个合,是阳的降。也包括肺、大肠,包括胃家这个脏腑。因此,秋分时节可灸足三里以强壮脾胃、预防胃肠病。

"秋冬养阴。"我们要养阴,就是养阳之藏,是养少阴之君火。哪个穴位有这样的功效呢?关元最好。因为这个穴位位于会阴与神阙之间,这是少阴元气的领地,也是下丹田。灸关元穴可培肾固本,调气回阳,使元气充足,虚损可复,故能祛虚劳百损,壮一身之气,为历代强壮保健的主穴。《景岳全书》说:"虚能受热,所以补必兼温。"因此,取关元灸之,就是养少阴潜藏之阳气。

并且,冬至前后施灸关元可预防中风、感冒等多种疾病,并有助阳保健、延衰强壮的效果。自冬至之日自然界的阳气开始复苏充盛,人体可顺从自然界的阳升之气,借助关元灸来强壮元阳。冬至的关元灸恰好满足了"补必兼温"的特点,可达到温壮元阳,从根本上提高人体的强身抗病能力的目的。

记住:灸后忌喝茶,至少一日。

如果体质较弱,我的观点是不仅入秋之后要灸,而且应该春天就开始用灸,或者阴历每月初八用灸,以升提少阳之气。另外,春分时节灸曲池还可以预防红眼病。

当然,灸法可以扶阳,但不可滥用。什么时候用灸法?灸哪里?这才是问题的关键。否则不应时的用灸,则可能耗阳伤阴,或者用错穴位,则可能伤及五脏六腑。这不是随便的说笑,临床上要非常谨慎。这其中既有阳的循环往复的规律,又有五行生克制化的道理,还有气血运行的时间机制,不可不知。

网友求医问答

自由人:有点不明白请指教:艾灸足三里不要说在皮肤上灸,就是悬灸也一会就出水泡,那怎么办? 一般每个穴位灸多长时间哪? 很想做,又不知怎样做。

医者佛:出水泡不用担心。如果用悬灸,一个穴位灸十五分钟左右即可。对于久病患者,最好足三里、关元穴,能有灸疮,可以永保健康。

自由人:平日里对身体有些部位进行刮痧、拔罐,出痧后需要消耗阳气,还是消耗的虚火?

医者佛:拔罐太多会拔出阳气的。当然有邪气时,拔罐可以祛邪,当拔到一定的程度,再拔就会把正气拔走,把人拔虚。我的朋友曾经找人拔罐治疗肩痛,初拔有效,后来,越拔越虚,最后走路都没有力气了。所以拔罐应当适可而止,不可过度,如感觉越拔越虚则马上停止。

锉锵玫瑰:请教董先生个问题,针灸没任何副作用吗? 如果穴位偏了,会不会有不良影响? 谢谢。

医者佛:全身无处不气穴。针错了,会伤气血。如果该补的泻了,该泻的补了,你想想,这样肯定会有害处。但是针灸最大的副作用就是滥针,导致气血失常,疼痛还是小的。

上弦月:我以前看到孩子发烧只知道着急带孩子去医院,后来了解到中医经络按摩的方法,就学着给孩子做经络按摩治病保健。现在孩子生病的次数也少了。即便再感冒发烧,我也没给他吃西药了,只是帮他推三关推六腑等,孩子也就好起来了。不得不说中医是非常神奇的。

医者佛：小儿推拿非常见效。一般小儿发烧或者腹泻，推拿一次即可见大效。我曾经在奥地利治疗一例五岁小儿，耳朵有蒙住感，西医治疗一直未效。嘱咐助手陈艳为他推拿内八卦，第二次推拿时，患儿母亲告知，小儿自述耳朵哄的一声，突然打开。从此病愈，斯为神奇。

第六章 排病反应

治疗疾病，不单单是治疗病人提出的病，而是根据病人所反应出来的症状，全面地分析病人机体生病的本质，从而从根本上修复病人的机体，帮助病人恢复健康的身体。

第一节
排邪反应

在服用中药以及进行针灸治疗的过程中，病人可能会出现不少反应。特别是服补充阳气的药方时，当人体阳气充足了，就会不断地输向全身经络、脏腑。但是各人经络畅通程序不同，经络内正邪相争激化，元气不断冲击病气，病气被驱逐出体外，这时就会出现一些排出邪气而恢复健康的反应。有时服用疏通气血、排除阻滞的方子，也会出现明显的排邪反应。以下列出数种情况，患者要有一个定见，如果是排邪反应，就一定要配合医生的治疗，从而改善或修复病体。当病气完全排出体外后，相应的症状立即减轻或消失。如果不是排邪反应，医生千万不要执著，对于药物不良反应要有正确的认识，以便帮助病人及时改方或者停药。

排邪途径各有不同

由于邪气进入机体的部位不同，性质不同，导致的疾病不同，况且不同人的体质亦不同，因此，排出邪气的途径各种各样。参考王正龙先生的观点，结合我自己的临床观察，一般来说，病气大致会从下列几个途径排出。

1. 四肢末端。

两手和两足是全身肢体的最末端，也是最容易排出邪气的地方。一般来说，邪气的来路亦即邪气的出路。邪气多数是从四肢、从肌表向躯干、向内脏侵入的。而排邪时，又会从来的路径排出去。临床观察，侵入人体的病气常呈冷风（风）、冷汗（寒）、粘汗（湿）等形式从手足的八邪、十宣、八风、气端和劳宫、涌泉等穴位排出体外

排病反应时，经络内可能产生移痛反应。移痛时，病气所经过处，常伴有痛、酸、胀、麻、痒等感觉。

2. 皮肤。

阳气激活后，人体自我调节，寒气会由皮肤排出体外。皮肤排寒时，浑身冒冷汗；皮肤排湿时，大汗淋漓，甚至出粘汗。有的人，粘汗如胶水或黄油，色深、异臭、极粘。排汗时，应及时用干毛巾擦拭，避免受风，切勿用冷水冲洗。有的人出疹子，这也是肝内的毒素以及体内的废物排出来了。一般过敏性体质多见此类反应。我的体会是根据疹子排出的部位，可以推算出排邪的经络，比如足底涌泉穴处出疹子，那是少阴经的毒邪出来了；如果是足背部，那是阳明经的毒排出的部位，其他部位皆如此。

有的病人告诉我，早晨起床后自觉屋子里较平时臭，岂不知这是机体阳气充足了，借睡觉时把病邪通过皮肤排出的反应，表现为臭气。当然，开开窗户就行了。有的病人服药后面部起小白粒，似疹子，但不痒。这是病人的卫气本虚，不足以宣通水液排汗外出。中焦阳气补充后，营卫足而祛除邪气向上向外透出皮肤。

再有就是手脚的蜕皮反应。一般来说，如果病邪在身体上部，多通过双手的蜕皮来祛邪；如果在下部，则往往通过双脚的蜕皮来排出邪气。蜕皮时双手双脚如蛇蜕皮一样，完整地蜕出一层旧皮来，模样十分怪异，但蜕出后的新皮肤则光亮如鲜。李可老中医也观察到，有的病人会全身

蜕出一层皮来,而大病随之而愈,殊为神奇。

3. 尿液。

饮症患者,身有水肿。待任脉畅通后,水饮会从大小便中排出。水饮排出后,水肿即退。暑火也从尿中排出,暑火者,尿色极黄,排尿时会有尿道刺痛感,排尿后尿道刺痛感消失,此时应多饮温开水,以助排毒。

4. 消化道。

不少病人服药后会出现便秘,或者腹泻,每天去几次厕所,总觉排便不畅。或者出现便秘与腹泻交替,但不会特别难受。继续服药,五六天即通,便秘、腹泻即可自然消失。这都是胃肠道反应。胃肠道的反应在整个疾病治疗的过程中,起着至关重要的作用。因为胃肠道是多数病邪向体外排出的通道,体内太多的废物以及毒素多数从大肠排出,因此,它的反应是极为复杂的。腹泻时,一天之中甚至会泄近 3 至 10 次,我的一位病人甚至于一天大便 15 次,大便色黑,或者极臭,或者如水样,但不会有疲劳感,大量腹泻后病人反而觉得异常轻松,一点儿也不累。临床常见不少太阴或者少阴体质的阳虚患者服四逆汤后,出现腹泻。这些都是邪气自太阴排出的反应。

有的病人服药后会出现腹中有气体窜动,或觉胀满,或觉疼痛,或者放屁多,或者打嗝多。这是阳气充足后,脏腑功能恢复,促进了中焦宣畅气机的功能,机体开始排出不畅之气,这是好事。一般有过肝病、胃病的人多有这种反应,等气排完了,病也就近愈了。

如果病邪是在上焦部位,往往是以呕吐的方式排邪。比如肺癌患者,服中药后会出现频繁的呕吐,吐出粘浊性痰液,这是正气恢复后,努力把瘀滞在上焦的邪气以呕吐的方式排出体外。中医本来就有汗吐下三种排邪方式,而吐法正是其中之一,也是非常重要的一种方式。

5. 呼吸道。

客于督脉以及太阳经的寒气,可能通过打喷嚏排出。如果印堂受了风寒邪气,可能通过流涕排出。

临床上经常见到病人出现干咳或痰多,日夜不停;或忽然怕冷、怕风,大量地流鼻涕,鼻塞,打喷嚏,极像感冒。这是太阳经正气在攻邪的反应。邪气曾经由太阳经进入体内,现在邪气排出时又经过太阳经了,所以,就会出现忽然感冒的反应。此时可改服大剂四逆汤合麻黄汤,以增强疗效。如伴随有高烧,一般一天至三天就会退烧,而且这种发烧多数是只有上半身发热,也可服用麻黄附子细辛汤,各 30 克,一两服即可烧退而邪出。这些都是机体努力排除风寒邪气的反应。一般各种风寒所致的疾病,只有将风寒排出体外,疾病才能治愈。

经我临床观察,一般风寒邪气的外排,多以感冒、喷嚏、流涕等方式排出,或从经络的一些空位及四肢末梢排出,还有少数患者从呼吸之气及放屁中排出。

比如常见的支气管哮喘患者,经治疗后,会出现无原因的感冒、喷嚏、流涕以及呼吸之气极为寒冷的现象,这就是呼吸道的排邪反应。

一些大病也可能通过咳嗽而愈。那是邪气从三阴层次向外透发到太阳层面,发为一过性咳嗽。数天后病邪即退而健康恢复。

五音通五脏。五脏中的病气可以通过自发性呻喊,由喉、鼻排出体外。

6. 经络肌表。

有时病人会出现周身肌肉、骨节剧烈疼痛,或者腹痛,甚至疼痛难忍;极个别的患者会出现昏迷一两小时的情况。这是阳气在经络中运行,把潜伏的阴邪驱逐出来的反应。此时阳气正在修复病灶,以全面恢复机体的正常机能。如果身体有湿热感,那也是经络气血运行畅通而旺盛的自然反应。

有些肌肉萎缩的重病人,会反复出现各处肌肉的疼痛,有时会剧痛难忍,而且可能会伴有呕吐、口苦、发热等情况。这些都是身体阳气旺盛,修复病体,祛邪通过经络肌表向外排出的表现。临床常见病人先是肌肉剧烈疼痛数天,甚至一两个月,然后发现疼痛的肌肉已经不痿缩了,不凹陷了。可以说,每一寸肌肉痿缩的修复都可能伴随着疼痛,但那是快乐的疼痛。这种修复经络的反应最是惊心动魄,需要医生极大的定见与病人极强的信心。

再者,客于机体不同部位的邪气,其排出时的穴位亦有所不同。如深伏于少阴经以及心肾等处的病气经心包经,由劳宫穴排出,会出现劳宫穴发凉、出疹子等情况。如劳宫穴关闭,病气排泄受阻,留在心包经,则会致胃、心脏、头部等部位不适。常见恶心、呕吐、心区疼痛、头痛、头晕,严重者还会引起休克。这时要用针刺疏通心包经,病人也要自己按摩心包经诸穴以及膻中、昆仑等穴以帮助排邪。少阴肾经的邪气则往往在足底的涌泉,或是然谷与涌泉之间的部位发为红疹,这时用麻黄附子细辛汤最是时候。而阳明经的邪气也可能在商阳穴上排出,表现为商阳穴疼痛,或者出红疹子。一般来说,全身的邪气最后都将从太阳经排出。所以,临床上经常见到不少病人会在排病的过程中出现足小趾的疼痛。这时就要加强排邪,千万不可去治疗小趾疼痛。

7. 孔窍。

孔窍是邪气容易侵入的途径,亦是邪气排出的途径之一。我们周身有不少孔窍,如眼、耳、鼻、口、下阴、肛门、尿道等。

治疗后如果忽然出现牙齿热痛,或耳内疼痛,或流鼻血,或舌尖、嘴唇上火起泡,或喉咙又干又痛,或早晨醒来时眼屎很多,或腹泻,或耳内鼓荡,或耳鸣等,都是阳气通畅后,邪气自孔窍排出的反应。腹泻一般是六腑的邪气排出的必经过程。耳朵是少阴肾脏的邪气排出的途径之一,有时会出现短暂的耳鸣,也是邪气排出的反应,但一过而止。

再如妇女因寒邪过重而月经不调,或崩漏,或淋漓不止,服药后可能停经一个月,次月即通,或月经提前几天甚至十几天,次月就会正常;排血量可能会多于往常,但不会像往常那样疲倦;后几个月会排出大血块,经血呈酱油色。虚寒型不孕症患者可以因此而怀孕。卵巢囊肿会发生轻微破裂出血,而后痊愈并恢复正常。有时还会出现尿血、尿道炎和阴道炎等症状。千万不可见此症状而当成病来治,那就完全地辜负了医生的一番努力了。

8. 六经顺序排邪反应。

邪深伏厥阴时,如果突然出现心慌,或口渴,或不爱吃饭,甚至出现恶心呕吐现象,表示邪气自厥阴转出少阴、太阴,病根已经开始松动了。此时当加重药量,或者加服理中丸以扶太阴,或者适当多喝点水。

一般来说,邪气的排出顺序是自阴而阳。具体来说,自厥阴、少阴,而至太阴;自阳明、少阳而至太阳。太阴的排出途径往往是阳明胃肠道,而太阳的排出途径则是肌表。

但也有从少阴直接至太阳排出体外的。因为少阴与太阳互为表里,二者互根互转。如果少阴阳气不足之体质,一感邪气则会经常自太阳直入少阴。比如感冒挂水后猝死者,或者从感冒、咳嗽变成心肌炎、急性肾炎的患者,都是少阴阳虚体质。其实,治肾炎就像治感冒,非常直接,非常有效。急性肾炎往往三服药可基本治愈。只要掌握邪之入路即邪之出路的道理,按六经辨证治疗就会产生不可思议的疗效,非西医所能理解。

9. 人体突出部位亦是排邪的常见途径。

人身除躯干外,其他部位都属突出部位,如四肢、头、鼻等。机体阳气一旦充足了,就会从躯干向突出部位输送阳气,邪气则在这些部位被驱赶出体外。

如忽然头痛难忍,或后头痛、偏头痛、头顶痛,前额痛等,这是阳气充足,祛邪于外,邪气与人体本身的正气相争的自然反应。疼痛越是剧烈,则邪正相争越是剧烈,越是需要继续服药,或加大剂量,以扶助阳气,祛邪外出。

有时四肢也会出现疹子，或者疼痛，或者麻木，或者瘙痒，也都是邪气不能立足于脏腑，向四肢部位逃窜的反应。

10. 感情反应。

排邪时可能产生自发性的哭、笑、呼喊、呻吟、歌唱和言语等感情反应。其反应的发生率很低。各种感情反应发生于不同的心理状态。

哭：大多数发生于受委屈的伤心、忧郁的病人。受委屈后，欲哭不得，不曾发泄，大脑皮层相应区域紧张。临床上我经常见到的是抑郁症患者，经针刺治疗后，出现不能控制的哭泣，哭完觉得非常轻松。往往病人需要数次的哭泣，才能完全地舒解抑郁的肝气。

比如，一般女性患者经治疗后，常出现不明原因的烦躁、悲伤、委屈欲哭等情况，数日后自然消失，疾病亦随之显著缓解或痊愈。这是郁气郁滞患者经常出现的反应。包括子宫肌瘤、卵巢囊肿、乳腺增生等病人，都是由于肝气先郁，继则气滞痰凝所造成的。因此，扶助阳气后，肿块都会慢慢地缩小，症状也就减轻，或者治愈了。

笑：一般是心气不舒的病人。服中药后，病人的心气充足，膻中穴开放，有时会自发地哈哈大笑。

呼喊：多是抑郁症病人。邪气排出时会自发地发出呼叫，可能与丹田内气活动激烈，强烈地抒发郁气有关。

呻吟：大多发生于久病甚深、疲乏不堪的病人。服药后病人阳气开始祛邪，会自发地发出轻微的呻吟声和哈欠。呻吟是气归丹田的表现形式，系丹田元气亏损而自我调节所致。哈欠能帮助排除膈中病气。哈欠后，胸腔压、腹腔压得到调整，有开胸顺气之功。

歌唱：发生率极低。病人阳气充足的过程，也会伴随有昏睡，如入梦境。此时，偶有自发性歌唱发生。

11. 言语。

发生率极低。病人先自发性转动舌头，相继出声。这是心气充足后，心开窍于舌，心主言语功能的自然体现。

排病反应经历时间因人而异。一般来说，病在经络历时最短，在六腑历时稍长，在五脏历时最久。排病反应亦与病人体质相关，阳盛体质最易排毒，阳虚体质最难排邪。另外，中医处方的剂量亦会影响排邪的时间。一般来说，在病人不虚的情况下，若方子剂量大，则排邪快些。比如治疗感冒，若虚人外感，则当先扶正再祛邪，若病人平素不虚，则一两服药即可排除邪气。

邪气性质亦决定排邪方式

自然界存在着风寒暑湿热燥火等不同性质的邪气，不同的病患体质，其排出时的反应也不尽相同。

1. 风邪。

单纯的风邪致病，多为感冒、头痛、身痛、四肢痛等，其排邪包括打喷涕、发烧、出汗以及四肢周身部位的酸痛痒麻胀等方式。

但一般多是风邪夹着寒邪以及湿邪等一起侵犯人体，发生疾病。其排邪方式亦因所夹邪气性质的不同而有所不同。

2. 寒邪。

脏腑寒邪较重的病人，如四肢痿痹不用等病，服药后可能会出现非常明显的浑身怕冷，觉得病似加重，且有冷气从身体里面向外透出的感觉。这是体内阳气渐充、祛除阴邪于外的表现。

坐月子期间所患风寒痹症的妇女，经治疗后，常常出现四肢末梢向外冒凉气的感觉。此时阳气得药助而盛，邪气欲退未退，暂时停在肺及肌肤、皮毛等部位。当加大扶阳药剂量，完全把邪气驱除于体外。

3. 湿邪。

湿邪多胶滞于全身的经络、上中下三焦,表现为肢体沉重,甚至于水肿、畏寒、痰多等。排出时,湿邪移至手足,手足除有上述的痛、酸、麻、胀、痒等感觉外,还可能起水泡、发湿疹、蜕皮等。

还有一种情况,病人忽然眼睑、面部、小腿和脚面局部浮肿,乃至全身浮肿,甚至会有排尿困难的情况,或者全身出黏汗。这是因为阳气盛了,湿邪从内排出于外,表现为太阳气化不利的情况。此时正是攻邪治病的大好时机,千万不可停药。

4. 火邪。

患者常常出现不明原因的发热发烧现象,也可能会出现类似实火的反应,如忽然烦躁不安,或面部发红发热。这些都属于火毒所致的疾病,阳气得到补充,血脉末梢被疏通,多以疮、痒、肿痛、发烧、尿赤、肛门灼热、腹泻等方式排出。这是服药的自然反应,不是补阳补多了,相反是阳气还不足,当继续服药。这些反应一般两三天就会消失,这是机体免疫能力正在提高的表现。

有时火邪不是从外界来的,而是客于体内的寒气郁久而化成火热邪气了,其排出的反应也与上类似。

5. 痰邪。

一般痰湿邪气所致的疾病,多以大量咳痰、无诱因的尿频、腹泻、大量排汗等方式排出。这是脾肾阳气得到补充,把冰伏的阴邪化开了,邪化为水自然排出体外,应继续服药到大便不黑不臭不泻为止。切不可服止泻药,以免留邪于内。

6. 瘀邪。

因为瘀血内伏所致的疾病,在阳气得到补充的情况下多以皮下瘀斑、便血、咳血、月经等排出。

患瘀滞于经络的血瘀证,病人会忽然腰部酸痛如折,或体表发麻,或胀、凉、热、酸、重、痒及虫爬、蚁走感，或出现患病部位不自主地跳动、抽搐。这是元气运行旺盛，在打通淤滞的经络时所出现的必然反应，这也是阳气祛邪透出机体肌肤时的反应，只需继续服药，等邪气彻底散出去了，这些情况就会消除。

7. 燥邪。

燥邪为阳邪，其重者会影响心神，导致狂躁症，这类患者近于康复时则可能出现手指干裂。另外，像秋季的燥咳亦是燥邪所致，燥邪排出机体时往往会出现面红、舌红、小便黄、大便黑臭而稀等反应。

邪气的性质也会影响排病反应的持续时间。风性轻，易动，极易排出；湿性粘，排出较慢；寒散入肌肉，又较湿慢；痰性滞，需体内津液溶化，排出最慢。

第二节
阳气自我修复反应

病邪退了，阳气自然会重新控制机体，恢复机体的活力。这时也会出现不少反应。这些反应多是阳气的自我修复反应，绝对不是病，千万不可当成病来治，否则好不容易祛除的邪气又可能回到体内。

比如病人脸上出现很多红色小疹子，或出现青春痘，或口腔黏膜生溃疡，或舌上长红色很痛的小泡，或在屁股、面部等处生长出大疙瘩，或者全身及面部出现片片红斑，或丘疹，或水泡，伴异常痛痒，这些都是阳气充足后自然上升的表现，无须担心。继续服药后一般半个月左右便会自然消失。

头部阳气宣通时，会出现轻微的眩晕，或者走路不稳，就像在汽车上行走一样，或者头内有轻微的轰轰声，或者会出现耳鸣、耳内鼓荡感觉，阳气升腾，阴邪正从耳窍逃窜。此时可以继续喝原来的扶阳药三五天，或者改服当归四逆合麻黄附子细辛汤三五天。很快这种感觉就会消失，那时头部的阳气已经通畅无阻了。

病人会出现身体浮沉感，特别是在针灸治疗时。病人或者感觉如漂浮在空中，或者感觉沉重之极，身体紧压在床板上，这是针灸得气，脏腑得到经络气血之濡润，上下宣通的反应。

如肥胖者在治疗后食欲亢进，体重继续增加到一定程度后，方才降到正常的食欲及体重标准；而消瘦者在治疗后出现食欲不振，体重继续减轻到一定程度后，才开始恢复正常食欲，体重也逐渐增加到正常标准。这都与胃肠道在自己修复时功能大幅度调整有关。

患高血压的病人，服药后血压会暂时升高，糖尿病患者服药后的尿糖、血糖值也会暂时升高，尿中的泡沫会增多。再比如许多人因为使用止痛剂，已经有好几年不曾发生胃痛，并认为胃病已经痊愈，可是服中药后病痛反而一再显现。实际上，在退病的过程中，以肠胃的反应最为快速。也就是说，经治疗后疾病有短暂病情加重反应，这是疾病与人体阳气交争的挣扎现象，绝不会导致病情恶化，因此不必有所顾虑和怀疑。如果治疗过程中，由始至终都无这种反应，那么，这个病恐怕不好治，或者说难以真正治愈。

有时患者会出现几年前甚至几十年前所患的疾病重新发作的情况。如有过骨折病史的，在其骨折部位又重新出现疼痛；有过胃病病史的，胃部的症状又重新出现；曾患有胆囊炎或阑尾炎的，又觉胆区、阑尾区疼痛；曾患有痔疮的，肛门出现血便；等等。可以说，曾经患过的疾病基本上都会复发一次。虽说复发，感受却都不会比以前犯病时的感受强烈。

这说明以前所患的疾病并未彻底痊愈，由于阳气得到补充，机体开始进行整体调整时，又将其清理出来，最终是要将其消灭排除的。这样看来，这是件大好事。这种反应是一种良好的治疗反应，对机体具有保护性，绝不会因为以前曾患过脑溢血而再次发作，也不会在骨折部位再次骨折。也就是说，扶阳治疗不单纯是针对患者当前的疾病进行治疗，而是同时对机体进行整体调治。患者在治疗当前疾病的同时，原有的旧病老病也得到了很好的调整治疗。

失眠及嗜睡反应，这几乎是每一个患者都能够遇到的现象。病人服药后失眠，甚至彻夜难眠，自觉体内阳气蠢蠢欲动，但第二天精神反而格外好，且不觉疲乏困倦。这是阳气修复机体时的自然反应。一般三天即消失。之后，多年的失眠病一般也就自动治愈了。有时患者会突然感觉非常困乏，浑身酸懒，特别困，总要睡觉（并会睡得很沉）。这样的情况一般会持续两三天，特别是对于一些久病，或者寒气比较重的病人，会沉沉地睡上两天。医生所用补阳药剂量恰好符合病情时，往往会发生这样的情况。而且一般经过几天的困乏后病情会大减，病人转而充满活力，精神大振。这也是人体精气神进行自身良性调整的一种表现。

若有生殖系统疾病，龟头、阴蒂会有灼痛感。眼病患者，包括近视、远视、散光以及眼部炎症、眼睑病变等，会短时出现复视，或眼睛干燥、红痛，或眼痒难忍。肝病患者出现双目红肿羞明，头晕目眩，下阴潮湿等现象。这些都是病灶局部气血舒通的修复反应，是正气足了、邪气通过经络渠道逃窜的反应，也是经过治疗初步见效的反应。不要因痒而拼命擦眼睛，也不要滴眼药水。

妇女已经绝经的，突然出现月经来复现象。这是好事情。曾见西医治疗痛经，用药物帮助病人提前绝经，说是月经停了，以后就不会痛了。如此恶法，其实是在扼杀生命。要知道，留得一天月经周期，就保持了一分生机。越晚绝经，其肾气越旺。服药后出现了月经，就表示病人本来还应该有月经,但因为各种原因(多是因误用抗生素、苦寒中药等伤了阳气),月经提前结束了。现在扶阳后,身体的阳气激发了出来,出现了新的生机。

服补阳药还有一个口味问题。比如,我曾经以四逆汤加当归四逆汤治过一例下肢关节炎的女性患者。初服药时,效果非常明显,腿痛消失,而且初诊时没有提供的症状,如经常掉头发、脸色不红润等,都大大地改观了。但有一天病人反映:怎么同样的方子,味道完全不同了呀,根本咽不下。嘱停药后,病就痊愈了。应该说,人的身体是非常聪明的,它知道自己需要什么,不需要什么。大凡非常难以下咽的药可能都不适合于病人,口味让病人喜欢的药反而是对症的。

应用30克的制附片久煎,服药三五次,大多情况下病人无明显反应,或出现一过性舌麻,或者症状减轻,或者略有变化。但有时病人会出现非常重的手足麻木症状,甚至伴有头麻、舌麻等。此时,医者或心中慌慌然,恐用药失当;或担心附子中毒而改投他方;或认为是补阳失当,证当滋阴云云。病家或不相信医生而另找他医。其实,服补阳药后,病人机体阳气得到补充,阳旺则开始祛阴于外,邪走四肢,则四肢出现麻木。这正预示着正气已盛、邪恋不退的情况。因此可继续应用温阳药,扶足阳气,祛邪退出机体。此时不可误认为温阳有误,更改为滋阴方药。如此,则阴邪复进入厥阴而更难祛之于外了。或者原方加当归,更服数剂。借当归通经之力,驱经络之邪于外,则手足顽麻可去。或另服当归四逆汤,以当归四逆汤之温通,把真阳运行于四肢末端,则麻木当除。另外还可以加吴茱萸、生姜等以温运厥阴。

以上这种种的反应,都是体内阳气发动,脏腑经脉里的寒邪将要被驱逐出来的表现。这样的情况一般不会持续太久,几天后病人就会感觉到病情好转,痛苦减轻。所以说,出现这样的情况是好事情,应继续按时服药。

以上种种反应多表现为不舒服。但也有服药后舒畅的反应,或自觉有凉气自身体某处散出,或背后透出大粒冷汗,或药后自觉肢体气血通畅,或药后牙石容易脱落,或是病情减轻,等等,都是有一种舒畅的感觉,这是阳气祛除了邪气,机体气血通了的反应。此时病人最容易产生彻底治愈的信心。

第三节
为什么会出现反应

用了温阳药物,或者针灸治疗后,人体虚阳得到补充,阳气自内鼓动,开始祛邪于外,出现正与邪相争的状态。正胜则病退,邪进则病进。但逢其正邪相争之时,更服温阳药则阳进一分,病退一寸;停服温阳药则邪进一分,病情不减,都有可能。如正胜病退,此时所出现的症状非常复杂,而且会出现症状加重,新病出现,或者旧病复发的情况。所有这些,都关乎正邪之争。所以说,吃了药如果没有一点儿反应,病就不容易康复。有了排邪反应,就是佳兆,不必担心。邪尽正复,而后才可以停药、换药。

其实,人体本身比我们的大脑要聪明,比我们人更珍惜这个机体,人体有一种若不能让人体健康而誓不罢休的傻劲,人体分分秒秒都为人体健康而努力,只是人类自身没有意识到罢了。中医是一种纯自然的疗法,它会促进机体向正确的方向努力,以修复病灶,促进健康。但一般应用抗生素、激素、各种挂水等治病,多是把病邪压到身体最深处的厥阴里。表面上看是病状减轻了,实际上是机体的正气少了,其对病邪的反应自然会降低。这样的治疗仅仅是把邪气压到身体的里层了,伏邪深居,久之就会生出很多大病重病,如肿瘤、肝硬化、关节炎、肾炎、各种心脏病等,甚至会影响生命。我的治疗是通过恢复阳气,把身体里层的邪气透出来,这是治本,是对机体的全面修复。我曾经治过不少慢性病患,服药后主诉的病情好了,随之其身体状况也得到改善,自述更有精神了,更年轻了。所以说,这样的治疗不但不会损伤机体的正气,反而可以全面调整健康状态,是真正的治本之法。因此,在治疗过程中可能会暂时出现病情的加重,大家千万不要担心,不要因此而放弃修复机体的大好机会。

而且,许多人没有服用任何扶阳药物,也会在季节变动或久劳突逸时出现以上所列举的现象,这是自身阳气鼓动,祛邪外出的表现,必须服用扶阳药物来扶助正气祛邪外出。倘若服用清热滋阴的药物,只会适得其反。如果在治病过程中出现类似中毒的情况,要及时咨询医生,不可自作主张服用滋腻药物。所以说,在服药期间,若出现一种或数种以上情况,体内就会减少一种病邪,医生和患者都应感到高兴才是。

以上所列数条情况,只是服用扶阳药物可能出现的情况,因患者的病情不同,可能还会出现其他情况,在此不能一一列举。不论出现什么样的情况,必须依照患者的脉象来诊断,如果属于沉、弦、浮、细等表现阴寒阳虚的脉象,就属于正常情况。懂得阴阳脉象和脏腑功能理论的有经验医生是能准确把握这一点的。

但是,有些医生却将这些情况归结为诊断失误、附子中毒、药物过敏等,其实都是不明晓阴阳至理和制附片的特性。制附片的中毒反应,只是附子的热量过度,而不是像砒霜那样的毒性,也不会沉积在体内。如果出现反应时,自己不明白是怎么回事,可以直接与医生联系。千万不要服用清热滋阴或者消炎、激素之类的药物,将寒邪敛回体内,或将患病的器官手术切除，那就后悔莫及了。

第四节
如何看待排邪反应

病邪不同，病人的体质不同，病情轻重不同，治疗手段不同，因此即使是同样的疾病，其痊愈的过程也可能是不同的。特别是大病、重病、危病，病情恢复的过程一般不会是一帆风顺的，可能会出现各种各样的反应，甚至于看上去好像是病情加重了。此时病人如何理解病情变化，医生如何坚持治疗思路，这两点就显得十分重要了。

这里我举三个常见的排邪反应——出疹、头痛与鼻出血——作为例子，谈谈应该如何看待排邪反应。实际临床上所见到的排邪反应非常复杂多变，有时甚至惊心动魄，这既可以考验病人对医生的信心，也能考验医生自己的医学定见。一不小心，或者病人对产生的反应不满而放弃治疗，或者医生怀疑治疗的思路而改弦易辙，如此功亏一篑的，临床上比比皆是。

出疹

身上出红疹子。特别是针灸或者服中药之后，体内的阳气得到补充，开始排邪外出。这时往往会出现局部或者全身的红疹，甚至奇痒难忍。这种疹子与一般的病邪引起的疹子不同。因为它不是由于接触刺激物，或者吃了易过敏的东西而引起的，而是得到正确的治疗后才出现的正常反应，这不是病情加重了，而是病邪正在排出，是祛邪反应。临床观察发现，曾经长期吃过西药的病人很容易出现疹子，这绝对不是中药或者针灸的过敏反应，而是将积累的各种毒素排出体外的反应。因此出疹子不是病加重了，而是病正在减轻；不是吃错药了，而是吃对药了。

此时千万不可见疹治疹，用清凉泻下诸法，因为这样就会把好不容易排出的邪气又压进去了。最好的方法是继续吃原来的中药，或者继续针灸。必要的话，也可以另服药方。一般我喜欢用桂枝汤加三七，效果十分明显，数天之后疹子即可慢慢地退去。但也有出疹子一两个月的情况，只要坚持正确的治疗，必然会有一天完全治好的。

以后继续治疗，病人还可能会再出一批疹子。如果病情比较重，或者曾经在体内瘀积了大量的西药之毒，则可能会出好几批红疹，但伴随着疹子的出现，疾病必然会越来越轻，病人也将感觉越来越轻松。

头痛、鼻出血

头痛或者鼻出血，也常常在服补阳剂或者针灸时出现。这是阳气上充，通开鼻窍或者头窍的反应。此时阳气上溢，逼阴邪向外逃逸。这时就可能会出现明显的头痛，甚至于痛如锤击，如裂开，如椎刺，等等，总之是痛不可忍。还有一种可能是以前就有头痛，后来慢慢地消失了，病人以为是头痛病痊愈了，但其实是因为错误的治疗导致邪气充盛了，压住了正气，正气产生不了抵抗力。头虽然不痛了，但病根还在。而且病人一定会伴有精神不振、头时晕重、听力下降，或者耳鸣、眼神变差、脑中轰响，或者记忆力减退等症状。这都是阴浊滞于头窍的表现。阳气充足后，祛邪于上，正邪交争，则会产生抵抗反应，表现为头痛。

此时一般可以减少升阳药的用量，或者增加潜阳抑阴之品。我喜欢加生龙骨、生牡蛎以收敛浮阳，并重用川芎以通阳开窍，或者用细辛引阳气从少阴外走太阳。此时不可以见头痛而用川芎茶调散等香燥动血之剂，也不可滥用寒凉抑阳之方。针灸止头痛效果极好，可刺合谷、曲池，或者配合刺络放血法，效果极为明显。

鼻窍内的血管内通脑血管，是脑血管连通于体表的最为浮浅的部位。因此，这个部位也是缓解脑血管压力的关键部位。对于急性中风、眼内暴痛、脑内压迅速升高的患者，最简单有效的方法莫过于赶紧刺破鼻腔内的血管，以便使脑内血管的压力松解开。古人常用芦苇尖，或者竹签作为工具，现在一般可以用三寸的长针灸针，伸到鼻腔的最内面轻轻刺几下，再一低头，血就流出来了。试想，如果气血烘烘奔腾于上，则可能导致脑血脑破裂。但在脑血管破裂出血之前，赶紧把鼻腔内的血管刺破出血，就把气血上冲的压力给缓解了，从而预防了中风的发生，并可减轻中风后遗症。所以，千万别小看这一方法，古人的学问很大，不能不佩服。

而那些高血压引起的中风是有原因的，或者是脑内血管已经硬化，或者是血压暴高引起的，其本质大多是长期服用寒凉伤阳药物，使肾阳亏于下，而相火灼于上。所以健康人如果大怒气血冲上，一般是不会中风的。只有三阴体质的人才会中风，这种体质如果平时鼻窍阴浊蒙闭，阳气不温，经过正确的治疗后，阴浊被化掉了，阳气上溢，修复病灶，则可能会把瘀滞的血络通开，表现为鼻出血。因此，鼻出血是鼻窍通畅的表现，千万不可见鼻出血而大用清热凉血药物。

临床上治疗垂危的病人时，需要回阳开窍，如果昏迷的病人服中药后未见症状恢复，却出现了鼻出血。此是大大的好现象，是阳气把头窍温通开了，浊阴随血而化去，紧接着病人必然会很快苏醒。

对于服中药后突然鼻出血的病人，如果初期血色暗黑，或有血块，一般不需要止血，可继续服原来的方子，以帮助排邪。如果血出较多，而且血色转为鲜红,则需要配合止血药。我一般在原来的方子上加三七、山茱萸、煅龙骨、煅牡蛎诸药,以活血止血。

再有秋天气候干燥,鼻腔也干燥,往往会出现鼻血。这是燥热伤络的表现,又与以上所论不同。此时当用清燥救肺汤以治其燥之本,兼以凉血止血诸方配合。

总之,遇到病情变化时,医生一定要有定见。平时要有扎实的中医理论基础,此时见症而分析,必然会有正确的见解。总之,医生要治病,就要辨证分析病人的阳气与阴邪的状态,知道六经的层次,这样才会见症而不迷惑。

当病情开始变化时,可能会变好,也可能会变坏。至于是症状加重,还是排邪反应,这时就要求医生仔细地分析阳气的功效,了解机体阳气充足后是如何抗邪的,病邪可能会从哪个途径排出,可能会出现哪些反应,等等。中医治病就如打仗一样,也需要"知己知彼",才能做到"百战不殆"。

如果排邪反应过大,病人往往不喜欢。但也有个别病人因久苦于病痛,出现强烈的反应时自认为是"痛并快乐着",以病将痊愈的美好前景来自我安慰。怎样才能又治病,又减少排邪反应呢?有没有配合的治疗手段呢?我认为,可以配合针灸。特别是病人出现明显的排邪反应时,既要继续治病,又可以用针灸来帮助消除这些不适反应。因为针灸有调和阴阳、调节气血平衡、疏通经络的作用,这些作用正好可以消除排邪反应。临床上我用针灸与中药配合治疗一些大病重病,恢复的过程十分顺利,病人也乐于坚持治疗。至于是用针还是用灸,取什么穴位,这些都要根据各个病人的病情变化以及排邪反应的不同而调整,也没有一个固定的模式。总之,提供这样一个信息,希望可以帮助病人认定医理,快乐地坚持治疗。

第五节
什么是瞑眩反应

古人云："药不瞑眩，厥疾弗瘳。"中医治病与西医治病最大的不同点之一就在于中医治疗可以产生瞑眩反应，而瞑眩反应正是人体阳气调动起来修复机体的必要过程。而从中医的角度看，西医治疗是一种损伤，是伤害正气的治疗，不容易产生瞑眩反应。

那么，什么是瞑眩反应呢？

瞑眩反应是一个很大的范畴，是指人的体质或者健康能不能转好（如虚寒性体质变为健康），或人体在排出毒素（如西药、食物中的农药、人工添加物、饲料中的荷尔蒙、抗生素、人体产生的废残物）时身体的反应，也称为排毒反应或好转反应。瞑眩反应不光是表现在颜面或身体，甚至口中亦会出现荨麻疹，其他表现如浮肿、大便次数增多、腹痛、腹泻、发烧、耳鸣、血压变化、骨骼酸胀疼痛等症状。药后症剧者，往往是药力生效，外邪内透之故。因此出现这种反应者都不要担心，它不是副作用，短时间后就会自然减轻和消失。瞑眩反应是医生与患者都应该努力追求的东西。

一般服中药或者针灸，都可能出现瞑眩反应，有时服用保健品也可能出现这种反应。这代表着机体的阳气正在努力工作，为健康而奋斗。这个反应有其特殊性。

一般来说，瞑眩反应只发生在有病的脏腑，有时连我们自己都不知道,已有脏腑功能发生病变或功能障碍,会在不知不觉中恢复。

并且,这种瞑眩反应大多是暂时的。当反应告一段落时,身体自然好转,整个人因而轻松起来。这时睡眠品质会显著提升,心肺功能增强,免疫力强,感冒减少,面色红润,自觉精神旺盛,且生理时钟也变得有规律了。

另外,瞑眩反应可能多次出现,直到阳气完全修复了病体才会停止。

产生瞑眩反应的时间也不一定。一般轻病患者服药一两天后就会出现瞑眩反应,这是中药发挥效果的前兆。但也因人而异,不是每个人都会出现,依各人体内邪气之多寡以及邪伏的位置而有所不同。有人甚至直接产生治疗效果,并无瞑眩反应。但大部分患者服中药十数天至三个月内会发生瞑眩反应。一般来说,越是邪气重而正气虚的体质,越容易出现这种反应。

比如说阴寒性体质,也称为过敏体质,这种体质比较容易感受外邪而生病。长期吃阴寒性食物,如香蕉、牛奶、冰淇淋、生冷食物等,是产生这种体质的主要原因之一。不过有幸的是,正气没有完全伤害,在中医药的帮助下,这种体质的人还可以产生排邪反应。如果正气完全耗伤了,其过敏性体质也好像自动康复了,但事实上是邪气已经入脏入腑了,正气完全失去了抵抗能力。这时也就很难再产生排邪反应了。

现在,我们体内的化学物质越积越多,比如像药品残留、农药残留、酒精、人工添加物、饲料中的荷尔蒙、抗生素、环境污染等,都会导致机体阳气下降。而经过服用中药扶助阳气后,机体就会产生排毒反应。这些反应都是毒素排出体外时的必然现象。因此,要想把体内所累积的各种毒素排出,一方面要用扶阳的方法,调动机体的自然抗病力,另一方面要准备出现各种排邪反应。

越来越多的"三高症"(血糖高、血压高、血脂高)患者,服中药后也会出现排邪反应。最基本的表现是血糖升高,血压升高,血脂升高,因此,如果患者相信自己的医生，就千万不要总是量血压、量血糖、量血脂，要专心地接受治疗。否则一旦产生了怀疑，开始服用西药，则前面好不容易补起来的阳气又会被消灭掉，前功尽弃。临床上每每见到这样的病人，听风就是雨，听西医一番话，马上就跟着走了，反而嫌中医给他产生了排邪反应，让他不舒服了。

以前曾经发生过内伤，或者骨关节损伤的患者，服药后可能会自动产生瞑眩反应。表现为受伤部位的疼痛、痒麻酸重胀等感觉。要继续服药到反应消失为止，则机体的阳气会彻底清除原来所积累的瘀血，并更新组织，内伤会不治自愈。

有人问，能不能降低瞑眩反应的不舒服或缩短反应时间呢？我认为一定程度内是可以的。但条件是正气正在修复病体，你只能帮助正气来尽快地把病邪赶出去，千万不能帮助病邪把正气消灭掉。否则，瞑眩反应是减少了，但病邪也进去了。如果想治好病，就不要光想着减少反应，应该知道：越是反应，越是高兴，痛苦并快乐着。越想减少反应，越是要努力培养正气，越是要注意忌口与饮食节制。比如说，不吃油炸、腌制、刺激性食物，少吃肉，等等。

第六节
附子中毒反应

如果应用附子不当，往往易引起中毒反应。附子的中毒反应，以中毒程度的轻重依次表现为：嘴唇舌尖发麻，头晕，肘关节以下发麻，胸口发麻、发闷、心跳加快，小腹发麻，膝关节以下发麻，视物发白。如果出现以上的情况，只需用温水冲服两小勺蜂蜜，数分钟至 3 小时之内即可化解。

如何区别这种手足麻木是附子中毒还是阳气欲复？我的体会是，看病人手足麻木感出现的时间。如果是初服药半小时许出现，则多为中毒反应，此时可稍服蜂蜜一二勺即可。或服防风、赤小豆、蝉蜕法，也可参考。服后麻木当减，或者即时消失。如果病人手足麻木的时间非常长，持续一个多小时以上，甚至达半天、一天余，服蜂蜜不减，这是阳盛与邪争之象，此时不可停药，当进而使阳更盛。伴有口舌及唇麻、头晕、胸部麻木等，都可作如是观。

另外，如何看待附子之麻木？我认为这是古人所谓之"瞑眩反应"，也即仲景所谓之"知"。仲景在赤圆丸条下有"不知，更服"之语，这个"不知"，即没有出现麻木症状，或者症状没有缓解，或者没有加重的表现。这些都是"不知"，都要更服。所以，临症如不假思索，畏而退缩，即错失了治疗的最佳时机，邪进一步，病似减而实更入厥阴。这就是伏邪之所由来，也是伏邪之所由治之处了。

再者，服附子要不要加蜂蜜？有人认为不可以加蜂蜜，因为蜂蜜制约了附子之阳，反而有碍附子温通阳气之力。我的体会是随意加点，不要太多，一二勺即可。不是大汤勺，是我们吃饭的小汤匙。配合蜂蜜既可滋养脾胃，甘以润之，又可防附子过燥而伤阴，且可以制约附子之毒。

病人必须注意，如果自己服四逆汤、附子汤或者真武汤等补阳方子，不可一直服下去。一般当脉象由微细、沉弦或者沉紧变为沉而无力时，说明寒邪已去，扶阳的程度已经达到。此时必须改方，小火生气，以固其根本。此时万万不可任意滥服，需要由有经验的医生来辨证调理处方。

如果病人的确是出现了明显的附子中毒，则当及时求医治疗。这里我提供几个解附子毒的中药方子，必要时要及时服用。

一般来说，能解附子毒的中药包括甘草、蜂蜜、绿豆、防风等。解附子毒处方有以下几个，遇到紧急情况，可任选一个。李可解毒汤：

> 生大黄30克，防风30克，黑豆30克，甘草30克，蜂蜜150克，煎汤送服生绿豆粉30克。
>
> 竹叶60克，水煎两次，合在一起，浓缩成200毫升，放凉服下。
>
> 生姜15克，甘草15克，金银花15克，水煎两次，合在一起，每6小时服一次。
>
> 两次服完。

有人用此方抢救生川草乌中毒，12小时完全恢复。

如果是中毒轻症，可直接冲服蜂蜜水亦可，一般半小时左右即解。

经上方处理后，病人要及时注意休息，可暂停服原来的中药方子。有什么症状变化，也要先与医生咨询，不可任意滥服中药。

网友求医问答

网友：中药有效，为什么还是那么苦？什么时候会出现排邪反应呢？

医者佛：当然，良药苦口利于病。不同的人对于药物的反应是不同的，而且体质也不一样。关键是药如果对症，不管吃多少，总有一天会出现排毒反应的。这时医生要有定见，病人也要有定见。否则，邪气又被压回体内了。

Yangyang：这几天，我儿子流鼻血次数突然增多（小时候三天两头的流鼻血），这是邪气侵入孔窍，正常的排毒反应吧。

医者佛:还是要检查一下,是不是鼻腔内有问题。如果服药后突然流鼻血,那就是好事了。值得祝贺。特别是垂危的病人,如果扶阳后鼻子出血了,是阳气宣通的表现。病人会转危为安的。其面色也将伴随着从苍白转为红润的。另外,瘀血流出来总比郁在里头好。不能强止鼻血,离经之血,如果不能排出,会郁在体内,化热为病。关键要找到病因才是。

猫宅主人:我上回服药的反应是手脚的指缝间长疱,每天醒来时最痒,抓后就变成立体的水疱,发展到后来是疱上疱,好像癞蛤蟆,那痒起来可真叫抓狂啊,恨不得把手给剁了。后来好了以后,长过疱的地方皮肤都蜕掉重长了,当年的冬天手脚也不像往年那么冷了。

医者佛:哈哈,排出毒素,一身轻松。那是湿邪从四肢末端排出来了。我妹妹曾经是从大腿部位长出密密麻麻的疹子,数天后疹子消失了,多年的膝痛即自动消失了。不少有伏邪的病人通过出疹子来排邪气,一般来说,如有瞑眩反应,效果必好。而且这种反应一般是一过性的,多是在服药数小时后出现。不用担心,这是在排毒呢,并且可以改变原来的三阴体质。

自由人:服过补阳药之后,出现浑身自下而上像有小虫在爬的感觉,说难受不是难受,说舒服不是舒服的感觉,应该也是排病反应吧?左手大拇指外侧起水泡,是否说明肺经在排毒?这时病人应该怎样做?

医者佛:是阳气在经络中通畅的反应。肺经的水邪排出了体外。病人应该继续服药,不需犹豫。另外,灸法对你非常合适,可以极大地扶助阳气。

第七章 饮食禁忌

现在生活水平提高了，我们可以吃的东西越来越多，口福是有了，但这些是否是健康的饮食呢？古有"病从口入"的告诫，现在看来，极有道理。试看当前各种多发的慢性病，如高血压、糖尿病、心脏病、肿瘤等，有哪个与饮食无关呢？

第一节
现在吃什么健康

当今社会,各种肿瘤、心脑血管病、糖尿病层出不穷,熟人间少有未曾患此病者。分析其原因,一方面是环境污染,另外一方面就是饮食的污染。

平常我们所患之慢性病,除小部分来源于外感邪气以及情志因素外,大部分都来源于饮食之不节不禁。那么,我们现在吃什么健康呢?

(1)凡养猪,养鸡之者,一定会用各种激素、抗生素以及各种化工原料来喂养,如此则猪、鸡生长快速,可获暴利。养猪养鸡者都知道自己养的东西有毒,不能吃,但却卖到市场上来让别人吃毒肉。

(2)牛奶性属寒凉类阴性食物,可导致过敏体质,其本质就是阳气虚衰。继而导致人体正气亏损而容易患各种慢性病。牛奶本来是给小牛犊喝的,人怎么可以喝。凡各种过敏病患,如各种皮肤病、哮喘、感冒者,皆当忌喝牛奶。

(3)各种打过农药的蔬菜瓜果,再怎么洗泡,也必然会吃下部分有机磷、重金属等毒素,得不偿失。

(4)各种使用保熟、催熟、膨大、保鲜剂的瓜果。如香蕉、苹果、黄瓜、西红柿、西瓜等等,与其吃毒,何如不吃。

(5)工业生产,或者小作坊生产的各种食品、饮料,其中多有添加剂,如色素、防腐剂等,瓶装、罐装饮料皆如此。面包等面食为了漂亮好卖,用硫磺、膨大剂等。腐竹等的加工必用毒药,方能好卖相。

(6)腌制食品是阴性食物,容易聚阴成形,化成肿瘤。油炸食品、烧烤肉类皆可刺激相火上炎,导致癌症,况且,其烧烤的肉本身不一定安全。方便面属油炸食品,且有添加剂,不吃最好。

(7)转基因的各种食品、油类皆不得入口,将来可能导致的恶果目前还没能看出来;调和油亦是商家为了扩大利润而采取的措施,在好油里掺差油。

(8)大街上小店饮食,其用油绝对不卫生。即使大饭店,亦存在用油不卫生的问题。更不提其猪肉、蔬菜本身的污染问题。

(9)为了提高卤肉的利润,其制作过程要用到不少毒药,甚至于把变质的肉处理得非常可口来卖。绝对不能吃。

(10)俗云:一方水土养一方人。非季节以及非本地的蔬菜、瓜果根本不养人,反而会伤人。目前所谓的无公害蔬菜多数要用到剧毒农药。并且,国家推广的大棚种植蔬菜其实要大量地使用农药。

(11)北京烤鸭、南京桂花鸭、德州扒鸡等等食品,其鸡鸭皆属工业生产,本身即含毒素。肯德基、麦当劳是西方的垃圾食品,吃了容易导致小儿过度发育,大人内分泌失调,最终是导致疾病。

(12)国内的江河湖泊已经全部被污染,因此,淡水河鲜已经不可吃。且为了提高鱼虾的产量,会用到工业饲料、抗生素、激素等。

(13)工业包装的食品多含有色素、防腐剂或者其他添加剂、成形剂等,专家告诉你这些东西没有毒,你让他大把地天天吃这个试试,他一定不干。就吃新鲜的、自然的、非工业生产的东西。

(14)中医有吃什么补什么的观点。但现在动物内脏已经不可吃。因为动物饲料以及其他各种毒素全部集中在肝、肾以及肠等部位,特别是肝肾,吃了有毒,且不说其胆固醇含量非常高。现在的鹅肝是一道上档次的菜,岂不知那全是被饲料养成的脂肪肝,又大又肥,味道真的很好吗？

总之，对于商家来说，一切为了利润。因此，农民可以用苏丹红喂鸭以生产红心鸭蛋；南京的冠生园可以用回收的月饼来生产新月饼；为了海鱼不招苍蝇可以先打上剧毒农药再卖；河北的农民用剧毒农药来种大蒜……其他到处所生产的食物莫不如此，让人不知道可以吃什么。我认为，以下几类东西在可吃之列。

(1)深海的鱼，尚未完全污染。

(2)土鸡、土猪等吃粮食长大的动物肉，尚属健康食品。

(3)不打农药的蔬菜、瓜果。如荔枝、龙眼、芒果、方瓜、南瓜、冬瓜、菠菜、茼蒿、韭菜等等。冬天的大白菜亦属健康。

(4)长在地下的蔬菜，如地瓜、土豆、花生、芋头、萝卜、山药等。

(5)小时候吃什么长大的，就继续吃什么，这才是最养人的。小时候没有吃过的东西，永远不要吃。尝新鲜是要付出代价的。

(6)到哪个地方，就吃哪个地方的土产品。

第二节
改变阴寒体质的饮食

首先，我们可以认为，当前的中国人的体质大都是虚寒性体质。而这种体质是导致各种慢性病，包括肿瘤、心血管病、糖尿病的主要原因。体质虚寒的本质是阳气的内在不足，阳不足则阴邪因而客之。久之，邪气一层一层地压进了三阴层次，慢慢地转化成各种慢性病。

因此,治疗当前的各种病症,先把阳气补好再说,这是根本。离此,别无他法。光是通经活络,不扶阳气,结果是通了又滞,永远也不会从根本上好转起来。

除了找好的中医治疗外,食疗是改变虚寒性体质的一个重要的方法。如果能重视食疗,体质一定能改变过来。拥有一个健康的体质,可以大大地减少患各种慢性病的风险。大家何不考虑一下呢?

阳气足了,机体的抗病力自然就增强了。阳气不足,会直接造成机体衰退和抗病能力低下,先是感冒、哮喘、气管炎等旧病复发,久之,再发生各种慢病大病重病了。

既然如此,那应该多吃些什么好呢?

要吃既健康又可以改变体质的食物,这是最基础的要求。另外,还要好吃。

当归羊肉生姜汤,这是医圣张仲景给我们留下的一个有效的方子。味道不错,而且可以补阳气。

具体的作法:羊肉 100 克,当归 10 克,生姜 15 克。先把羊肉洗净切碎与当归、生姜同炖。熟烂后去当归、姜,食肉饮汤。每次一服,经常喝喝,可以让身体暖和起来。

这个方子特别适合于各种虚寒性体质的人群。比如常见的手足冰凉,畏寒,精神不振,面色苍白,亦可用于女孩子阳气不足引起的痛经,见于腹中冷痛,按之痛减,月经量少,精神疲乏。

这个方子是标准的补阳滋阴好方子,合于"形不足者温之以气,精不足者补之以味"的道理。

没有什么比健康更要紧,而健康的身体不在于吃大鱼大肉,也不在于吃鱼翅燕窝,就在于平常之中。便宜的,平常的,简单的,往往是最好的。可惜现在的人不理解它的真正意义了。所以,下面我们就要说说萝卜、生姜、地瓜这三个东西,它们既好吃又养胃,还扶阳。

萝卜

民间有句谚语:冬吃萝卜夏吃姜,不劳医生开药方;萝卜上了街,药铺不用开。

这非常形象地说明了萝卜的巨大医疗作用。它有顺气消食,止咳化痰,除燥生津,散瘀解毒,清凉止渴,利大便等功效,还有顺应身体适应自然变化的妙用。简单地说,自然界是春夏阳气上升而生发,而秋冬阳气下降而收藏。人体亦应顺应自然界的规律,如此才能健康不病。

我们要感谢自然,因为自然是不会让我们吃亏的,它无时无刻地不在帮助我们,让我们得以在不同的季节、不同的地区有不同的食物来养我们的身体,使我们健康。萝卜就是自然在冬季里生产出来帮助人们适应自然变化的宝物。

奈何现在的人偏不听自然的,一定要用大棚,用所谓的科学技术生产出不属于这个季节、不属于本地的东西来。这样的东西,既不养人,还毒害人的健康。

秋冬季节,阳气是要收要藏的。而萝卜正好是帮助我们把身体的阳气收起来,藏起来。而且,萝卜长在地里,农药害不着,这是标准的好东西,超级健康的食品。

我的老家山东威海以前冬季没有那么多的苹果吃。晚上农民要做不少活儿,困了,累了,就切块萝卜当水果吃,提神儿。这是很健康的习惯。

按照阳气在每天的变化规律,早晨阳气像春天一样升发,下午到晚上是阳气收藏的时间,这时要帮助阳气往下收,因此,萝卜就该这个时候吃。

萝卜还可以用来治疗一些小病。用白萝卜煎汤,可治伤风感冒;用萝卜、生姜、蜂蜜，水煎服，治咳嗽、哮喘；煤气中毒头晕、恶心，服白萝卜汁；用白萝卜汁和藕汁混合服下，治吐血、便血；等等，既简便，又有效。

可能有人要问了，晚上适宜吃萝卜，那早晨吃什么呢？吃生姜。

生姜

生姜可温中止呕、解表散寒。在中国，生姜是重要的调味品，是厨房中的必备之物。在奥地利，我们宾馆的餐厅厨房里经常找不到生姜，这是因为老外不理解生姜的作用，也不会使用生姜。但生姜是个宝贝，我们要保护阳气，就离不开生姜。生姜又是一味非常常用的中药，几乎多数方子里都要用到它。

生姜首载于《神农本草经》，书中将其列为上品，有去臭气，通神明之效。医圣张仲景治疗汗后筋脉失养导致的浑身疼痛的桂枝新加汤用生姜四两（一两大约是 15 克），治疗诸肢节疼痛、身体魁羸、脚肿如脱的桂枝芍药知母汤用生姜五两。此两方为治疗疼痛具有代表性的方剂，方中生姜用量均比较大，可见张仲景当时已经把生姜作为温经散寒止痛的一味主药使用。明代李时珍在《本草纲目》中言其生用发散，熟用和中，解食野禽中毒成喉痹；浸汁点赤眼，捣汁和黄明胶熬贴风湿痛。

古人有"早上吃姜，胜过参汤；晚上吃姜，赛过砒霜"的说法，意思是说，在早上吃有益，晚上吃则有害。但是这种说法比较适合北方人。什么意思呢？

生姜是升散阳气的东西，这对于人体阳气需要升散时非常好，但对于机体阳气需要收藏时则起相反作用了。早晨，自然界阳气升发，人体的阳气亦顺自然而升发，此时服生姜，可使人体顺天而动，当然有益于健康了。另外，早晨人的胃气有待升发，吃点姜可以健脾温胃。并且生姜中的挥发油可加快血液循环、兴奋神经，使全身变得温暖。在冬天的早晨适当吃点姜,还可驱散寒冷,预防感冒。

中医强调人要顺应自然,要顺天地之气机而动静。早晨太阳升起,该动则动,下午太阳落山,阳气收藏,该静就静。而晚上如果吃生姜,就会导致人体的阳气逆着天地而升发,这不利于阳气在晚上的收藏,因此,吃了有害健康。晚上阳气收敛、阴气外盛,因此应该多吃滋阴、下气、消食的食物,这样更利于夜间休息,如萝卜就是不错的选择。生姜的辛温发散作用会影响人们夜间的正常休息,且晚上进食还很容易产生内热,日久出现"上火"的症状。

当然事情得分开说,如果生病了,特别是感冒了,有邪气侵入机体,晚上吃生姜也有利于帮助机体排出邪气。这又是好事了。

重用生姜可以治疗肩周炎。举个病例,风寒外袭、久病体虚型肩周炎患者可以用这个方子。

生姜 100 克,桑枝 50 克,透骨草 20 克,鹿角胶 20 克,桂枝 30 克,水煎服。

一般几服药就会产生相当不错的效果。

生姜的吃法,常见的有以下几种。

晨起含姜片:早晨起床后,先饮一杯开水,然后将生姜刮去皮,切成薄片,取 4—5 片烫一下,再将姜片放入嘴里含 10—30 分钟,咀嚼。坚持食用,对预防感冒大有裨益。

喝生姜大枣汤:早晨取大枣 10 个,生姜 5 片,红糖适量,煎汤代茶饮,每日 1 次,特别适合冬季手脚发凉的人们食用。

生姜粥:生姜片 10 克,大枣 5—10 枚,大米 150—200 克。先把米、大枣和生姜倒进锅里,开锅后改用文火煮,煮的时间应长一些。可以治疗风寒感冒。生姜是性温的,对治疗风寒感冒效果非常好。

生姜红糖鸡蛋汤:生姜6克,红糖20克,红皮鸡蛋2个。把红皮鸡蛋打开倒入碗内搅匀,在锅内倒入500克水煮沸,将鸡蛋倒入搅匀,再把姜和红糖一并放入锅内文火煮五分钟,温凉后服用。温中、补气、活血。用于产妇体虚补益。

生姜可用于保健,常见的保健方有:

(1)鲜生姜半斤,切碎,捣出汁,将姜及汁(汁不宜榨太多)装入纱布袋,敷于患处,临睡前敷上,每次敷7—10小时。数天可使肩周炎明显好转。

(2)年过六十岁的老人,用制附片10克,生姜10克,炙甘草10克,水煎服。经常服用可以恢复元气,保持健康无病。

总之,如果想保持健康,就要多吃生姜。坚持每天做菜时,以生姜作调料,而不是用过多的盐、油,更不要用味精。用生姜就足够了,菜既好吃,还健康,何乐而不为呢?

地瓜

山东人所说的地瓜,就是红薯,四川人称其为红苕,北京人称其为白薯。地瓜不仅是健康食品,还是祛病的良药。

《本草纲目》赋予它四个功能,一是有益气力补虚乏的作用,二是健脾胃第三是强肾阴,四是益于通便。"地瓜蒸、切、晒、收,充作粮食,称做薯粮,使人长寿少疾。"《本草纲目拾遗》说,地瓜能补中、和血、暖胃、肥五脏。《金薯传习录》说它有6种药用价值:治痢疾和泻泄;治酒积和热泻;治湿热和黄疸;治遗精和白浊;治血虚和月经失调;治小儿疳积。《陆川本草》说,地瓜能生津止渴,治热病口渴。当代《中华本草》说其"味甘,性平。归脾、肾经。补中和血、益气生津、宽肠胃、通便秘。主治脾虚水肿、疮疡肿毒、肠燥便秘"。

所以,从中医角度讲,地瓜有药食同源的功效。地瓜一般要在霜降前收获,否则会冻坏。在霜降这个时候收获的果实,大多储藏了夏天的旺盛的阳气,经秋天的凉降,收藏到了果实里面。所以说,常吃地瓜可以补阳。

地瓜的营养价值很高,特别是当它代替主食吃的时候,吃同样多的地瓜跟吃同样多的白米饭相比,地瓜里的营养素含量是白米饭的好几倍。除了患有胃溃疡、多酸性慢性胃炎、胃动力不好的人要少吃地瓜外,其他任何人均可食用,有益无害。

不但如此,地瓜还是降血脂、降血糖、降血压的好东西。虽然地瓜是甜了一些,但糖尿病的患者照样可以吃,并无副作用。况且,地瓜还是抗癌的好东西呢。以前在农村,冬天一直是以地瓜为主食的,所以村民的肿瘤发病率极低。现在,吃的是好了,但肿瘤的病人也增多了,高血压、糖尿病、心脑血管病也越来越多,病人除了找医生治疗,为什么不从饮食上思考一下呢?

女孩子常吃地瓜可以减肥。因为地瓜可以温润通便,帮助身体把多余的能量排泄出去。

地瓜的吃法非常多,既可以煮熟了直接吃,还可以烤来吃,还能煮熟晒干来吃,也可以生着晒干做粥喝。地瓜味道甜美,百吃不厌,这是真正的天然绿色食品。但不管是煮还是烤还是蒸,一定要熟透,这样才能充分地发挥地瓜的功效。

下面介绍两个地瓜保健方。

(1)地瓜、糯米、芡实。把1/2糯米、1/4甘薯、1/4芡实同时煮成粥来喝即可。这个粥可以扶助阳气,促进肾脏的气化功能,以减少夜尿。

(2)地瓜300克,苹果300克,蜂蜜50克。把地瓜洗净、去皮、切碎,苹果洗净、去皮、去籽。将红薯、苹果放入锅内,加少许水用微火慢煮,煮熟烂后加入蜂蜜即成。香甜鲜美,是可口的美食。断奶后的婴儿亦可经常服用。

在寒冷的冬天,吃着热乎乎的烤地瓜,醇厚香甜,又享受又健康,何乐而不为呢?

第三节
多食盐对健康不利

盐是咸的,咸入肾。因此,盐进入体内后,走肾脏。盐是我们人类饮食的最重要的调味品之一,也是我们身体的组成部分。

从中医来说,肾中的精气是我们父母遗传下来的生命物质,它慢慢地化生为元气,支持我们的健康与生活。肾中的精气是一定的,它决定了我们的寿命。也就是说,如果这个"精化气"的阀门开得小一些,我们的寿命就可以长久一些。如果阀门开得大一些,我们就过早地消耗光了肾中的精气,生命之花就可能提前凋谢。现在的问题是如何才能关小这个阀门? 中医有办法。

虽然按照科学的解释,我们每天都离不开盐。盐让我们的细胞不停地进行新陈代谢,盐让我们有力气,盐使我们充满活力。但从中医的角度来看,盐是咸而寒的东西,它是泻肾的。也就是说,盐并不补肾。

直接地说,盐可以打开我们肾精的阀门。如果盐太多,就会增大这个阀门。我们一点儿不吃盐是不行的,但多吃盐却是没有一点儿好处的。中国人都知道要补肾,都知道肾虚会导致大病。却不知道忌盐,实在是千虑一失呀。我一再强调要扶阳,保健要扶阳,治病也要扶阳,而扶阳就是忌食寒凉性食物,盐即是其中之一。

显然,得了肾病,那是一定要忌盐的。可惜大多数的人都不懂得这个道理,结果肾病变得缠绵难愈了。

刘力红博士在《思考中医》里提到一个事例,很有启发意义。他说:"一次,廖老给我讲蛇伤的治疗,在旧社会,有些江湖郎中治疗蛇伤往往都会留一手,这一手的方法很巧妙,让你根本没有办法察觉。郎中给你治蛇伤,很快就把蛇毒治住了,让你没有生命危险,很多症状也消除了,可就是有一点,伤口老不好,隔上一段时间伤口又腐烂,你又得到郎中那儿买些药,管上两三个月,就这样拖上一年半载,甚至更长的时间。在江湖上,这叫郎中钓病人,病人养郎中的招数。但是,这个窍门被廖老从父辈那里探知了。窍门就在忌盐,如果让病人忌盐几天,再吃上几剂解毒、生肌的药,伤口很快就长好,而且不再腐烂。就这么一点奥妙,可要是你不知道,你会被折腾得够呛。听过廖老的这席话后,我就在琢磨,这不就是《内经》的东西吗?《素问·金匮真言论》上说:'北方黑色,入通于肾,开窍于二阴,藏精于肾,故病在溪,其味咸,其类水,其畜豕。其谷豆。其应四时,上为辰星,是以知病之在骨也。其音羽,其数六,其臭腐。'肾家的臭是腐,所以,凡属腐烂一类性质的病变都与肾相关。肾病需要忌盐,'多食盐则伤肾',这既是《内经》的教证,也是普通老百姓都知道的常识。蛇伤引起的伤口腐烂,忌盐几天,再吃几剂普通的中药,伤口便从此愈合,这是一个多么神秘而又极其简单的事实。"

现在的问题是我们应该如何吃盐?吃多少盐?吃什么盐?

盐是一定要吃的,因为身体需要一定的盐分,我们的细胞含有盐分。但太多了不行。你看我们出汗时,汗是咸的,那表示里面含有盐。一般人认为,出汗排出了大量的盐,所以要补充盐分才行。但是不是可以反过来这样思考呢?我们身体并不需要这么多的盐,于是借小便以及出汗的时候,把多余的盐分排出体外,以保持体内的盐分平衡。西医认为盐是多吃多排,少吃少排,不吃不排。这个观点也足以证明,体内并不需要太多的盐。我们如果能少吃盐,甚至于不吃盐,让小便与汗液中逐渐没有了咸味,那就表示体内的盐分基本上平衡了。这才是一种健康的平衡。这时,肾精化气的阀门一定是开到最小了。

盐在自然界的生物圈内循环,这个盐是有活力的,是从自然界的盐矿以及海水中吸收了的盐分。我们平时吃的动植物,都含有一定的盐分。这些盐分基本上是可以维持我们的生命的。试看,除了人类,其他的动物是不是一定要加点盐才吃饭呢?吃肉的老虎没有,吃草的牛也没有,但这并不影响他们的生命与生活。为什么现在的人类一定要加点盐才吃饭呢?我认为关键是习惯,最近两三千年来,人类发现加点盐食物的味道会更好一些,如此而已。

再说一下吃什么盐的问题。现在的盐是工业生产的,提纯的盐,其实就是化工原料 NaCl。虽然说加了点碘,但对于我们人类来说,盐不应该是这样来的。只有通过脾胃消化道吸收的盐,才是我们真正需要的盐分。直接加入的外来的盐分,其实对于我们的健康与生理活动没有实际的用处,结果还是通过尿液与汗腺排出了体外。盐分如此,其他任何生命物质莫不如此。比如说,胰岛素、雌性激素、蛋白质、维生素等,虽然短时可以通过外来的直接补充来维持生命,但久了之后,必然会引起生命机能的全面崩溃。人体本身即有自我保持平衡的能力,这个平衡就是通过吸收自然界食物中的营养物质来维持的。这个平衡不需要我们过多地干涉,越是干涉,越会坏事,越会导致机体的不平衡,导致疾病的发生。

如果实在要吃盐,强烈建议吃没有经过工业提纯的自然的大粒盐。它更自然,更健康,更能激活我们的生命。

明白了这个道理,大家是不是生活中要少用精制食盐了呢?如果生病了,特别是与肾脏相关的疾病,比如肾炎、尿毒症、肾衰、肾结石等,还包括其他中医肾亏所引起的疾病,如恶疮、红斑狼疮、结节性红斑、各种血液病、爱滋病等,还有其他各种慢性病影响到肾脏的,如各种肿瘤、高血压、糖尿病等,都应该忌盐。否则,病必然会持久不愈。

即使天下有名医,治病的也不全是医生,健康还是把握在病人的手中。临床上有一种人,平时坚决不执行保健计划,生病了就全权委托医生帮他治病。且美其名曰,要医生干什么?不就是为我治病吗?这样的病人,往往很难治愈。

做医生难,做病人也难。医生要努力提高技术,病人呢?

第四节
吃葱保健康

北方人喜欢吃大葱,特别是生吃大葱,但南方人见了往往惊讶异常,认为不可思议。南方人喜欢吃小葱,有点儿香味,美其名曰香葱,但北方人又瞧不上眼。到底应该如何看待葱呢?为什么南北方对待葱有如此的不同呢?

我们都知道,葱是调味品,用葱来爆锅,可以满锅生香。大江南北都可以见到葱,其种类极多,但都是辣的,有的还有些香味或者甜味。

从中医角度来说,大葱是一味中药,我们主要用它的白色的根茎部分。大葱味辛,性微温,入肺、胃二经,具有发表通阳、利肺发汗、温中理气、通乳止血、定痛疗伤、解毒调味的作用。《本草经疏》中说:"葱,辛能发散,能解肌,能通上下阳气,故外来怫郁诸症,悉皆主之。"《神农本草经》谓葱白"主伤寒，寒热，出汗，中风，面目肿。"《本草从新》："发汗解肌，通上下阳气，仲景白通汤、通脉四逆汤并加之以通脉回阳。若面赤格阳于上者，尤须用之。"

临床上大葱主要用于风寒感冒、阴寒腹痛、痢疾泄泻，腹部疼痛、关节炎、便秘、虫积内阻、乳汁不通、二便不利等症。但用于中药时，多喜欢用老葱的葱白，其皮白而厚实，香味大，每年在霜降以后上市，临床效果更好。

北方吃大葱，是因为天气寒冷，皮肤毛孔容易闭塞，而大葱可以开发毛孔，透汗外出。南方天气炎热，毛孔自然就是开着的，吃点小香葱调调味道也就行了。但不管是大葱还是小葱，都有药效，临床上一般以用大葱为好。

吃大葱的妙处

大葱的药效极多，但一般来说以通阳化气最为有用。吃大葱有以下几个好处。

1. 大葱可以减肥、降血脂、降血糖。

大葱温通阳气，促进阳气的气化作用，于是沉积在皮下的痰浊瘀积都将慢慢地被气化掉。现代医学认为，常吃葱可减少胆固醇在血管壁上的堆积。国外医学家观察发现，经常吃葱的人，患胆固醇疾病的很少。说到这里，那肥胖的人有福了，经常吃葱就可以帮助消除多余的脂肪，配合运动，再加上中药扶阳，效果更好。血糖升高主要由于中下焦阳气不足，吃葱可以扶助中阳，所以大葱还可以治疗糖尿病。

2. 大葱可治疗感冒。

大葱温运中阳，发汗解表，对感冒有极好的疗效，而且能预防春季呼吸道传染病。人一旦出现打喷嚏、流眼泪、流鼻涕等症状，取葱白咀嚼至出汗即可除病。

晋代葛洪即有葱豉汤,用大葱与豆豉两味中药以治疗风寒外感,后世更进一步发挥了此方的功效,创出活人葱豉汤、葱豉桔梗汤等方子,对治疗感冒有了更好的效果。下面列几个实用的感冒方子。

葱豉汤:大葱白 4 根,带根须更好,淡豆豉 30 克,生姜 10 片,黄酒 30 毫升。将葱白、淡豆豉以及生姜加水 500 毫升入煎,煎沸再入黄酒一二沸即可。此汤具有发散风寒,理气和中的功效,适用于外感风寒,恶寒发热,头痛,鼻塞,咳嗽等病症。

神仙粥:大葱白 4 根,高粱米 100 克,生姜 10 片,白糖适量,食醋少许。先将高粱米与生姜一起煮至米熟,再加葱白、白糖煮十余分钟,然后倒入食醋稍煮即成。此粥具有解表散寒、和胃补中的功效。适用于风寒感冒,头痛鼻塞,身热无汗,面目浮肿,消化不良等病症。一般不管是风寒还是风热感冒,此粥都可用,而且一用即灵,因此名曰神仙粥。这比麻黄汤、桂枝汤都要平稳安全,是居家常备的神方。根据我的经验,没有高粱米,用大米或者小米代替都可以,不必拘泥。

3. 大葱可温通头部气血,降血压。

如果人体身体某处出现阴邪阻滞,则会导致阳气上下不通,头部缺少气血,必然促使血管收缩以向上提供更多的气血,结果就导致了高血压病。而大葱可以温通阳气,消除体内的阴邪积滞,还可以降血压,并有助于防止血压升高所致的头晕,使大脑保持灵活。

治疗肾炎的方子:蘑菇 100 克,大葱白 4 根,一起煮至蘑菇熟透,吃蘑菇喝汤,可以温通肾阳,是肾炎的有效食疗方。因为蘑菇入少阴肾经,大葱入太阳膀胱经,大葱与蘑菇同食可以温通少阴以开太阳,颇有麻黄附子甘草汤之效。经常吃这个食疗方还可以预防老年性痴呆。什么样的蘑菇都行,只要是没有毒的。

4. 大葱可以温中补虚。

葱性温而能通阳,因此,不管是三阴体质还是三阳体质,凡见阳气不通,都可吃葱来治病。比如患有贫血、低血压的人多吃些葱,对身体康复很有效;眼睛容易疲劳及患有失眠、神经衰弱的人,多吃些葱可以精力充沛。葱还能健脾开胃,增进食欲,并且能清除胃肠污垢和浊气。

和胃补虚的食疗方:葱白 5 根,大枣 20 枚,切开。一起煮至大枣稍烂,加白糖适量。这个方子和胃安神,可治疗心气虚弱所致的失眠多梦,胸中烦闷,体虚乏力,健忘,食欲不振,消化不良等病症。

治疗胃脘寒痛的方子:大葱白 20 根,带根须更好,新鲜橘皮 200 克,当然要没有打过农药的,小米两把,白酒 30 毫升,加水适量一起煮至米熟,喝汤即可,能快速温胃止痛。

5. 大葱可通阳以救阴寒重症。

医圣张仲景在《伤寒杂病论》中治疗阴寒内盛的少阴病,就喜欢用附子配合炙甘草以及大葱白以温阳化阴。或者治疗厥阴病的四肢厥冷,用通脉四逆汤加葱白以回阳通经。还可以治疗面色红润的戴阳证。也就是说,大葱可以救命。

临床上每见阳虚诸证,病人四肢不温,畏寒明显,而反见面色潮红,这就是明显的阳浮于外,要急用大葱入药配合附子以通脉回阳,引阳归根。具体以医生处方为好,因为附子有毒性,病人如果滥用,恐伤身体。

吃葱也有人群之分

以上说了这么多,好像什么人都可以吃葱,但一般来说,脑力劳动者更应该多吃。患有心血管疾病的人,因体弱怕冷,容易感冒,更要多吃。因为葱是入气分的,它不入血分,因此,吃葱后没有像吃辣椒那样有明显的排便辣痛的反应,吃多少葱也不会让你大便难受的。

但凡事有利也有弊，葱也有不适宜的人群。一般来说，因为葱辛而略辣，入胃温中而偏散，刺激胃肠，故对于胃肠道疾病特别是溃疡病患，要煮熟吃，且不要空腹吃；葱开表发汗，有腋臭的人在夏季应慎食；表虚多汗者也应忌食；葱属耗气之物，气虚者以少食为好。过多食用葱还会伤目气，损伤视力。

另外，非常重要的一条，葱与蜂蜜相反相克，二者同食会引起腹部剧痛。

吃葱的方法

每天食用葱，对身体有益。葱可生吃，也可凉拌当小菜食用，作为调料，多用于荤、腥、膻以及其他有异味的菜肴、汤羹中，对没有异味的菜肴、汤羹也起增味增香作用。如果为了预防吃葱后的口臭，可以煮熟吃。不过，山东有大葱醮面酱的吃法，是难得的美味，一定要生吃才行。南方人来了山东，不妨尝一下。

吃葱要抓时机，农历正月生长出来的葱，不仅是可以调味的香料，更是特殊的补品。这个时候是葱一年中营养物质最丰富，也是最嫩、最香、最好吃的时候。相应的，这时的人体内部也在发生着微妙的变化，因为立春之时，天地间的阳气开始升发，人体到了除陈布新的时候。此时的大葱正好适应了天地阳气上升之性，其温通作用更强。所以在这个季节里吃葱可以宣通阳气，开表散邪，促进深藏的阳气向上向外升发。经过一个漫长的冬天后，往往容易出现贫血、低血压、四肢寒冷、抑郁、神经衰弱等症状，这时多吃葱，可以把阳气通行到四肢百骸，祛退阴邪，恢复生机。葱能提高人的消化功能，能把人体胃肠一年积下的污垢、邪气清除出去，对于这些病症效果明显。没有病的人多吃葱，不仅可以预防冬春季呼吸道传染病，而且能强健体质。

注意：葱与麻黄都可发表，但葱茎粗似脏腑之间管道，故多温运脏腑而通阳；而麻黄管细，像毛孔，故多走皮毛而主开表利水。

与辣椒比较，葱味辛而入气，走中上焦；辣椒味辣而入血，走中下焦；葱温中解表，通阳化气，辣椒燥湿动血，温阳迫血。二者都是调味品，但葱适合人群广，适于世界各地，辣椒适合人群窄，只宜于潮湿之地。

第五节
牛奶是好东西吗

牛奶是好东西，牛奶补钙，牛奶让孩子聪明。媒体广告都这么说。真的吗？

牛奶是给小牛犊子喝的，小牛喝了可以健康，但我们不是小牛，我们喝了，就会生病。

从中医的角度来看，牛奶是阴寒性食物。阳化气，阴成形。阴寒性的东西容易导致气血流行不畅，促进有形的包块的形成。人要有生命力，就要多吃阳性的食物。比如生姜、萝卜等，而要少吃阴性食物。况且，当前人们的阳气普遍偏于不足，更要注意不吃阴寒性食物。为什么心血管病、糖尿病、肿瘤的发病率这么高？这全是阴性病，全是因为过多地吃阴寒性食物，再加上少吃阳性温性食物造成的。

阴性的食物会慢慢地改变人体的体质，使人体慢慢地变成阴性体质。而阴性体质最容易生癌症。糖尿病、心血管病也都是阴性体质所造成的。至于水肿、怕冷、乏力、关节痛等，全是阴性体征。这样的疾病多得很,大家为什么不思考一下原因呢?

从西医的角度来看,牛奶会在人体内制造出大量的黏液,而后在肠胃之间形成一层障碍,从而影响营养的通过;这种黏液也会累积在肺部,容易导致呼吸器官的毛病,包括支气管炎和气喘病,也就是中医所说的痰证。痰证是阴病,是造成肿瘤的基础。牛奶还含有大量的脂肪,是直接导致心脏病的元凶。

牛奶会使人变胖。不要以为这是好事,中医认为"十个胖子九个虚"。牛奶慢慢地消耗了人体的阳气,使人们的脾胃运化功能变虚变弱,这是牛奶导致肥胖的根本原因。胖子要补充阳气,千万不可以用泻法,这样,越泻越虚,越虚越胖,反而会导致更多的疾病发生。

牛奶是导致过敏体质的关键食物之一。首先我们来看看,什么是过敏体质?所谓的过敏体质,就是对于自然界的轻微的刺激即发生反应,产生疾病的的体质。比如,有人对灰尘过敏,有人对冷空气过敏,有人对花草过敏,还有人对异味过敏,等等,其实,本质上都是阳气虚弱。阳气虚了,人体抵抗邪气的能力就下降了。这时各种本来不能致病的刺激,就会导致疾病发生。但过敏是好事,是人体的抵抗反应,这至少说明人体还有一定的抵抗力。如果过敏的人后来不过敏了,这就差了,说明人体已经不会自动地抵抗邪气了。

西医已经发现,长期饮用牛奶会导致各种慢性或间歇性腹泻、肿胀、胃肠胀气、腹部疼痛、哮喘、湿疹、皮疹、慢性鼻窦炎、扁桃腺炎、大肠溃疡、肠功能紊乱、过度亢奋、抑郁不舒、偏头痛、关节炎以及骨质疏松症和老年性白内障等疾病。如果是婴儿的话,牛奶可导致胃肠出血,从而引发贫血症。所有这些,全是牛奶伤了人体阳气所导致的。如果出现这种情况,一定要马上停止喝牛奶,并找好的中医扶助阳气,慢慢地体质改变了,这些疾病也就消失了。

大家都相信,饮用牛奶可以补钙。可事实恰恰相反,喝牛奶越多的人，越是缺钙！因为高蛋白摄取造成钙质从身体内大量流失了！

举例来说，挪威是世界上牛奶制品消耗量最大的国家，同时也是由于缺钙而造成骨质疏松症罹患率最高的国家。相比较而言，非洲的班图人奶制品摄取量较少，他们却很少缺钙。

事实上，人体不能很好地吸收牛奶中的钙质，而这些牛奶中所含的钙质会囤积在骨关节或动脉内壁上，从而导致关节炎或引起动脉硬化。说到底，还是导致了阴寒性疾病。这样的病，要用附子来治。但这样的病人，是不是也该醒醒脑子了。

说起补钙来，补充几句话。谁说中国人缺钙了？是奸商！为了销售他们的钙片，硬是无中生有，编造出全中国人都缺钙的谎言来。中国人不缺钙，缺的是心眼儿。

想知道现在的牛奶是怎么来的吗？

我们知道，人为什么有乳汁，是因为妈妈怀孕了。为了哺育婴儿，身体产生了变化，这才分泌出乳汁来。平时，正常的妇女是只有月经，没有乳汁的。因此，奶牛商为了能促进奶牛产奶，必须让奶牛怀孕。怎么办呢？就是让奶牛吃牛体生长激素，这样奶牛才能产更多的奶。但这种激素会导致奶牛患乳腺炎。如此真相大白，我们喝的牛奶，不少是从患有乳腺炎的奶牛的乳房里挤出来的！为了孩子健康，孕妇有一个坐月子的时期，这段时间里，孕妇会尽量保证身体健康，而且绝对不吃西药，以便于产生健康的乳汁来喂养婴儿。但我们却要吃用生病的奶牛生产出的牛奶做的奶粉，并且还用来喂养比自己生命还重要的孩子！

如果想健康，我建议还是喝豆浆。豆浆既有牛奶一样的营养，又不伤人体阳气，而且不会导致各种疾病的发生。豆浆还可以预防乳腺癌，何乐而不为呢？因为豆类是阳性食物，黄豆可以把上浮的相火收到肾里面去，这本身就非常适合于当前快节奏社会所导致的虚火上浮的需要。黄豆更可以补肾，谁不想让自己的肾气充足呢？

第六节
食物的偏性

大家都知道中药有四气五味的不同,也有寒热温凉药性的不同。四气是升降浮沉,五味是酸苦甘辛咸(有时也有淡味,表示没有味道)。每一种中药都是气、味与药性的组合体,比如麻黄是辛温主升的,而石膏是甘寒主降的。也有的中药是复合多种气味与药性,比如五味子五味俱全,温而或升或降。能作为中药的东西非常广博,动物的,植物的,矿物的,等等,都能入药。食物也是广义上的中药,因此,食物也有四气五味的偏性。生病时医生往往会要求病人注意忌口,为什么?其理论依据即在于此。

现代医学讲究食物的营养成分,中医却讲究食物的性味。其实,"医食同源,药食同行",两者都讲究才能起到祛病、健康的目的。一般来说,凡体质偏热者忌食温热性食物,以免火上浇油,而适宜于吃寒凉性食物,以便热症寒治。凡体质虚寒者,忌食寒凉性食物,可进食温热性食物,以温散寒。目前体质类型多偏虚寒型,因此,忌食寒凉食物显得特别重要。

食物基本上由四类组成,即谷、果、畜、菜。中医认为,真正的食物是这四者的匹配,其中每一类又都暗含有五方和五时,这样就大大扩展了食物的性味,凸显了食物和而不偏的性质。这里我大体地列出常见食物的偏性,以供大家服药时参考。

我们先分析一下四气。中医讲左升右降,肝主升而肺主降。心火上为浮,肾水下为沉。因此,四气讲的就是中药所固有的与脏腑相联系的四个方向的引导作用。

四气以升降为主。按中医理论,人体正常情况下,气机是左升右降的。这样气机循环往复,平衡无病。如果左边的升机出了问题,就会导致升气不足。如果右边的降机出了问题,一样也会导致降气不够,如此都是疾病。而中医的治疗就从左升右降上入手,效果非常明显。因此,中医理论非常重视人体气机的左升与右降,浮沉不过是升与降之极。升极就是浮,降极即是沉。以下主要谈一下升降的问题,至于浮与沉大家可以依此类推。

升与肝胆相应,应东方,主木气升发。因此,凡是辛味的,或者是温性的,多有升散的属性。比如芫荽,南方叫香菜,就是升散的食物。其他那些辛辣的食物也都是如此,如大葱、韭菜、大蒜、芥末、辣椒等。再如鱼虾出于东海之滨,生发之气偏盛,对患有各种皮肤病的人来说就是典型的发物,一定要忌口。但如果是阳气升发不足的患者,或者邪气外闭肌表时,就一定要吃这一类型的食物,以帮助升发阳气、祛邪外出了。再如北方的小麦,性甘温,因为它是经冬的,所以性温偏阳,可以润肌肤,厚肠胃,温补阳气,但也易于导致胃肠不降而壅滞气机。

降与肺、胃、大肠等脏腑相应,应西方,主金气下降。因此,凡是酸味的,或者是凉性的,多有沉降的属性。比如石膏凉降可以降阳明之热,以石膏做的豆腐也自然就具有了凉降的属性。为什么感冒了忌吃豆腐?就是因为豆腐的凉降不利于温升开表。再如南方的大米,性甘平微凉,因为它是长在水田里的,性偏阴凉,固然可以开胃清烦渴,但久食也会伤阳气。

中医认为五脏各有所喜。五味入五脏也有这样的规律:酸入肝走筋,辛入肺走气,苦入心走血,咸入肾走骨,甘入脾走肉。所以,中医认为:病在筋,无食酸;病在气,无食辛;病在骨,无食咸;病在血,无食苦;病在肉，无食甘。这里讲的病在筋，在气，在骨，在血，在肉，是指与此类相关的脏腑相关的各种疾病。

比如，病在筋，是指得了筋、肌腱等方面的疾病，或者是得了肝病就要忌食酸味。因为酸走筋，入肝。酸性是主收敛的，太收敛则肝气不能升发，所以，得了肝病就要少吃一些酸类的东西，比如含醋、酸的水果、酸菜、酸笋、酸野等都属此类。孕妇往往喜欢吃酸，那是因为怀孕后胎儿阳气升发，酸可入肝而养肝阴，促进孕妇肝的疏泄作用。如果肝病阴不足，往往需要酸涩收敛一下肝血，以助阳气升发。这时适当吃酸则有治疗作用。

比如，病在气，是指得了气虚等与气相关的病，或者是得了肺气不足等方面的病，就要忌食辛辣的东西。因为辛走气，辛味的东西是主开主散的。肺气不足了，就不能太过于开散以耗伤肺气。比如各种葱、姜、蒜等。当然，如果外邪客肺，肺气不能宣降了，就要吃辛辣的东西以发散风寒。大家要从两个方面来理解这些道理，不能胶柱鼓瑟，不知变通。

比如，病在骨，指各种与骨相关的疾病，像骨癌、骨折、骨科手术等，或者如各种肾病，都应该忌盐。咸味的东西可以调动肾里面所藏的先天元气，一次两次可以鼓舞元气，强壮身体。但如果长期不知节制地吃咸，就会大大地耗伤元气，导致元气不足。对于慢性病来说，最忌吃盐太重。具体的道理，大家可以参看《多食盐对健康不利》一节，相信会有更深入的理解。咸的东西不仅仅是食盐，还包括鱼、海产品以及各种加盐的食物制品等。现在大家都喜欢吃味重而辣的东西，这是脾胃虚弱的表现，实际上都是在调元气。所以，吃麻、辣、烫的东西，就可以把元气调上来，让人显得很有精神。但长期这种吃法，就会过多地消耗掉我们宝贵的元气。所以，建议大家在无病时当注意养元气，少消耗。

比如，病在血，指出血以及各种血液病，也包括各种心脏病，都要忌吃苦味。因为苦味的东西入血入心，属阴。除苦瓜外，还有食物烧焦后也是苦味的。到夏天的时候,我们都强调要多吃些苦瓜,目的就是清一下心火,这是从四季阴阳平衡与食补的角度去讲的。如果病在心的上面,就要少吃一些苦的东西,以防心血过于收敛,不利于心血疏泄。

比如,病在肉,指肌肉方面的疾病,也包括脾病。大凡爱吃甜食的人,一定是脾虚。如果病在脾胃,就不要吃很多甘类的东西,以防滋腻碍脾,影响脾气的升清作用。甜的东西不仅包括糖块,还有巧克力、小饼干、蛋糕、甘蔗、甜菜等。如果脾虚而疲乏,四肢无力,就像我们工作久了非常劳累,这时就要适当地吃点甘甜的东西,因为它可以补充脾气,恢复精神。但如果天天吃甜的东西,久了就会伤脾,导致脾虚为病了。像那些因为吃甜而发胖的人,都是脾虚之后导致的阳气不通而阴浊积聚。

以上分析五味的医疗作用,大家可以举一反三,灵活掌握。遇到其他的食物,自己可以分析一下,这样一通而百能,根据不同的病情与身体状况,自然能正确判断如何饮食才算是健康了。

生病服中药时,不仅要参考食物的偏性,还要考虑食物的其他作用。因此,建议病人更多地参考服中药的忌口的内容。

另外,当前的食物还存在着一个严重的问题。现在(特别是在城市)各种食物原料大都是大棚里用化肥和农药培养出来的,其性之寒热较天然产品差得多,而且大多是工业加工后的混合品,所以食物中含有激素、抗生素、化肥、农药以及工业原料等成分,这些可能会影响到食物的固有性味。但平时饮食可不必太拘泥食物的性味。

第七节
老年人吃什么健康

每个人都有生老病死。什么是老？就是人体阳气状态的下降与衰弱。年轻与衰老，其本质的不同，就在于阳气的盛与衰。所以说，从生理上讲，老年人阳气偏虚。升发之气不足，潜降之气亦不足。

升发之气不足，则阳气不能上充脑髓肌肤，人会慢慢地衰老，并失去活力。而潜降之气不足，则排毒降浊功能下降，不能完全把体内的代谢产物排出去。因此，老年人表现为阳气不足以及排毒不畅。排不出浊气，就会产生高血脂。气血阻滞不通，就会产生高血压。阳气不足，就会产生糖尿病。至于肿瘤、中风、关节炎等，都是阴寒性疾病，其本质都是阳的不足，不通。

所以，老年人的任何饮食都必须适合这两条要求。

一方面，多食温性升发食物，以帮助助长阳气，恢复体内的青春活力。比如可以温阳的，可以温通的，可以温润的食物等。

葱、姜、蒜是温阳的，助升发的，可以经常食用。韭菜是温阳的，各种调料多是温性的，也可以经常食用。地瓜是温润的，多吃最好。羊肉、狗肉可以助阳，可以适当食用。萝卜是温通的，可以多吃。

另一方面，少吃阴寒性食物，以免加重体内的气血瘀滞。凡是静的，生痰的，生湿的，致瘀的，阴寒的东西都要少食或者不食。

比如，蘑菇是生长在阴湿环境的，充满阴性，要少食。豆腐是由于阴性的卤湿点出来,也是阴寒之物。大鱼大肉,都是容易导致生痰生湿的东西,特别是痰多之人,千万要少吃。腌制食品是阴性的,容易生肿瘤。猪头肉和螃蟹是非常阴寒的东西,阳虚的病人千万不能吃。海牡蛎是纯阴之物,吃了容易腹泻,那是因为伤了脾阳。

第八节
不同中药的忌口

部分食品与中药相冲,有抵减药效的副作用,所以,食用了这类食品,则降低治病的效率,甚者改变康复的进程。

人参、党参忌食萝卜、绿豆。因为这两类药的药性、药效相反,会抵消其作用。

珍珠母、枣仁、贝母、半夏忌饮茶,因为茶叶中的鞣质与之反应而降低药效。

滋补品如人参、黄芪、首乌、鹿茸、地黄等,忌饮茶和吃水果、海带等碱性食物。

地黄、何首乌忌葱、蒜、萝卜;甘草忌鲢鱼;白术忌大蒜、桃、李;甘草、黄连、桔梗、乌梅忌猪肉;薄荷忌鳖肉;茯苓忌醋;蜂蜜忌生葱;荆芥忌鱼、虾、蟹、驴肉;薄荷忌食鱼、蟹、鳖肉;地龙忌食豆腐;麦冬、沙参忌鲫鱼。

第九节
服药应忌辣椒

不少人喜欢吃辣椒。在中国就有吃辣椒最厉害的三个省份，一个辣不怕，一个不怕辣，一个怕不辣。辣椒到底对健康有没有好处，请慢慢地看我分析。

历史以来，为什么湖南、四川以及贵州三个省份的人都喜欢吃辣椒？这三个地区偏于湿重，人居其间，湿邪易于侵犯人体，导致湿滞之病。而辣椒有燥血祛湿之功。夏季天气潮热而湿盛，多吃辣椒可以增加人体阳气，以燥湿清热；冬天寒湿较甚，辣椒温阳燥湿，对于健康十分有好处。因此，在这样的环境生活的人们慢慢开始吃辣椒以保健养生。

但现在的情况有了变化。我们不再居住于潮湿的土地上，而是住在高楼大厦里。整个的城市都被水泥密封了起来，湿气已经不再是主要的致病因素了。而且有了空调和取暖设备，寒湿之气也减少了许多。在这样的环境里，吃辣椒还有必要吗？

从中医的角度来看，辣椒色红，性热，有小毒，入血分。它有燥血、动血、迫血三个特点。因此，凡是血症，包括各种出血（咳血、吐血、尿血、便血、鼻子出血）、月经过多、皮下瘀血等，都要忌食辣椒。

因为辣椒性燥，所以体内有燥气的人，比如说，干咳、皮肤干燥、干燥综合症等病，或者秋天燥气盛的时候，都不能太多地吃辣椒。

肺喜润而恶燥。所以，凡是肺系统的疾病，包括肺结核、肺炎、咳嗽、哮喘、气管炎、鼻炎、肺肿瘤等，都要忌食辣椒。

中医认为，汗血同源，精血同源。所以，凡是汗多伤津，或者精伤之人，都不可吃辣椒。

气为血之帅，血为气之母。如果气虚会导致血涩、血瘀、血虚、血凝而不畅。此时不可过于耗血，而辣椒在忌口之列。

各种疮疡肿毒皆属血病，一定要忌食辣椒，恐血动而病不易愈。比如各种皮肤的疮肿、痔疮等。

热性病以及各种皮肤病（如牛皮癣、皮炎、湿疹、药疹、皮肤脱屑等），都要忌食辣椒。若食，恐生热发毒，加重病情。

凡此种种，皆当忌食辣椒，但也不能以偏概全。辣椒温阳作用极强，往往阴寒内盛之人，稍食辣椒可以温通阳气，周身舒泰。因为辣椒偏阳，亦伤阴血，因此，配合滋阴寒凉之类食物一起吃，则颇有好处。比如，肉类属血肉有情之品，可以滋养阴精，配合辣椒，则滋而不腻，补而不滞。寒性食物配合辣椒也可以祛寒而增加滋补之效。冬天天寒而潮湿，稍食辣椒颇有御寒之功。人居于潮湿之地，或者下雨太多而天气极潮，这才正是吃辣椒的时候。

但凡事有个度，不可过多地吃辣椒。因为辣椒入血分，走肠道，会刺激肠壁，加重肠的排泄负担。大家都可能有体会，一次吃太多的辣椒，当时嘴上是爽了，但第二天的屁股可不爽，排出大便又热又辣，十分痛苦。

常见的辣的东西还有葱白、大蒜、生姜，都可入药。温的东西有胡椒、花椒、肉桂、丁香、小茴香等，也都是药材。但一直以来，极少用辣椒入药，因为辣椒辣而不辛，其入血而动血，热而有毒，太过温燥。

注意：以上所论辣椒是指尖而辣的那种，大而绿的水果辣椒不在此列。

第十节
感冒的忌口

所谓忌口,是专指病人病中的饮食禁忌。因为食物与药物一样,都具有偏颇之性,所以生病吃药就要注意忌口,这样才能好得快。

首先饮食要适量。感冒之后,往往食欲减退,发热时更为突出。此时阳气聚于太阳,奋起抗邪。相反,太阴的阳气则显不足,如果硬是多进食,常会出现腹胀、腹痛等消化不良的表现,会加重胃肠的负担,不利于机体集中力量抗御外邪,有可能延缓感冒的痊愈,甚至加重病情。因此,感冒病人以少食为佳。

再者,感冒时应忌食。感冒初期,如果是感受的风寒之邪,正服解表散寒药时,则当禁食生冷、油腻之物;如果是温热之邪,初期正在清解阶段,亦当忌食生冷之物。一旦热邪不去,导致壮热,继而口渴、烦躁、大便秘结,此时反需水果相助,可频服梨汁、橘汁、西瓜汁、粳米汤、绿豆汤等,切忌过食生冷、油腻之品。

上面说的主要是些原则问题。具体来说,感冒期间,避免进食或忌多食鸭肉、猪肉、羊肉、狗肉、甲鱼、蚌、醋、柿、豆腐等食品。因为感冒是外感之病,治疗应以疏散解表为主。而鸭肉性质偏凉、滋腻蜜滞,容易滑肠敛邪;猪肉肥腻,助湿生痰,动风蕴湿;羊肉甘温助热,偏于温中暖下,且有敛邪之弊;狗肉亦性温热,容易助热生火,故为热证所忌;甲鱼甘润滋腻,有敛邪之弊;蚌,又名河蚌,性质寒泄,有滋阴凉润之力,多食有碍表邪疏散;醋,味酸收敛,食后容易滞气留寇;柿子性质寒涩而敛滞,多食容易敛邪;豆腐引邪入里,易致邪不易祛出。所以,上述食物均为感冒的忌口,误食或多食往往不利于外邪疏散,有时甚至可以加重病情,需要引起注意。

第八章 服药注意事项

　　我们日常的饮食都有五行不同属性，严格来说，也都是药。比如，绿豆性凉，生姜性温，香蕉性寒，茴香性热，哪一种不是日常所食用。所以，服药时就要注意勿犯禁忌。

　　如果药食相合，则相得益彰；药食相克，则前功尽弃，甚至于使病情恶化。

第一节
煎药服药的学问与方法

中药汤剂质量的优劣直接关系到临床的治疗效果,因此为了提高汤剂的疗效,煎药服药都有一定的讲究。煎药与服药的方法掌握得好,可以帮助提高疗效。反之,则可能影响中药的效果。如明朝医药学家李时珍说:"凡汤药虽品物专精,修治如法,而煎煮者,鲁莽造次,水火不良,火候失度,则药亦无功。"清代医学家徐灵胎也说:"煎药之法最宜深讲,药之效与不效,全在于此。"为了提高汤剂的疗效,必须重视中药的煎煮。那么怎样才能煎煮好中药呢? 这就有许多问题值得研究。

煎药的火候

煎煮时要注意火候,未煮沸前可用猛火,水开后就要用小火了,同时应注意加盖煎煮,以防止药物中挥发性成分逸出。煎煮中药的时间也因药性而有所不同,如解表药不能久煎,通常煮沸后 15 分钟即可;味厚滋养的补益药,煎煮的时间宜长,煮沸后要再用文火煎煮 1 小时左右,以使药中的有效成分更好地溶于水中。另外,一些毒性较大的药物经慢火久煎后,可以减低或消除其毒性,如附子、生半夏等,煎煮的时间也要稍长一些。药煎好后要趁热将药汁滤出。

煎药的方法

1. 先煎。

先煎的目的是为了增加药物的溶解度,降低药物的毒性,充分发挥疗效。以下药物需要先煎:

(1)矿石类。贝壳类、角甲类药物,因质地坚硬,有效成分不易煎出,必须先煎。如生石膏、寒水石、赤石脂、磁石、紫石英、代赭石、海浮石、花蕊石、自然铜、牡蛎、石决明、珍珠母、海蛤壳、瓦楞子、龟板、鳖甲、穿山甲、龙骨、龙齿、鳖甲、水牛角等,可打碎先煎30分钟。

(2)有毒的药物。如生川乌、生草乌、生附子等,至少要先煎1小时;而制附片也要先煎半个小时。先煎、久煎能达到减毒或去毒的目的。乌头类药物,因含有乌头碱而有毒,久煎可使乌头碱分解为次乌头碱,进而分解为乌头原碱,其毒性只及原来的1/2000。附子久煎不仅能降低毒性,还能增强其强心作用。

(3)某些植物药。如天竺黄、火麻仁,只有先煎才有效。石斛内含内酯类生物碱,只有久煎的水解产物才起作用。

2. 后下。

后下的目的是为了减少挥发油的损耗,有效成分可免于分解破坏。以下药物要后下。

(1)气味芳香,含挥发油多的药物。如薄荷、藿香、木香、豆蔻、砂仁、草豆蔻、檀香、降香、沉香、青蒿、玫瑰花等均应后下,一般在中药汤剂煎好前5—10分钟左右入药即可。细辛亦要后下,以煎煮时间不超过半小时为宜。

(2)不宜久煎的药物。如钩藤、杏仁、大黄、番泻叶等,应后下。钩藤含钩藤碱,煎20分钟以上,其降压成分被破坏。杏仁含苦杏仁甙,久煎能水解一部分,产生氢氰酸而随水蒸汽逸散,减弱止咳作用。对于炮制不透的杏仁,由于酶的作用,水解得更迅速。大黄取其泻下作用,因大黄贰泻下效果比贰元强,故不宜久煎。一般在煎好前 10—15 分入煎。

3. 包煎。

以下药物类宜用包煎。

(1)花粉类药物,如各种花粉、蒲黄;药物细粉,如六一散、黛蛤散等均应包煎。这些药物虽体积小,但总表面积大,颗粒的流水性强,表面张力大,水不充分接触而浮于水面,故须用纱布包好与其他药物入砂锅中同煎。

(2)对含淀粉、黏液质较多的药物,如秫米、浮小麦、车前子,在煎煮过程中易粘锅糊化、焦化,故须包煎。

(3)对有绒毛的药物,如旋覆花等,采取包煎,可避免因绒毛脱落混入汤液中刺激咽喉,引起咳嗽。

(4)医生设计的药粉(一般是数种中药共研的粉末)需要包煎。

4. 烊化冲入。

对于一些胶类或糖类,粘性大,如阿胶、龟板胶、鹿角胶、龟鹿二仙胶、鸡血藤胶、蜂蜜、饴糖等,宜加适量开水溶化后,冲入汤液中或入汤液中烊化服用。如若混煎,会导致药液的粘性大,影响其他成分的溶出,胶亦受一定损失。

5. 煎汤代水。

一般体积庞大吸水量较大的药物,如丝瓜络、灶心土、金钱草、糯稻根等,先宜与水煎煮,将所得的药汁去滓后再煎他药。

6. 溶化。

如芒硝、玄明粉等亦可溶化冲入汤剂中应用。

7. 另煎后兑入。

一些贵重的药物,如人参、西洋参、鹿茸等,均可以另煎,其汁液兑入煎好的汤剂中服用。

8. 生汁兑入。

如鲜生地汁、生藕节、梨汁、韭菜汁、姜汁、白茅根汁、竹沥等,不宜入煎,可兑入煮好的汤剂中服用。

9. 合药冲服。

某些贵重的药物有效成分不在水中溶解的,或加热后某些有效成分易分解的,如人参粉、牛黄粉、羚羊粉、三七粉、麝香粉、全蝎粉、肉桂粉、甘遂粉等,将药末合于已煎好的煎剂中,搅拌后服。

10. 去滓加蜜煎。

为便于病人服用,监制药物的毒性,延长药物的疗效,常用去滓加蜜煎。个别病人服用乌头药物出现胃中不适的副反应时,用去滓加蜜煎的方法,常能消除这种副反应。

11. 自备中药。

为方便病人便宜购药,也便于应用一些鲜品中药,有时医生会要求病人自备一些中药。如生姜,要取老姜,一般不用嫩姜,切片入煎。大葱白,去菜市场或者超市购买北方的大葱,去绿叶部分,保留根须入煎,可入脾胃,温中散寒,止呕化痰。大枣,一般取红枣,肥大者良,用刀切开入煎,可健运脾气,与生姜配伍调和营卫。蜂蜜,有时与附子一起直接入煎,既可解附子之毒,又可缓急止痛,还可温运脾胃。血余炭,可取自己的头发用火烧焦,研成粉末,冲服,不入煎,可止血。另外还可能用到鲜品草药,如大蓟、小蓟、夜交藤、白茅根、蒲公英等,都可先用清水洗净后入煎。鲜品中药用量多大于干品用量。

煎药器具

铁锅、铜锅、锡锅不宜煎煮中药,铝锅、搪瓷杯、烧杯、砂锅以及不锈钢锅可以根据不同情况选择使用。

目前应用得最广泛的中药煎煮器,是性质稳定、价格低廉的陶器砂锅。因陶器砂锅煎药能避免在煎煮过程中与药物发生化学变化。陶器砂锅煎出的汤剂质量好,砂锅传热性均匀、缓和、价格低廉,自古沿用至今。

用铁锅煎药,虽传热快,但其化学性质不稳定,易氧化,并能在煎煮时与中药所含多种成分发生化学反应,如与鞣质生成鞣酸铁,使汤液的色泽加深,与黄酮成分生成难溶性络合物,与有机酸生成盐类等,均可影响中药疗效。实践证明,采用铁锅煎熬的汤液色泽不佳,如诃子、苏木、地榆等所含的酚羟基化合物易与铁起化学变化,产生深紫色、墨绿或黑色沉淀。有的经过长时间的煎煮,给药液带入铁锈味,甚至引起病人恶心和呕吐。

铜器和锡锅均可煎出微量的铜及锡的离子。用铜、锡具煎药时将发生的化学反应尚难估计,因此不宜采用。

现在一般以不锈钢锅煎药,非常方便实用。而且传热较快,也不太耗煤气。如果是用柴火煮药,用砂锅更为方便。

煎药用火

传统是用柴火煮药的,但现在居住在城市的人也没有这个条件。可以变通一下,用电或者煤气也可以。现在发明了不少用电的煎药器具,十分方便实用,也可以节省煎药的工夫,可以采用。

煎药的加热方式,要求是从下而上的自然的加热。所以,不可以用微波炉煮药。这种加热方式不是自然界固有的,会导致中药的生物活性成分被破坏掉。包括药液的加热温服,也不能用微波炉。其实,平时生活中大家最好少用微波炉。一则微波对人是不是健康暂时还不知道;二则这种加热方式把食物的活性成分给破坏了,吃的食物只是塞饱肚子而已;三则微波加热的食物含燥性,易产生内燥,动火伤气,不利于健康。

煎药溶媒

煎药常用的溶媒主要是水,其次是酒和醋。

1. 水。

价廉易得,可溶解中药材的生物碱类、甙类、有机酸、鞣质、蛋白质、糖类、多糖类(如果胶、黏液质、蔗糖、淀粉等)和无机盐等。水对中药材的细胞穿透力强,是煎煮中药的常用溶媒。汉代张仲景选择的煎药用水主要有泉水(即山泉之水,取其下热利尿,使热从小便排出的功效,如百合知母汤用泉水煎煮)、井花水(即早晨第一次汲取的井泉水,中医认为此水味甘平无毒,有安神、镇静、清热、助阴等作用)、甘澜水(即扬洒千遍的水,中医认为此水具有轻扬之性,可引药上行)和浆水(即用包菜或芹菜等蔬菜作原料,在沸水里烫过后,加酵母发酵而成的水液,中医认为此水甘酸、微温,有调中引气,开胃止渴,解烦去睡,调理脏腑,利小便的功效)。

李时珍选择雨水作为煎药用水,宜煎发散及补中益气之药。连阴雨水,宜煎去脾胃湿邪的药物。露水,宜煎润肺的药物。腊雪,冬天所下的雪谓腊雪,腊雪水是指冬天的雪水,宜煎治伤寒、被火烫伤的药物。李时珍所用的 5 种水均系天然的蒸馏水,比普通的泉水、河水、井水的硬度小,更纯净,能减少对药物有效成分的影响。

但要注意,忌用热水煎煮中药。如果直接用热水煎煮,中药表层的淀粉、蛋白质等成分会突然受热而糊化或凝固,妨碍淀粉、蛋白质本身的浸出,也阻碍中药材内部其他有效成分的浸出。

现在城镇居民的生活用水,多是自来水,它既不是天水类(雨雾雪水),也不同于地水类(江湖河水),而是经过化学处理的水。为了保证对水的消毒,自来水必然会含一定量的余氯,而水质较差的地区,余氯含量更大。氯是较强的氧化剂,同许多有机物可发生氧化作用。由于凉开水已煮沸过,余氯都已挥发,这就避免了余氯对有效成分的破坏作用。同时,在水的加热过程中,由于生水中钙和镁的重碳酸盐分解沉淀,降低了水中钙、镁离子的含量,从而减少药材中有效成分与钙镁离子结合沉淀的机会,使药汁中有效成分浓度提高。所以煎煮中药以凉开水为好。

2. 酒。

酒为许多中草药的优良溶媒,可制成各色各样之酊剂。酒有温通经络,调和气血的作用,故治风湿骨痛的药大多数做成药酒。某些中草药的有效成分易在酒中提取。如将抗皮肤真菌的中药酒、醋和水浸液进行实验,黄连、没药、白芍、白头翁等的酒浸或水浸液均有较强的抗菌作用。

3. 醋。

醋收敛清热,可促使动物药的钙磷成分易于溶解,又能促进人的食欲。如黄芪芍药桂枝苦酒汤,用醋煎煮,就能加强该方清营中郁热的作用。动物药如龟板、鳖甲用醋炮制后,就容易将其内含的有效成分煎出。某些因胃酸缺乏的消化不良患者,在相应的方药内加用稀释的醋煎煮,就可提高临床疗效。但除非医生处方用醋,患者生病服中药时,不要自己服醋,且要忌醋。

煎煮次数

一般认为以煎煮两次为宜。

煎药是药物中成分溶出的过程,因为生药浸入水溶液后,药物本身吸收了一部分水,药物中所含的生物碱盐类、甙类、有机酸及有机酸盐类、糖类、鞣质、蛋白质、色素、酶类等多种成分几乎都溶于水中,树脂与脂肪油虽不溶于水,但与其他成分一起,亦能部分溶解,因此造成了药材内外浓度差,有效成分从组织内向外渗出,当药材内外浓度相等,即处于平衡状态时,溶出停止。因溶出是一个动态平衡,若生药内部有效成分与其中浸液的比值等于生药外部有效成分与外部浸液的比值,此时药物成分就不能全部溶出,必须滤去药液再加新的溶媒水,使其重新建立浓度差,只有这样才有利于药材的成分继续溶出。

实验证明,汤剂煎煮两次能煎出所含成分的 80%－90%,故一般一服药需要煎煮两次或三次最好。

但治疗小儿病的药方以及感冒药方,一般只煎一次即可,这样药力猛而收效亦快。

煎煮时间

应根据药物和疾病的性质、有效成分溶出的难易和用药情况而定。一般来讲,头煎以沸腾开始计算时间需 20－25 分钟,二煎 15－20 分钟。解表药头煎煮 10－15 分钟,二煎煮 10 分钟。滋补药头煎煮 60－90 分钟,二煎煮 30－60 分钟,有先煎药需先煎 30 分钟,后下药应在最后 5－10 分钟入锅。补阳药头煎煮 90－120 分钟,二煎煮 60－90 分钟。

煎前冷水泡药

煎煮前应将药物浸泡湿润,因为植物性中药大多数是干品,有一定的体积、厚度。煎煮前用冷水在室温下浸泡,其目的是使中药湿润变软,细胞膨胀,使有效成分首先溶解在药材组织中,产生渗透压,有效成分便渗透扩散到药材组织细胞外部的水中。同时可在加热煎煮时避免药材组织所含的蛋白质凝固,淀粉糊化,使有效成分不易渗出。

浸泡时间要根据药材性质而定,一般对药、叶、茎等类药材为主的复方药剂,可浸泡 20－30 分钟,以根、根茎、种子、果实等类为主的药材,可浸泡 60 分钟。但浸泡时间不宜过久,以免引起药物酶解和霉败。

煎药加水量

煎药的加水量是一个很重要的问题,加水量的多少,直接影响汤剂的质量。药多水少,会造成"煮不透,煎不尽"。有效成分浸出不完全,稍一蒸发药汁即干涸,药物有效成分可因局部高热而被破坏;药少水多,虽能增加有效成分的溶出量,但汤药液量过大,不宜病人服用。

中药材质地不同,其吸水量有显著差别,一般为药物重量的 5－10 倍,个别的如胖大海可达 20 倍,因此,煎药用水量,要根据药物的用量及质地而定。重量相同的药物,质地轻松其容积必大,吸水量多;质地坚实,其容积必小,吸水量亦少。煎煮花、叶、全草及其质地轻松的药物,其用水量大于一般用水量。煎煮矿物、贝壳及其他质地坚实的药物,其用水量应小于一般用水量。

传统经验,将饮片置煎锅内,加水至超过药物表面 3－5 厘米为度,第二次煎可超过药渣表面 1－2 厘米。这是一种行之方便,亦易掌握的加水方法。

警惕假煮沸现象

煮沸是制备中药汤剂的基本要求,而温度达到 100℃是煮沸的标准。但有的药液在远未达到 100℃时就开始"沸腾"了,这是因为药物中所含化学成分在一定条件下所产生的一种理化现象。如皂甙等化学成分,在较低的温度下,就能产生大量泡沫。汤剂中如配伍有紫菀、款冬花、远志、沙参、田七、牛膝、甘草、桔梗等药物，它们在煎煮过程中也易产生此种现象。判断药液真正煮沸的标准是温度，而不是人们常识里那种产生泡沫的表面现象。未煮沸的药液，其药物中的有效成分没有完全浸出，在临床上不能达到预期效果，而且还可引起其他问题，因此在煎煮中应加以注意。

煎液量

煎液量应根据每服总药量来确定。一般是煎液的量愈多则煎出率愈高。但药液量受服用量所限，因此需要确定一个合理界限。从实验数据确定，当煎液量为 1：4 时，两次煎液可以得到 70％－80％ 的煎出率，如将此液量再浓缩成 1：2 时，即可便于病人服用。一般五碗水煎出一碗即可。补阳中药可能需要更多的水，而解表中药可少加水，稍煮即可。

汤剂煎得以后，应立即滤取药汁，不宜久置锅中，以防含胶体过多的药液，遇冷产生胶凝，增加过滤困难，同时亦易酸败。在滤取药液时，可加压过滤，尽量减少药渣中残留量，以保持疗效。

煎液的保存

中药煎好后，所煎药液在通常条件下能保存多长的时间呢？一般温度越高，腐败越快，在气温较高的季节里，室温在 25℃ 以上，一般汤剂保存不应超过 2 天期限，如果采取冷藏条件，保存 2－4 天一般无腐败现象。不同方剂即使在同一条件下，其腐败程度差异也较大，若药液内含有淀粉、蛋白质、糖类等成分较多，则腐败甚速。

所以汤药煎好后，在一天内服完为好。

服药时间与方法

口服,是临床使用中药的主要给药途径。口服给药的效果,除受到剂型等因素的影响外,还与服药的时间、服药的多少及服药的冷热等服药方法有关。

清晨空腹时,因胃及十二指肠内均无食物,所服药物可避免与食物混合,能迅速入肠中充分发挥药效。峻下逐水药晨起空腹时服药,不仅有利于药物迅速入肠发挥作用,且可避免晚间频频起床影响睡眠。

饭前,胃中亦空虚。驱虫药、攻下药及其他治疗胃肠道疾病的药物,宜饭前服用。因饭前服用,有利于药物的消化吸收,故多数药都宜饭前服用。

饭后,胃中存有较多食物,药物与食物混和,可减轻其对胃肠的刺激,故对胃肠道有刺激性的中药宜饭后服。消食药亦宜饭后及时服用,以利充分发挥药效。应用附子的中药,一般亦以饭后服用为好。

无论饭前或饭后服,服药与进食都应间隔 1 小时左右,以免影响药物与食物的消化吸收与药效的发挥。

此外,为了使药物能充分发挥作用,有的药还应在特定的时间服用:如安神药用于治失眠,宜在睡前的 30 分钟至 1 小时服药;缓下剂亦宜睡前服用,以便翌日清晨排便;涩精止遗药也应在睡前给药;截疟药应在疟疾发作前两小时服药;急性病则不拘时限。

泻下药宜空腹服,补阳药宜饭后半小时至一小时服。另外还可以根据上中下三焦的不同病变服药,如治上焦药(横膈以上)宜饭后服,治下焦药(肚脐以下)宜饭前服,治中焦药(脾胃)宜在两顿饭中间服。

另外,医生可能还要求病人在某个特定的时间服药。比如,可能要求在上午九点半服健脾中药,下午七点半服补肾中药等。

服药次数

中药服法合理与否直接影响药物疗效,药物在体内发挥作用必须达到有效血药浓度。服药合理可使体内保持均衡、持续稳定的血药深度,有利于疾病的治疗。

正确的服法是:一剂中药,头煎、二煎两次煎液混合后,再根据病情分次服用,一天通常服两次或者三次。病缓可服两次;而病重病急的可隔四小时左右服药一次,昼夜不停,使药力持续,利于顿挫病势。小儿服药以小口频服为好。小儿服药后病情若有变化,应马上停止服药,先咨询医生。

按中药的功能来说,一般解表药一天可服三次,滋补药一天可服两次,就是早晚各服一次。

另外,医生可能会按时辰要求病人服药,次数则不在以上所限。

服药多少

一般要求病人每次的服用量在 150—300 毫升之间,小儿酌减。

在应用发汗、泻下等药时,若药力较强,要注意病者个体差异,一般以得汗、泻下为度,适可而止,不必尽剂,以免汗下太过,损伤正气。

呕吐病人服药宜小量频服。小量,药物对胃的刺激小,不致药入即吐;频服,才能保证一定的服药量。

服药冷热

临床用药时,服药的冷热应具体分析,区别对待。一般汤药多宜温服。如治寒证用热药,宜于热服。特别是辛温发汗解表药用于外感风寒表实证,不仅药宜热服,服药后需温覆取汗。

至于治热病所用寒药,如热在胃肠,患者欲冷饮者可凉服,如热在其他脏腑,患者不欲冷饮者,寒药仍以温服为宜。另外,用从治法时,也有热药凉服,或凉药热服者。

急症亡阳时如服回阳药,常出现格拒,即药入即吐,此时可以冷服。

此外,对于丸、散等固体药剂,除特别规定外,一般都宜用温开水送服。

第二节
服补阳药生活禁忌

何为补阳药?凡处方中含有以下中药之一种或几种即是,如制附片、制川乌、制草乌、生附子、生草乌、生川乌、干姜、生姜、肉桂、桂枝、巴戟天、鹿角胶、肉苁蓉、吴茱萸、花椒、高良姜、仙灵脾、仙茅、小茴香等。凡服此类处方,皆需注意以下几点,以提高药效,及早康复。

(1)服药期间,绝对禁止房事。痊愈后,最好保持一个月一至两次的频率,尤其在冬三月。如在服药期间仍有房事者,服药无效,且病情可能会反复,或者恶化。因为肾是先天之本,主藏精。如果把人身比做树,那么肾就是树根。本来病属肾阳不足,根本已经亏虚,服药的目的就是把根本扶起来。但如果不知节精,则肾愈虚而病至不起,实在是对自己身体的不负责任。

(2)三分治,七分养。诸病莫不如此。在服药过程中不得操劳过度、劳心烦神。要保证按时的充足的睡眠,以静养心。白天可以适当运动,但不宜过于劳累。晚上 11 点前一定要上床睡觉,养成习惯,配合治疗,病情会很快康复,否则药效必差或服药无效。

(3)尽量避免多下水和接触冷水。建议戴上防水手套做家务。女性在月经期时更要注意保暖和避免受寒。冬季洗澡不要太勤,以三五天一次为好,千万不要洗冷水澡。洗澡时水要够烫,洗的时间要够长,让全身皮肤发红,当然最好再搓得皮肤暖和起来。女性患者最好不要在晚上七时以后洗头,如果洗了一定要用电吹风吹干。女性在月经期期间洗头洗澡的频率更要注意。建议患者冬季在临睡前烫个脚,烫脚的时间要长,以睡前为宜,以脚转红且热为度,这非常有利于疾病的康复。

(4)现代医学治疗一些慢性病,要求病人吃一辈子的西药,这不是真正的治病。因此,完全可以在服用中药的基础上停服西药。但要在医生的指导下,根据服中药的疗程来控制。病人不可盲目停用西药。比如如果突然停服降压药,或降血糖药,可能导致血压、血糖升高,引起不适。但在服用中药过程中,如果出现血糖、血压略见上升,那是治疗反应,不应担心害怕,当继续服药。

(5)在用激素的病人,要在阳气逐渐恢复的情况下把激素慢慢地减下来。另外,不可在服中药时配合大量服用各种维生素片。

第三节
服中药饮食禁忌

凡病都需要忌口,因为食物也有阴阳五行属性,其或益于康复,或不利于健康。不忌口者效果必差。一般服中药或者针灸治疗期间要忌生冷、辛辣、油腻、煎炸以及发物。比如在食物方面,冰、香蕉、木瓜、芹菜、葡萄、绿豆、竹笋、酸菜、西瓜、空心菜、花生米、沙鱼、虾、蟹、鸭肉、鳖、鸭蛋、母猪肉、牛肉、鸡肉、辣椒、蚝、香油、芝麻、苦瓜等,经常吃的,可以照常吃,不经常吃的,在诊疗期间应请暂忌。在饮料方面,主要忌酒、咖啡、酒酿、茶等。

服补阳药的忌口尤为特别,宜引起重视,以期得到更好的疗效。下面就做一些具体分析。

(1)在服药期间忌大寒大凉饮食,如冰啤酒、冰淇淋;夏天不得喝冷饮;刚从冰箱拿出来的食物绝对不可以吃;不得喝绿茶、花茶、绿豆汤以及市面上销售的各种凉茶,但可以喝乌龙茶、普洱茶以及各种发酵类茶。一边补阳,一边消耗阳气,得不偿失。

(2)禁食腌制食品,如榨菜、酸菜、豆腐卤、咸蛋、咸鱼等。这都是阴寒性食物,影响中药中的阳气。

(3)禁食冷性肉类食品,如螃蟹、猪头肉等。这些都是阴寒的食物,与补阳药相反。肉类可吃些猪肉、羊肉。另外,有病人在服药期间因偶吃牛肉、牛奶而复发,故也需注意。狗肉、牛肉、牛奶都是发物,且牛奶性寒。

（4）禁食酸野等酸性食品。这些东西既是腌制的，又会泻肝。

（5）忌吃辣椒、烧烤、油煎炸、烘烤以及油腻等食物。这些东西既影响消化功能，又是致癌之物，本身是致病因子。

（6）禁食生冷水果。除了龙眼、荔枝、芒果、无花果和榴连外，其他水果多为寒性，应尽量少吃。特别是不能吃西瓜、柿子、柚子、杨桃、香蕉。待病情好转后，可以适当吃些苹果，但也要切片，热水烫泡片刻后吃，不可过多。水果虽然可以补充维生素 C，但如果我们正常饮食，永远不会缺乏维生素 C 的。水果大多性寒凉，影响药效。

（7）忌吃各种海物、海鲜产品。咸水中的东西，都是阴性的。特别是蛎子、蛤类，更是阴寒无比，有人吃了腹泻，就是因为伤了脾阳。

（8）淡水有鳞的鱼类可以吃，如草鱼、鲢鱼等，但忌食鲫鱼和鲤鱼，这两种鱼是发物。不可吃淡水没有鳞的鱼，如鲶鱼、黄鳝等，因为它们都属于阴性食物。

（9）忌吃带翅膀的禽及鸟类，如鸡、鸭、鸽、鹅等，特别是不能吃公鸡肉。鸡蛋可以少吃，但不能吃皮蛋。带翅膀的东西都属木，生风，会导致体内的肝风内动，公鸡尤其要紧。蛋类也有此类生风的特点。皮蛋是腌制的，属于阴寒性质。

（10）菌类也要少吃。生长于湿暗潮湿之处，必属阴性食物。

（11）不要吃生的或者未熟肉类，如生鱼片、生海鲜、生泥螺、低于八成熟牛排、未熟白切肉、未熟羊肉、醉虾、醉蟹、不熟的蜗牛或田螺、黄泥螺等。这些都会影响消化功能，且多含阴性毒素。

（12）尽量少或不饮酒。伤肝且不说，还会导致胆火上炎。且酒可助湿，胶着粘滞，影响人体元气运行。

（13）要注意不能吃以下几种蔬菜：绿豆、海带、豆腐、豆花、莲藕、芥菜、野菜、胡萝卜、凉薯、扁豆、南瓜、魔芋、花椰菜等。这些多属凉性食物。蔬菜要吃自然的，才是健康的。但要吃本季节的，本地的，温性的。反季非本地寒凉性质的也不可多吃。

（14）服补阳中药之前不得进食甜食，如豆沙饼、小饼干、各种面饼等。其他诸如含碱面食亦需禁用。切记，这些东西有碱性，会中和扶阳药的功效。

以上注意事项是在服中药期间要忌口的，如病情好转或停药或医生有交代的另当别论。如需长期服中药，可适当视轻忌口，以防影响食欲。

有病人问，那服药期间到底有吃什么呢？我认为可以吃些清淡的素食。一方面清淡饮食不影响胃肠功能，即可养元气，又可以保证药液的吸收消化；另一方面素食可以保证身体一个清静无荤的环境，有益于病情康复。另外，素食还可以减少许多无谓的欲望，有益无害。

网友求医问答

Yangyang：你给我开的药方里有 15 克制附片，合计煎了两个半小时，喝时还嘴麻，药也实在难以下咽，我只好一口气喝完马上漱口。

医者佛：附子的加工工艺不同，其保存的有效成分与毒性亦不同。药太麻口，就加蜜，再觉得麻，就入锅加点水，再煎煮一会儿，以不太麻口为度。

上弦月：我看有些中医的网站上说给脾虚的小儿煎中药不能加蜂蜜，改用白糖或冰糖，这是否正确？还有加冰糖、红糖是不是也要看药来选择，如果是，应该怎么对应呢？

医者佛：我认为可以加蜂蜜，当然，用冰糖更好。一般方子都可加糖，加蜜，没有严格的要求。但有大葱的方子千万别加蜜，会引起中毒的。

结语
学习中医的秘诀

学医之道，贵能有所自得。欲求自得，必先有所悟。悟而生智，从此中医医理一通百通。试看当前国内中医界，有终身学医而不悟者，则一生行医，浑浑噩噩，一直没有明白医理。如此看病，疗效必差，更不要谈对于中医的信心了。此辈学医，误人误己，虚度一生，良可悲哉。

要之，要通医理，必先有所悟。而自悟之道，源自读书。中医是一门传统学问，非读书不能得其真谛。因此，想学好中医，先要下工夫去读书。学问是没有速成的。学医亦如此，非熟读强记，精思体悟不能得其真意。又非转益多师，切问近思，无以收功。或问学医有何秘诀？我认为，学医只有两个秘诀，一个是工夫，一个是智悟，除此之外，别无良法妙方。

第一，下点切实的工夫。

天下事没有不需要下工夫而能成功的，学医亦如此。记得中医课本里有一句荀子谈劝学的话："驽马十驾，功在不舍。"意思是说，如果别人能一天做到，我就花十天的工夫，别人需要十天，我就用百天的努力。如果真能坚持，即使是笨人也能达到学问的极致。要学医，就要做大医，而做大医有如一件工程，需要严谨的态度和坚持不懈的意志。以下有三个步骤可循，学医之人若能依此循序渐进，自然能有所成。

一是积累医学知识与经验。

每个人初学医时都要学会积累，只有日积月累，才能聚少成多，积薄成厚。中医知识包罗万象，既有天文地理方面的知识，也有人情世故的学问，更有星算诸子的学说，还包括内外妇儿针灸各科经验，这些都需要慢慢地掌握。所以说，不积无以广大，不学无以成医，每天都要学一点儿，坚持不懈，积累自多。孔子说："日知其所亡，月无忘其所能"、"温故而知新"，都是积累学问的基本法门。

积累的过程是一个博学的过程，也是一个痛苦的过程，尤其是对于初学医的人来说。望着如山的知识，成堆的医书，恐怕会有种畏难的感觉。天下的病并不好治，也并非每个学医的人都能治好大病重病，想当大医，想掌握生死人肉白骨的本事，就得有定力，有信心，不急不躁，不矜不伐，持之以恒，必有所获。凡是大医，都是在一天一天的积累过程中坚持下来的。每位历史上的名医，没有谁不经过此积累的阶段。所谓"宝剑锋从磨砺出，梅花香自苦寒来"，就是指这个阶段的积累是成功的基础。

二是循序渐进。

中医知识浩如烟海，非循序渐进不可。要积累哪些知识呢？我认为首先是先秦四书五经以及诸子百家的学说，这是中国古代文化的基础，也是中医的基础。阴阳五行脏腑经络就是在这个基础之上发展起来的，医德与气质也是这个文化之上建立起来的，这是学医的首个路径，舍此别无他途。所谓"秀才学医，笼中捉鸡"，就是真实的写照。在文化背景上再进一步钻研医理医法，古今两千年来有成百上千的医书，约之先读《黄帝内经》、《伤寒论》、《难经》、《金匮要略》以及《神农本草经》等经典以求本，再读明清诸家以明其源流即可。另外，还包括西医以及易理术数、文化历史等，都需要慢慢地涉猎。这样由点而面，由易入难，由今及古，由约而博，渐而入医道之门。总之，沉于斯术，浸之愈久，积累愈多，将来的成就也将越大。

中医的学习过程一般先基础后临床,先简后繁,先易后难。先学中医基础理论时,要完全搞通,然后方可学中医诊断学以及中药学。对于每一本书来说,要先掌握每一章的精义,然后可以渐而到下一章。就是说,要有一定的顺序,量力而学,坚持不懈。前面的没有学好,就不要急着学后面的。一本书没有掌握好,就不要急着学下一本。这样层次清楚,一步一步,渐而汇通,亦不会学得乱七八糟,漫无边际,犯西瓜芝麻之戒。

三是熟而生巧。

学医需要精熟,走马观花式的学习,或者浮光掠影式的读书,那是不可能学到中医精华的。如果守不住"精熟"这两个字,即使泛览千卷,才一掩卷,便茫然无所得。因此,唯有精熟方能通其意旨,得其义理,悟其巧妙。所以古人学医,无不注重精读熟记,诚如苏东坡所说:"故书不厌百回读,熟读深思子自知。"

读医书不是看小说,需要反复琢磨。特别是读《黄帝内经》,读一遍有一遍的体会,读十遍时的体会与读一遍一定有不同,及至读百遍,又必然会有新的体会。我大学的一位老师说过,《黄帝内经》要一年读一遍,临床干到老,就要读到老。因为随着临床进步,每读一遍都会有新的体会。我相信此言,临床之余,读书不怠,的确深有所感。

医理之精熟不仅仅是背诵而已,还要经常沉潜体味,反复熟演。使古代名医的话就像是自己说出来的一样,即使是恍然梦寐之中,亦会自然流出,这样才叫真正的精熟。其实真正需要如此精熟的中医经典也不在多少,以树立中医根基的经典为主,数十百段《黄帝内经》以及《伤寒论》即可。到了这个境界,涵诵熟久,人书合一,习与性成,自然为我所用,则临床上应用无穷,受益匪浅,辨证处方如有神助。

学医说容易也并不容易,要成大医,必须切切实实地下工夫方可。如果真能做到以上三条,可算是入了医之门,否则,难免根基不牢,流于滥疏。至于有些人拿着几个所谓的祖传方子当成宝贝,或者大学一毕业就忙于吃喝玩乐,而不思读书学习,那就根本是医之蠹虫了,斯辈何足谈医。

第二,疑而生悟。

读书仅仅是学习中医的第一步,其目的还在于对于医理的自悟。自悟的感觉就像是击石出火,豁然贯通,顿悟无余,理事无碍,明体达用。到了这个境界,才算是有所收获了。这种收获不是学到了知识,是真正的医我融为一体。所以说,前面下了这么多的工夫,一定要有悟才算是有收获了。否则,这些工夫还是在量变的阶段,医术也还是隔了一层。

自悟是自己的感觉,不是老师教的。正如前贤论做学问一样,其"悟入之法,恒在于片言之义,人所不经意之处,此则会心各有不同,父师不能以喻之子弟者也"。自悟也不是天生出来的,需要极深厚的功夫作底子。只有下过苦功学医的人,心中有所疑问,有所滞塞,才有可能在某一时刻、某个机缘下顿悟,从此医理贯通,而达到化境。而且顿悟有大有小,伴随着大的顿悟的往往是数不清的小悟。这样大大小小,反复自悟,医理于是愈来愈透彻,而临证对病,心中澄清,医理无碍,这种透彻的感觉用言语实在无法形容。要达此境界,亦有门径可循。

一是提出问题。

这是自悟的第一步,一定要有所疑问。医者疑也。古人云:"凡事疑则思,而三思,是思愈屡易计愈工,医犹是也。"小疑有小悟,大疑有大悟,不管大小,都需要先疑。疑则求,求则知,知而明,则疑释筹高。存疑是破疑之本,必须用心读书方能找到疑问。医书精深,非浅尝者所能体会。一般如果只是粗略地翻一翻医书,一目十行,不务精思,根本就找不到什么疑问。疾病复杂,千变万化,医理亦变化万千,左右逢源。两千年来医书各有所述,各有所旨,读后怎能无疑。若真无疑,那是根本没有理会得到,是不用心的表现。

　　历史上每一位医家都有其医学思想，而且各有传承，各有不同。是不是每位医家的每条医理都正确呢？我认为读医书当学会思考，不轻易相信任何人。读书时认真思辨，考虑其所述理法方药是否合理，有没有确实的证据，这样就会有问题，就是存疑。我的经验，在初读某某医家著作时，先从有疑问的地方入手思考，慢慢地再从没有疑问的地方思考，这样深入一层之后，自然对其医学思想又有所理解。或能得其偏其失，或能得其理之所以然所未然，这都是领悟。

　　二是解决问题。

　　这是自悟的第二步，就是要解决疑问。光是存疑还不够，还要能用心解决问题。疑贵在思，在求。因为问题有大有小，有难有易，因此解决问题的时间也有长短的不同。解决疑问的过程，就是促进自悟的过程。对于中医问题来说，解决的方法，或者参合各家观点，以穷其理证；或者临床实验，以证其真实；或者穷心深思，以明其旨归。其实就是通过自己问难，来促进思考。这种思考，必然伴随着进步，越是思考，越是进步。大疑大进，小疑小进。

　　解决问题的过程往往是比较痛苦但也快乐的过程，心中因疑惑而存滞，极是想一通为快。但医理往往比较复杂，并非一看即解。因此需要一段时间来解决，有时甚至要数年的时间。但心中存着疑问，不停地读书临证。随着问题的逐渐解决，心中的郁塞也慢慢地透亮起来，这种感觉非沉迷于此中者不能体会。某一天豁然而解，即如醍醐灌顶，上下透彻，简直就想手之舞之足之蹈之。其快乐如此也。如果能经常有这种解决医理困惑的快乐，我想也差不多领悟出不少了。所以古人有云："熟读而精灵自启，思深而神鬼可通。"

　　三是疑而得悟。

　　学医的目的是心悟。悟就是豁然贯通的感觉，是对医理的了无凝滞，是临证的清明晓彻。悟是自己的心悟，与他人无关。禅宗有"顿悟"

之说，我认为与医之自悟实同出一辙。一旦心悟，一了百了，洞彻无余。悟有大小，有浅深，随着医理困惑的不断被解决，医法圆通，领悟由此而生。几经领悟之后，于是顿然明白，于是出现圆融明彻的顿悟境界。顿悟的境界看似不可思议，其实历史上每一位临床大家都无一不经过此境界。如医圣张仲景医理通晓，自创六经辨证，必然是顿悟之人。即使如明清的不少医家，医学理论贯通无碍，亦需要数次的顿悟方能达此境界。

悟有门径，必由疑而生悟。所以说，疑问是觉悟之机枢。医理深精，旁通百家，要成名医，必要一番觉悟，方能得一番长进，否则别无他法。而且，真正的名医在其到达极高的境界前，往往需要数次大的顿悟。我学医十数年，总觉心中有所滞塞，未能彻底贯穿所学。随着不停读书，不停思考，不停临证，渐而由疑而解，由惑而明，前几年始能得一大悟，自觉心中明了，忽然贯通。此种舒服的感觉，直如黑夜中忽然见白天，上下左右光明一片。但悟后仍有所困惑，继而再思考，再解惑，渐渐地又有所郁塞，所以我正期待着再次的顿悟。

学医必勤奋聪敏之人，亦需掌握方法。否则学医十数年，不识门径，荒废经典，滥读后世医书，就如同胶柱鼓瑟，必然无功而返。此时纵使再是勤奋用功，亦有可能"死在句下"，一生无悟。师者之传道授业解惑，于此显得十分重要，必先通门径方可。

总之，博学笃志，切问近思。学医的人，先用点功夫在先秦诸子，必是有效的法门。然后，志于求医，舍心忘己，切切实实下工夫，数年之后，因疑而悟，渐疑渐悟，渐悟渐进，自然能成一代名医。再者，医者操人生死之术，不可不谨慎，不得马虎轻率，要之，先把性格磨砺得扎扎实实了，再来学医吧。学医不比其他，需要严谨的态度，这又是在下工夫之外的要求。

后记

我中华两千余年来,医家世代相继而古圣之绝学不废,赖有前贤之书以承之者也。医著充栋,莫可胜数,孰可得之全而读之尽焉?且《黄帝内经》之始,实赅群言,为医之祖。后世仲景继而发扬之,《伤寒论》一出,则方乃大备,直如日月在天而后世莫不景仰而继之也。再之后,医学源流杂乱纷承,方书众多,注家或乱注经旨,或偶得一义,皆未能尽传仲景余蕴。要之,千余年来,总以孙思邈得其真趣,而能超乎古今,余者,多取末义也。

吾辈学医者,苟能从《经》而下,溯《论》而学,庶几能得医之真谛。或直从后世诸书入手,则往往荒废时光而得之者少哉,何如能通医经大义?故余曰:学仲景者,先难而后易也。学后世者,先易而后难也。其志于渐趋医之圣道者,非从经典而不可得也。而执著于后世诸方,欲登至境,终是竹篮打水,徒兴望月之叹,其可悲也哉。

然或诘之曰:既如此,何为而作此数方以迷茫来者焉?余答曰:非也,余意尚不在此。夫医书方药,如汗牛充栋,繁如群星,有一病而列数十方者,有一方而治数病者,学者苟无医学根底,按之用之,反多贻误也。余此数方,只为临证方便而设,非以之代替辨证论治之精髓也。且医有所本,方有所出,药有所效,皆需临证思之,岂可因其方药而废其理法者乎?!若执于余之数方,则是绪余之辈,必不能为大医也。既如此,何必为医者哉！

余意，凡为医者，当舍却身家之趣向，只为生民计而进取也。苟不能尽心尽意于斯道，执数方以求良效，则其昧于斯道远兮，此辈何足与谈医也哉。

余之志向在医之至道，自知任重道远，惶惶乎觉生命之短，其如毫发烬于烈火，其如薄冰逝于太阳。故数载以来，荒疏人脉，不务杂学，竭尽心智，只为医计。观世人孜孜者但求名利，汲汲者谋求速成。往不见人事中通，来不见天秘周璇。怠于享乐，徒有其表，君火浮上，真精暗耗，焉有不普世皆上盛下衰之人乎？且更见其为医者亦如此类，则医道不昌，仁术淹没，进不能申亲情之义，退不能救贫贱之厄，中不能将养其寿，其可悲也哉。而众生危疾因此而殆于此辈者，又何可胜数哉。

学医之人，皆当细思仲景之序。奈何但见其文，不思其意，学仲景学，废仲景意。医者必当以大医而自勉，不求技艺精湛如扁鹊仲景者，不可为医，不求济利苍生但求钱财名声者，医中之贼也。但见斯辈执执于名利，慌慌于交游，欲求医术而心有不谦，想问圣道而德有不全。以此辈为人间司命，天下树荫，则生民之命亦殆乎殆哉。

故余曰：不为医尚可，若真精心于医道者，则当定心立志，视世欲如粪土，隔交游比邪风。静而数载以奠功基，学而有思以广经义，不可只务速成，不可只求名利，不可只羡小术，皆如舍本求末也。当兢兢业业，精勤不倦，执于医道，旁通善功。余数年用心，庶几乎得无憾斯言也。

天以道以化分阴阳，地以德以承类万物，吾辈学医者，当究心于天地之道德，读古圣诸贤达者著作医书之意，禀阴阳水火五行生成之数，法日月星辰运气变化之情，脉万物生灵气血上下之变，则瞬息万动，一尘宇宙，心有定见而智慧自见。以此为医，精微分别而术在其中矣。

故如吾辈者，求医之士，有造诣，有内涵，有修养，有立场，善于思考而不想当然，精于判断而不盲从；胸中有天地，心底承乾坤。其心也静，如镜之静；其意者高，如日之高。如此立身于医林，盖斯世之福也哉。

愿与同道互勉之。

董洪涛于南岭左江之畔，时戊子岁在季春